新世纪全国高等中医药院校创新教材

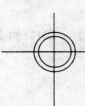

中药调剂与养护学

（供中药类专业用）

主　编　杨梓懿（湖南中医学院）

副主编　龚千锋（江西中医学院）

　　　　胡乃合（山东中医药大学）

中国中医药出版社

·北　京·

图书在版编目（CIP）数据

中药调剂与养护学/杨梓懿主编．—2 版．—北京：中国中医药出版社，2017.8（2019.7重印）

新世纪全国高等中医药院校创新教材

ISBN 978 – 7 – 5132 – 4383 – 4

Ⅰ．①中…　Ⅱ．①杨…　Ⅲ．①中药制剂学 – 高等学校 – 教材　Ⅳ．①R283

中国版本图书馆 CIP 数据核字（2017）第 187554 号

中国中医药出版社出版

北京经济技术开发区科创十三街 31 号院二区 8 号楼

邮政编码　100176

传真　010 64405750

廊坊市祥丰印刷有限公司印刷

各地新华书店经销

开本 850×1168　1/16　印张 16.5　字数 389 千字

2017 年 8 月第 2 版　2019 年 7 月第 3 次印刷

书　号　ISBN 978 – 7 – 5132 – 4383 – 4

定价　46.00 元

网址　www.cptcm.com

社 长 热 线　010 – 64405720

购 书 热 线　010 – 89535836

侵 权 打 假　010 – 64405753

微信服务号　zgzyycbs

微商城网址　https://kdt.im/LIdUGr

官 方 微 博　http://e.weibo.com/cptcm

天猫旗舰店网址　https://zgzyycbs.tmall.com

如有印装质量问题请与本社出版部联系(010 64405510)

新世纪全国高等中医药院校创新教材

《中药调剂与养护学》编委会

主　编　杨梓懿（湖南中医学院）
副主编　龚千锋（江西中医学院）
　　　　胡乃合（山东中医药大学）
编　委　（按姓氏笔画排序）
　　　　王　媚（南京中医药大学）
　　　　石继连（湖南中医学院）
　　　　刘克基（辽宁中医学院）
　　　　张振凌（河南中医学院）
　　　　杨梓懿（湖南中医学院）
　　　　金传山（安徽中医学院）
　　　　胡乃合（山东中医药大学）
　　　　龚千锋（江西中医学院）
　　　　韩立炜（北京中医药大学）

编写说明

  本教材是新世纪全国高等中医药院校创新教材，由国家中医药管理局、全国高等中医药教材建设研究会组织《中药调剂与养护学》编委会编写而成。可供全国高等中医药院校中药专业以及其他相关专业各层次使用。

  全书分正文与附录两部分。正文第1～3章为中药调剂、养护目的与重要性，药品标准与立法及药学职业道德；第4～9章为中药（含中成药）调剂的基本知识、管理和操作技能等；第10～11章为中药的不良反应和合理应用；第12～13章为中药贮藏、养护的基本理论、知识和技术。附录包括中药调剂和养护的有关法规，中药处方用名及应付范围参考表，度量衡单位及换算表，常用拉丁文和有关名词的英文缩写等。

  本教材的编写得到了各级领导的热情鼓励和中国中医药出版社的大力支持，在编写过程中各编委付出了辛勤的劳动，也参考了许多同行的宝贵资料。同时，湖南中医学院的赵宏冰老师参与了统稿等工作，在此一并深表谢意！

  由于编者水平有限，经验不足，缺点、错误在所难免，请各院校在使用本教材的过程中不断总结经验，提出宝贵意见，以便今后进一步修改提高。

《中药调剂与养护学》编委会

2005 年 10 月

目　录

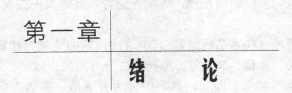

绪 论

第一节 中药调剂的概念、起源与发展

一、中药调剂的概念

中药调剂是以中医药理论为基础，根据医师处方或患者需求，将中药饮片或中成药调配给患者使用的过程，它是一项负有法律责任的专业操作技术。

中药调剂学是研究中药调剂理论和操作技能的一门综合性应用技术学科，是中医药学的重要组成部分。

二、中药调剂的起源

中药调剂的起源可以追溯到自汤液始。相传商代宰相伊尹著有《汤液经法》，是劳动人民在长期的烹调实践中认识到汤液的治疗作用而进行的经验总结。故晋代皇甫谧著《针灸甲乙经》的序文中说："伊尹以亚圣之才，撰用'神农本草'，以为汤液……"。古籍中关于中药调剂的名称很多，晋代有"合药分剂"，唐代有"合和"，宋代有"合剂"等。

三、中药调剂的发展概况

中药调剂学是随着社会生产力的发展和医药事业的不断进步逐渐发展起来的。从古代的神农尝百草、药食同源过渡到医药同体，进一步发展为医药分工，各成体系，积极配合，达到防治疾病的目的。

我国现存最早的医方书《五十二病方》载"疽病方"，以乌头 14 颗，用醋及泔水磨成汁，敷裹可止痛。又如治外伤、疖、癣等外用方中有 4 个方中用到水银，用猪脂作基质，个别的还配有丹砂、雄黄等制成软膏，这是我国历史记载的最早用水银、朱砂、雄黄的处方。

春秋战国时期，我国最早的医学专著《黄帝内经》总结了有关辨证、治则、立法、处方、配伍的医学理论，其中记载简单的方剂 13 首。例如在《灵枢·邪客》篇中有用"秫米半夏汤"治疗"邪气客人"的记载，为调剂的发展奠定了基础。

西汉时期我国第一部药学专著《神农本草经》对我国药学的发展影响很大。在其序录中对方剂、制剂、调剂都有概括的论述。如"药有君臣佐使以相宜摄"，"有单行者，有相须者……""药性有宜丸者，宜散者，宜水煮者，宜酒渍者，宜膏煎者，亦有一物兼宜者，亦有不可入汤酒者，并随药性，不得违越"。对服药方法，序录中说："病在胸膈以上者，先食后服药；病在四肢血脉者，宜空腹而在旦；病在骨髓者，宜饱满而在夜"，为组合方剂和中药调剂提供了理论依据。

东汉名医张仲景著成《伤寒杂病论》，其中论述汤剂的调剂方法极为详尽，如煎药的火候、溶媒、煎法、服法、服量、禁忌等。煎药方法分为先煎、后煎、包煎、烊化、兑服、另煎等。丸剂中分为蜜丸、糊丸、煎丸；散剂中分为普通散、煮散。服药方法提出温服、分服、顿服等。

梁代陶弘景著《神农本草经集注》，叙述了药物的产地、采治之法和疗效的关系及药物鉴别等。序例中以"合药分剂"篇论述了关于调剂方面的内容，其中对药物的炮制、剂型的配制方法、古今药用度量衡等都有详细记载。例如配合丸剂时指出："凡丸散药，亦先切细暴燥乃捣之。有各捣者，有合捣者，并随方"，"若逢阴雨，微火烘之"。

唐代孙思邈著《千金方》一书，在"合和"篇中对调剂方面也有专门叙述。例如，对动物的甲、角、骨、筋等可采取"炙"的方法；汤中用羚羊角、牛黄需研粉末，另行汤中搅和服之。对调剂使用的工具，如秤、斗、升、合、铁臼、绢纱马尾的罗筛、刀、玉槌、磁钵等也有记载。

宋代大观年间，由陈师文等人用卖药所配方，参合各地验方，编成《和剂局方》，后经绍兴、宝庆、淳祐各个年号的重修、增补，改称《太平惠民和剂局方》，录方788首。每方之后除列举治证和药物外，对药物的制法都有详细说明。其中多数方剂是医师临床经验的总结，如"四物汤"、"四君子汤"、"紫雪丹"、"苏合香丸"等疗效显著，沿用至今，对促进中药调剂规范化起了重要的作用。

明、清时期的中药学研究特点是搜罗广泛、种类繁多，标志着我国中药学发展到一个新的时期。如明代陈嘉谟著《本草蒙荃》，对中药调剂有一定影响。该书对药物的产地、采集季节、真伪鉴别、饮片加工炮制、贮存、配伍、禁忌及服药方法等项论述较详。明代李时珍著《本草纲目》，总结了十六世纪以前我国人民丰富的用药经验和药物知识，内容极为丰富，为研究和发展中药学提供了宝贵的经验和资料。

新中国成立以后，医药事业快速发展，对中药调剂提出了更高的要求。在继承方面，各地对本地区具有悠久历史的中药调剂经验进行了整理，其内容体现在各省市制订的中药各类标准中，并根据国家和各省市制订的药政管理法规，制订了中药调剂的系列管理制度或规程，如处方管理制度、调剂工作制度、汤剂制备操作规程、特殊中药的调剂与管理等等。

在教学、科研方面，全国各中等医药学校的中药专业都设有中药调剂课，并被列为专业课之一，在教学实践中，结合各地区特点编写了教材。在科研方面，各科研院所对中药调剂理论，特别是对特殊中药的调剂，应用现代科学理论和方法进行研究探讨，如对先煎、后下药物的作用机理研究已取得了成果。

在中药门市调剂方面，为方便患者治病购药设立了"咨询问病买药"或保健服务专柜，并制定24小时服务制度，或专设医疗保健诊所等，所有这些措施深受人民群众的欢迎。随着社会的进步，人民生活水平的不断提高，对中药调剂水平和服务质量提出了更高的要求，并将促进中药调剂学的进一步发展。

四、中药调剂的目的和意义

中药调剂是面向病人的第一线工作，加强对调剂工作的业务管理是保证病人用药安全有效的重要环节。中药调剂必须符合《药品管理法》《中国药典》《炮制规范》及其他管理法规的有关规定，按照中医处方的内容和要求，准确无误地将中药饮片或成方制剂调配给患者使用，以保证临床医师辨证论治、组方遣药的意图，充分发挥药物的有效性和安全性。

因此，中药调剂是一项要求十分严格的工作。中药调剂工作质量的好坏直接关系到临床用药的有效性和安全性，关系到人民生命安全。调剂人员必须遵守职业道德，树立全心全意为人民服务的思想，不断提高业务水平，文明执业，礼貌待人，对待病人应有高度的责任感，只有这样才能做好中药调剂工作。

第二节　中药商品贮存养护的概念与重要性

中药商品（包括中药材、中药饮片、中成药及民族药等）来源复杂、品种繁多、性质各异、成分复杂。在中药商品流通领域中，贮存、养护工作占有十分重要的地位，它直接关系到中药商品的数量、规格、内在质量和使用价值，影响到药物的临床疗效和应用安全。同时，对保证供应，满足人民用药的需要，稳定市场，支持生产也起着非常重要的作用。

一、中药商品贮存的概念与形成

中药商品贮存是指中药商品离开生产过程，处于流通领域内所形成的短暂停留待销产品的一种管理形式。

有中药商品的生产就必定有中药商品的流通和贮存，特别是中药商品的生产与消费存在着时间和空间上差异的特殊性。如中药材的种植、培育具有一定的周期性；中药材需经过加工、炮制才能成为中药饮片；中成药产品也存在着一定的产销规律。中药商品资源来自全国各地，少数还需进口，其资源调用流通需经历多个途径，需要一个过程，因此自然形成了中药商品在流通过程中的停留，从而产生了中药商品的贮存。

二、中药商品养护的概念

中药商品养护是指中药商品在贮存过程中运用维护中药商品质量的有关理论、方法和技术，对药品进行科学保养与维护的技术工作，是研究贮存中药商品质量变化规律和科学养护技术的一门科学。

中药商品养护是一项涉及知识面广、技术性较强的工作，它既有传统经验，又有现代科学技术。中药商品养护工作应贯彻"预防为主"的原则，企业要建立健全贮存养护管理工作的各项制度，并做好记录，制订贮存养护的操作程序和方法，采取各种措施，对分类贮存的中药商品进行养护，以维护与确保中药商品在贮存期间数量上的准确无损、质量上的完好和纯洁。

三、中药商品贮存养护的重要性

当中药商品进入仓存之日起就意味着养护的开始，应针对中药商品的不同性质而采取相应的防护措施。贮存养护工作是中药商品仓库管理中的核心，其重要性有以下几方面：

1. 中药商品资源来之不易

仓存的中药商品都是广大药农和生产工人辛勤劳动的成果。野生或人工栽培、饲养的中药材需经长时间的艰苦劳作，点滴收集而成；中药材需经精心加工、炮制才能供药用。例如1kg 蛇蜕用蛇达 2000 余条，杜仲树要生长近 10 年才能成材等等。中成药生产由原料加工制备成符合药用标准的成品，需经过复杂的制备工艺才能完成。因此，做好仓存养护工作就是珍惜中药商品资源。

2. 中药商品是防治疾病的特殊商品

中药商品是治病救人的物质，其质量的优劣将直接影响人民的生命健康。应用符合质量标准的药物能使病人早日康复，否则，不仅病魔难除，而且还会贻误病情，甚至危及生命。因此，维护好中药商品的质量、保障人民用药的安全和有效是贮存养护工作人员的职责，也是职业道德的具体表现。

3. 维护中药商品安全，提高经济效益

中药商品由于性质各异，成分复杂，稳定性较差，容易受环境因素及时间因素的影响而引起质量变化。因此，贮存养护工作人员在工作中应认真负责，业务上应精益求精，才能确保中药商品数量和质量上的安全。中药商品具有一定的使用价值和经济价值，没有使用价值就没有经济价值，而且使用价值降低还会影响人民的身体健康。

第二章

药品、药品标准与药品管理立法

第一节　药　品

一、药品的定义

我国《药品管理法》规定：药品是指用于预防、治疗、诊断人的疾病，有目的地调节人的生理机能并规定有适应证或者功能主治、用法和用量的物质，包括中药材、中药饮片、中成药、化学原料药及其制剂、抗生素、生化药品、放射性药品、血清、疫苗、血液制品和诊断药品等。上述定义包含以下要点：

1. 明确了《药品管理法》所管理的药品仅是人用药品，不包括农药和其他动物用药（如兽药等）。

2. 药品规定了使用目的（即适应证或功能主治）、使用方法和用量，而食品、毒品等其他物品没有这样的规定。

3. 确定了中药材、中药饮片、中成药、化学原料药及其制剂、抗生素、生化药品、放射性药品、血清、疫苗、血液制品和诊断药品等均属于药品。

二、药品的商品特征和质量特性

（一）药品是特殊商品

药品通过流通渠道进入消费领域，具有商品的一般属性，属于商品。但是，人们不能完全按照一般商品来对待药品，必须对药品的某些环节进行严格控制，才能保障药品安全、有效。因此，药品又是极为特殊的商品，其特殊性主要表现在以下几方面：

1. 生命关联性

药品与其他商品比较，首先要强调的是，药品是与人们的生命相关联的物质。药品的使用目的是预防、治疗、诊断人的疾病，有目的地调节人的生理机能，它是维护人们生命与健康的物质。各种药品有不同的适应证以及用法用量，若没有对症下药，或用法用量不适当，均会影响人的健康，甚至危及生命。而其他商品没有这种与人的生命直接相关的特性，故生命关联性是药品的基本商品特征。

2. 高质量性

由于药品与人们的生命有直接关系，确保药品质量尤为重要。药品的纯度、稳定性、均一性与药品的使用价值有密切关系，杂质、异物混入药品服用后可出现异常生理现象、毒副作用、药品不良反应，甚至中毒。药品这一商品只有合格品与不合格品的区分，而没有顶级品、优质品与等外品的划分。法定的国家药品标准是判断和保证药品质量的标准，是划分药品合格与不合格的唯一依据。

药品的高质量性还反映在国家对药品的研制、生产、流通、使用实行严格的质量监督管理，推行 GLP、GCP、GMP、GSP、GAP、GPP 等质量规范。

3. 公共福利性

药品防治疾病、维护人们健康的商品使用价值具有社会福利性质，假如药品的价格太高，将使药品的使用价值受到限制。人类的疾病种类繁多，为此治疗疾病的药品品种也很多，但每种药品的需求量却有限，有些药品虽然需求量少、有效期短，宁可到期报废，也要有所储备；有些药品即使无利可图，也必须保证生产、供应。因此，无论什么性质的药品企业都应担负起为人类健康服务的社会职责。

国家为了保证人们能买到质量可靠、价格适宜的药品，对基本医疗保险药品目录中的药品实行政府最高限价。对药品广告和促销手段的管理，以及对零售药店要求必须备有能够满足当地消费者需要的药品，并能保证 24 小时供应等规定，都体现了药品的公共福利性。

4. 高度的专业性

药品要发挥预防、治疗、诊断人们疾病以及维护人们健康的作用，必须通过医师、药师的指导才能得以实现，这和其他商品有很大的不同。药品说明书有许多专业术语，未受过医药专业教育的营业员不能正确理解和解释。处方药必须通过执业医师处方才能购买，零售处方药和甲类非处方药的药房必须配备执业药师。药品的研究和开发更是需要多学科高级专家合作才能进行，因此，药品和其他商品不同的又一特征是高度专业性。

5. 品种多、产量有限

人类疾病有 10 万种以上，客观需要多种药品来防治疾病。人类疾病随自然环境（地域、季节、气候等）和社会环境的影响有所变化，但在一定的历史时期，各种疾病的发病率有一定规律，因此所需的药品也有限，即市场需求基本上无弹性，是由发病率来决定的。品种多、产量有限是药品与其他商品不同之处，个别罕见病种需量极少的药品也应研制和生产。

（二）药品质量特性

药品的法律定义规定了药品必须满足的要求，药品的质量特性是指药品与满足预防、治疗、诊断人的疾病，有目的地调节人的生理机能的要求有关的固有特性。药品的质量特性包括有效性、安全性、稳定性、均一性等方面。

1. 有效性

药品的有效性是指在规定的适应证、用法和用量的条件下，能满足预防、治疗、诊断人的疾病，有目的地调节人的生理机能的要求。有效性是药品的固有特性，在一定的适应证和用法用量条件下，若对防治疾病没有效，则不能成为药品。

2. 安全性

药品的安全性是指按规定的适应证和用法、用量使用药品后，人体产生毒副反应的程度。一般来说，大多数药品均有不同程度的毒副反应，直接影响到人体生命健康安全，只有在衡量有效性大于毒副反应，或可解除、缓解毒副作用的情况下才使用某种药品。假如某物质对防治、诊断疾病有效，但是对人体有致癌、致突变的严重损害，甚至致死，则不能作为药品。因此，安全性也是药品的固有特性。

3. 稳定性

药品的稳定性是指在规定的条件下保持其有效性和安全性的性能。这里所指的规定条件一般是指规定的有效期内，以及生产、贮存、运输和使用的要求条件。假如某物质虽然具有防治、诊断疾病的有效性和安全性，但极易变质，不稳定，有效期很短，则不能作为流通的药品。因此，稳定性也是药品的固有特性。

4. 均一性

药品的均一性是指符合质量标准的药物的每一单位产品都必须符合有效性、安全性的规定要求。由于人们用药剂量一般与药品的单位产品有密切关系，若质量不均一，则可能有效成分低的部分等于未用药，有效成分含量偏高的部分会导致药品用量过大而中毒，甚至致死。因此，均一性是在制药过程中形成的药物制剂的固有特性。

三、药品管理的分类

（一）现代药与传统药

1. 现代药

一般是指通过化学合成、生物发酵、分离提取以及生物或者基因工程等现代科学技术手段获得的药品。其特点是用现代医学的理论和方法筛选确定其药效，并按照现代医学理论来防治疾病。因为这类药最初在西方国家发展起来，后传入我国，故又称为西药。

现代药随着现代科技成果日新月异的变化，不断取得令人瞩目的进步和发展。1935 年磺胺药的问世，1941 年青霉素用于临床，以二者为代表的现代药在治疗和预防疾病方面产生了划时代的影响，开创了现代药的新纪元。20 世纪后半期，随着科学技术的高速发展，新的化学合成药物、抗生素、生化药物以及包括生物工程和基因工程在内的用高科技手段制成的新药不断问世，现代药在治疗和预防人的疾病、增进人的健康方面发挥着非常关键和重要的作用。在 20 世纪 50 年代初，我国的现代医药工业几乎是空白，在党和政府的关心和支持下，我们自力更生、艰苦奋斗，使我国的现代医药工业得到了巨大的发展。而且许多原料药和制剂品种不但满足国内需要，还能大量出口，进入了国际市场，为我国人民身体健康和医药事业的发展作出了巨大贡献。

2. 传统药

指在传统医学理论指导下用于预防和治疗疾病的物质。其主要来源为天然药物及其加工品，包括植物药、动物药、矿物药及部分化学、生物发酵制品。我国的传统药又称中药，它包括中药材、中药饮片、中成药和民族药。

　　我国的传统药历史悠久，疗效确切，具有成分多样、毒性较低等特点，它不仅在治疗常见病和康复保健方面发挥着巨大作用，享有很高的声誉，而且在心脑血管疾病以及肿瘤、艾滋病等重大疑难病症的防治方面也显示了巨大潜力，且因毒副作用低而受到世界医药界的瞩目。我国传统医药学是一个不断发展的开放体系，具有精深的理论，丰富的实践，对异域文化择优吸收，对现代科学的充分利用和不断的自我更新使我国传统医药学永葆青春，显示了旺盛的生命力。

　　中药治病的经验和理论，如性味、归经、功效、用法、用量、禁忌，都是在中医辨证论治理论的指导下，根据药物的性能组合在方剂中使用。中药最本质的特点是在中医理论指导下应用，中医药是一个整体。

　　（1）中药材：是指药用植物、动物和矿物的药用部分采收后经产地初加工形成的原料药材。

　　（2）中药饮片：广义的中药饮片是指可直接供中医临床调配汤剂处方或供中成药生产调配处方所用的所有药物。狭义的中药饮片是指中药材经过切制成一定形状后的中药，如片、块、丝、段等。

　　（3）中成药：是指在中医药理论指导下，根据疗效确切、应用广泛的处方、验方或秘方，以中药材或饮片为原料配制加工成具有一定剂型的药品。目前，中成药的剂型有40多种。中成药应由依法取得药品生产许可证的企业生产，质量应符合国家药品标准，其包装、标签、说明书均应符合《药品管理法》等有关法规的规定。

　　（4）民族药：是指我国某些少数民族经长期医疗实践的积累并用少数民族文字记载的药品，在使用上有一定的地域性，如藏药、蒙药等。

（二）处方药与非处方药

1. 处方药

　　是指需凭执业医师和助理执业医师处方才能到药店或药房购买、调配和使用的药品，即需在医师或其他医务人员指导下使用的药品。可简写为 Rx，其中 R 是英文 Receptor 的第一个字母，表示给患者（接受者）之意，X 表示处方的内容。

2. 非处方药

　　是指经国家药品监督管理部门公布的，无需执业医师和助理执业医师处方，消费者按药品说明书可自行判断、购买和使用的药品。非处方药又称柜台药物（Over The Counter），简称 OTC。

（三）其他分类

1. 新药

　　是指未曾在我国境内上市销售的药品。已上市的药品改变剂型或改变给药途径的，也按照新药管理。

2. 医院制剂

　　是指医院根据本单位临床需要，经所在地省级卫生行政部门同意，由省级药品监督管理部门批准而配制、自用的固定处方制剂。医院制剂只能在本单位开处方发售，不得在院外上市销售。

3. 仿制药品

是指按有关规定，经国家食品药品监督管理局批准，仿制国家已批准正式生产并收载于国家药品标准（包括《中国生物制品规程》）的品种。

4. 国家基本药物制剂品种

是指从我国目前临床应用的各类药物中经医药学评价遴选出的，在同类药品中具有代表性的药品，包括预防、诊断、治疗各类疾病的药物。我国于1982年首次公布国家基本药物目录，其遴选原则是："临床需要、安全有效、价格合理、使用方便、中西药并举。"

国家药品监督管理局公布的2000年国家基本药物目录共计2019个品种，其中中成药1249个品种，化学药为770个品种。2002年，国家药品监督管理局对《国家基本药物制剂品种目录》进行了调整，其指导思想是：坚持进一步完善国家基本药物制度，切实保障人民群众基本用药需求，促进临床合理用药，保障药品的安全有效。此次调整中出入品种总量是2000年《国家基本药物制剂品种目录》的5%。调整后的《国家基本药物制剂品种目录》中成药为1242个品种，化学药为759个品种，总计2001个品种。

2004年6月～8月，国家食品药品监督管理局对《2004年国家基本药物目录》进行了调整，本着"调入从严，调出慎重，调整必须有据"的原则，综合评价药品的有效性、安全性、质量、价格及可获得性，遴选调入、调出品种，出入品种总量是2002年《国家基本药物制剂品种目录》的5%左右。

调入品种必须满足以下条件：①临床必需：必须是能够满足人民群众基本医疗卫生保健需要的品种。②安全有效：必须是有明确的资料证明其疗效确切、不良反应小、质量稳定的品种。③价格合理：在临床必需、安全有效的前提下，与同类药品单价及整个疗程费用相比价格合理的品种。④使用方便：具有合适的剂型和适宜的包装，便于使用、运输和贮藏的品种。⑤保证供应：必须是能够确保供应的品种。⑥质量可控：必须是有国家药品标准的品种。

调出主要考虑以下因素：①发现严重药品不良反应，需要重新评价药品风险与效益的品种。②以滋补、保健为主要用途的品种。③连续两年以上未生产的品种。④其他不符合遴选原则的品种。

5. 基本医疗保险药品目录药

为了保障城镇职工基本医疗保险用药，合理控制药品费用，规范基本医疗保险用药范围管理，由国家社会劳动保障部组织制定并发布了《国家基本医疗保险药品的目录》。

纳入基本医疗保险药品目录的药品是有国家药品标准的品种和进口药品，并符合"临床必需、安全有效、价格合理、使用方便、市场能保证供应"的原则。儿童用药和保健滋补类药品均不纳入基本医疗保险药品目录。

西药和中成药列基本医疗保险准予支付的药品目录，采用通用名称并标明剂型。中药饮片列基本医疗保险不予支付的药品目录。该目录分"甲类目录"和"乙类目录"。纳入甲类目录的药品是临床治疗必需、使用广泛、疗效好、同类药品中价格低的药品。纳入乙类目录的药品是可供临床治疗选择使用、疗效好、同类药品中比甲类目录药品价格略高的药品。甲类目录由国家统一制定，各地不得调整。乙类目录由国家制定，各省、直辖市、自治区的社会劳动保障厅（局）可根据本地的实际情况，对乙类目录进行调整。

6. 特殊管理的药品

国家对麻醉药品、精神药品、医疗用毒性药品、放射性药品实行特殊管理，这四类药品被称为特殊管理的药品。（麻醉中药和毒性中药管理的有关内容详见第五章第三节）

7. 中药保护品种

为了提高中药品种的质量，保护中药生产企业的合法权益，对一些具有国家药品标准的中药品种，其生产企业按照《中药保护品种条例》的有关规定申请，经国家药品监督管理部门批准的中药。

四、假药的概念

根据修订后的《药品管理法》第四十八条的规定：

1. 有下列情形之一的，为假药：

（1）药品所含成分与国家药品标准规定的成分不符合。

药品所含成分是指该药品产生规定作用的有效成分或活性物质，是决定药品效果和质量的决定因素。不同的药物成分其理化性质、药效是不一样的，使用中的安全性也有不同。国家对于药品所含成分的审批有着十分严格的程序规定。擅自改变国家药品标准中规定的药品所含成分的技术标准，致使药品所含成分与国家药品标准规定的成分不符的，就不能保证在使用中拥有确切的药效，更不可能保证使用者安全有效地用药，因此将其列为假药。

（2）以非药品冒充药品或者以他种药品冒充此种药品的。

每一种药品都有其确定的适应证或功能主治。非药品不具有药品特定的功效，如果被使用，轻者可延误病情，严重的危及使用者的生命安全。他种药品与被冒充的药品的一个重要区别就在于它们的适应证或功能主治以及用法用量、用药注意事项不同，以他种药品冒充此种药品不但不能达到预期目的，反而可能产生严重后果，这是十分危险的。因此，将其定为假药。

2. 有下列情形之一的，按假药论处：

（1）国务院药品监督管理部门规定禁止使用的；国家禁止进口、疗效不确切、不良反应大或者其他原因危害人体健康的药品。

国务院药品监督管理部门对已经批准生产或者进口的药品，经组织调查后，对疗效不确定、不良反应大或者其他原因危害人体健康，被给予撤销批准文号或者进口药品注册证书的药品禁止使用。违反上述两方面禁止使用药品规定的，按假药论处。

近年来被禁止使用且影响比较大的药品有：含苯丙醇胺（PPA）的感冒类西药及含关木通的多种中成药等。

（2）依照《药品管理法》必须批准而未经批准生产、进口，或者依照《药品管理法》必须检验而未经检验即销售的。

新药研制者必须按照国务院药品监督管理部门的规定如实报送相关资料和样品，并经审查批准后进行临床试验，审查中将严格论证药品的治疗机理、毒副作用、不良反应等。在药物的非临床安全性评价及临床性试验通过规定标准后，方能获得药品批准文号并从事生产。获得批准文号和进口注册证书的药品也必须按照有关规定进行必要的检验。因此，违反此规定的必须按假药论处。包括今后实行批准文号管理的中药饮片，如果未取得批准文号而生产的，即属假药。

（3）变质的（如药品发生发霉、生虫，注射剂产生沉淀等）。

（4）被污染的（如药品被微生物或放射性物质污染等）。

变质及被污染的药品，其理化性质、药效等都会发生变化，不能再起到药品标准所规定的作用。生产和销售变质及被污染的药品可能会给使用者造成新的疾患甚至危害使用者的生命安全，因此，规定变质及被污染的药品按假药论处。

（5）使用依照《药品管理法》必须取得批准文号而未取得批准文号的原料药生产的。

原料药是指在生产药品和调配处方中的有效成分和活性物质。"原料药"属于药品的范畴，不是一般的"原料"的概念。原料药的生产使用也必须按照药品审批的程序进行申报审批，通过申报审批程序获得批准文号方可使用。实践中发现，有些药品生产企业已经获得了国家某药品的生产批准文号，但是企业为了减少生产成本，又自己生产该药的原料药，却未履行申报审批程序，或者购买其他企业生产的没有批准文号的原料药。这种擅自使用未取得批准文号的原料药从事药品生产的行为，不能确保其所生产的药品所含成分和其他标准内容符合国家药品标准的规定，不能保证其使用中的安全性，因此，本条规定使用依照《药品管理法》必须取得批准文号而未取得批准文号的原料药生产的，按假药论处。

（6）所标明的适应证或者功能主治超出规定范围的。

对标明适应证或者功能主治超出规定范围的，增加或变更适应证或功能主治的，其实质都是对原药品标准的改变。依照《药品管理法》规定，应当重新按照新药申报审批程序进行审批。因为药品标准中规定的适应证或功能主治都是在经过大量科学实验（包括非临床试验及临床试验）的基础上，经过充分论证得出的结果。它们都是药品标准的重要组成部分。正确标明适应证或功能主治也是贯彻执行药品标准的重要内容，只有正确地标明药品的适应证或功能主治，才能确保指导使用者正确安全有效地使用药品。

五、劣药的概念

根据修订后的《药品管理法》第四十九条的规定：

1. 药品成分的含量不符合国家药品标准的，为劣药。

药品成分含量不符合国家药品标准的情形，虽不像药品所含成分与国家药品标准规定的成分不符那样危害严重，但它也同样会给使用者带来不安全的隐患，同样可能造成患者贻误治疗时机，甚至危及患者的生命安全的严重后果。

药品成分含量低于规定标准，使用者在使用后达不到应有的治疗作用；含量超出规定标准则造成使用者的超量使用，可能会危害健康。

2. 有下列情形之一的药品，按劣药论处：

（1）未标明有效期或者更改有效期的。

药品有效期是指药品在一定的贮存条件下能够保持质量不变的期限。在药品的研发申报审核过程中，药品的理化性质尤其是稳定性的研究是实验数据审核的一项非常重要的内容。药品有效期的长短与药品的稳定性密切相关。有些稳定性较差的药品在贮存中药效降低，毒性增强，如果继续使用就可能对健康造成危害，因此不能再作药用。为此，对药品必须制订有效期的规定。药品的有效期限是药品标准的重要组成部分。药品有效期的确定是在经过大量科学实验（非临床实验及临床试验等）基础上，根据每一药品稳定性的实际情况而作出的。

药品未标明有效期或擅自更改有效期的行为也属于违反药品标准的行为。发生这种情况常常是由于药品生产企业为了自身的经济利益而实施的欺骗行为和违法行为，其后果是对使用者造成无法预见的危害。因此，有上述情况的药品均按劣药论处。

（2）不注明或者更改生产批号的。

药品生产批号的含义是指用于识别不同批次的一组数字或字母加数字，用之可以追溯和审查该批药品生产的历史。在生产过程中，药品生产批号主要起标识作用；根据生产批号和相应的生产记录，可以追溯该批药品的原料来源、药品形成过程的历史；在药品形成成品后，根据销售记录，可以追溯药品的市场去向，药品进入市场后的质量状况；在需要的时候可以控制和回收该批药品。

在我国，药品生产日期原来以生产批号为准，药品有效期的计算也是自生产批号确定的日期计算。从 2002 年统一换发新的药品批准文号以后，国家食品药品监督管理局规定药品的包装、标签均应有"生产日期"、"产品批号"及"有效期"，因此，不注明或更改生产批号的行为，其结果等同于未标明有效期或更改有效期，应按劣药论处。

（3）超过有效期的。

超过有效期规定的药品，由于其内在质量无法保证，安全有效也就无从谈起。因此，应按劣药论处。

（4）直接接触药品的包装材料和容器未经批准的。

直接接触药品的包装材料和容器如玻璃瓶、塑料瓶、铝塑包装膜等内包装，对能否污染容器内的药品以及能否影响该药品的稳定性至关重要。我国长期以来人们对直接接触药品的包装材料和容器与药品质量的重要关系认识不足。一些药品，尤其是药品制剂，剂型本身就是依附包装而存在的。如注射剂的玻璃瓶、胶塞等。由于药品包装材料、容器组分、选材、生产工艺方法的不同，有的组分可能被所接触的药品溶出或与药品互相产生化学作用，或被药液长期浸泡腐蚀脱片，有些甚至造成药品被污染，因而直接影响药品的质量。

为提高直接接触药品的包装材料、容器的质量，确保药品的安全有效，《药品管理法》第五十二条规定：直接接触药品的包装材料和容器必须经由药品监督管理部门在审批药品时一并审批，方可使用。药品生产企业如果使用未经批准的直接接触药品的包装材料和容器，其药品质量就无法得到保证，因此，本条第二款第四项规定，按劣药论处。

（5）擅自添加着色剂、防腐剂、香料、矫味剂及辅料的。

未经批准擅自添加任何着色剂、防腐剂、香料、矫味剂及辅料，都可能会改变药品理化性质和药效，改变药品标准，影响药品质量，甚至可能危害健康。因此，本规定对擅自添加着色剂、香料、矫味剂及辅料的行为，一律按劣药论处。

(6) 其他不符合药品标准规定的。

法律具有相对的稳定性，不可能进行经常性的修订；法律又有相对的局限性，不可能把所有的违法行为全部罗列。本法也不可能将所有的违反药品标准的行为一一列出。为了保证今后处理新情况新问题也能有法可依，本项规定：其他不符合药品标准的，也按劣药论处。

例如：药品的粒度、水分、装量及包装文字、图案标识等一些比较具体的问题，如果不符合国家标准或有关规定的，可按劣药论处。

第二节　药品标准

一、药品标准的概念

药品标准是国家对药品质量规格及检验方法所作的技术规定，是药品生产、供应、使用、检验和管理部门共同遵循的法定依据。

合格的药品应有肯定的疗效、尽量小的毒性及副作用。好的药品质量标准应能控制药品的内在质量。药品质量的好坏集中表现在有效性和安全性两方面，它取决于药品本身的性质和纯度。药品的有效性是发挥治疗效果的基本条件，安全性是保证药品充分发挥作用而又减少损伤和不良影响的必要条件。

药品标准的内容一般包括：名称、成分或处方的组成；含量及其检查、检验的方法；制剂的辅料；允许的杂质及其限量、限度，技术要求以及适应证或功能主治、用法、用量；注意事项；贮藏方法等。其目的就是在正常的原辅料与正常的生产条件下，通过药品标准检查与检验，以证明该药品的质量是否符合药用要求。

二、药品标准的制定原则

1. 必须坚持质量第一，充分体现"安全有效、技术先进、经济合理"的原则，并要尽可能采用国外先进药典标准，使其能起到促进提高质量、择优发展的作用。

2. 要从生产、流通、使用各个环节了解影响药品质量的因素，有针对性地规定检测项目，切实加强对药品内在质量的控制。

3. 检验方法的选择应根据"准确、灵敏、简便、快速"的原则，既要考虑实际条件，又要反映新技术的应用和发展。

4. 标准中各种限度的规定应密切结合实际，要能保证药品在生产、贮存、销售和使用过程中的质量。

三、我国药品标准的分类

1. 国家药品标准

国家药品标准是指国家为保证药品质量所制定的质量指标、检验方法以及生产工艺等技术要求，包括国家药品监督管理部门颁布的《中华人民共和国药典》、药品注册标准和其他药品标准。

2. 地方药品标准

地方药品标准是指由省、直辖市、自治区的药品监督管理部门制订的药品标准。地方药品标准仅在所辖区域具有法律约束力。

由于各省、自治区、直辖市自行组织审批药品时缺乏统一遵循的原则，因而地方标准药品的质量水平参差不齐，中成药方面的问题尤为突出，不但药品名称命名不规范，所显示疗效误导患者，而且同名异方、同方异名、同方而功能主治相差甚远的状况，以及组方不合理、疗效不确切、毒副反应大的问题都严重存在。这些混乱状况严重威胁着人民群众用药的安全有效。新修订的《药品管理法》不仅取消了地方审批药品标准的权利，同时也明确取消了地方药品标准。

国家药品监督管理局经过多年的艰苦工作，取消中成药地方标准的工作已按国务院的规定时限胜利结束，从 2002 年 12 月 1 日起，按地方标准生产中成药已成为历史。原有的地方标准经修订、评审后，一部分上升为国家标准，另一部分不合格的标准则被取消。从 2003 年 7 月 1 日起，全面停止所有地方标准药品的流通和使用。

目前，地方药品标准还暂时保留了中药材标准和中药饮片炮制规范等标准，但其中的品种若同时被国家药品标准所收载，则该品种应该执行国家药品标准。

四、《中华人民共和国药典》

（一）发展概况

《中华人民共和国药典》简称《中国药典》，译为 The Pharmacopoeia of the People's Republic of China，英文简写为 ChP，由国家药品监督管理部门所属的国家药典委员会编纂出版，是我国最高级别的国家药品标准。新中国成立以来，先后共编纂颁布了 8 版《中国药典》，即 1953 年版、1963 年版、1977 年版、1985 年版、1990 年版、1995 年版、2000 年版及 2005 年版。从 1985 年版起，每 5 年一次修订颁布新版药典。新版药典一般经过多年的修订后，于版本当年年初出版发行。因为有关的药典使用单位和个人需要熟悉、准备一段时间来提高检验技术或增加先进检验仪器、设备等，以适应新版药典内容变化的要求，因此，新版药典一般是在出版发行数月后才正式执行。新版药典执行后旧版药典自动失去法律约束力，但新版药典没有收载的标准一般仍按前版药典标准执行。

《中国药典》2000 年版分为一部和二部。一部的指导思想是"突出特点，立足提高"。一部收载常用的中药材和中药成方制剂，共列入品种 992 种。二部的指导思想是"赶超与国情相结合，先进与特色相结合。"二部收载常用化学药品、生物制品、抗生素、放射性药品和辅料等，共收载 1699 个品种。

2005 年版《中国药典》分为三部，一部仍收载中药材和中药成方制剂，二部收载化学药品、抗生素、放射性药品及辅料等，三部收载病毒类疫苗制品、生物技术制品、菌苗类规程及血液制品。

（二）列入《中国药典》的品种要求

一般为防病治病必需，疗效肯定，副作用较小，有一定的标准规定，能控制或检定质量的品种，以及确能反映我国医药科研成果的新药。对各类药品还应要求：

1. 应是成批工业生产的、工艺成熟、质量稳定的药品。

2. 中药材应是医疗常用，品种来源清楚，并有鉴别真伪的方法和必要的质量规定。草药一般应有商品经营，但疗效验证确切、资源丰富、科研工作比较成熟、在制剂中常用的也可择优选收。

3. 中成药应是使用面广、处方合理、工艺成熟、原料较易解决的。

4. 临床必需的验方、制剂择优选收。医疗常用的辅料、基质等适当收载。

（三）《中国药典》的中药标准格式

1. 中药材标准的格式

（1）品名（中文名、汉语拼音名、拉丁文名）、科属、药用部分；

（2）性状；

（3）鉴别；

（4）检查；

（5）含量测定；

（6）炮制；

（7）性味与归经；

（8）功能与主治；

（9）用法与用量；

（10）贮藏。

2. 中成药标准的格式

（1）品名（中文名、汉语拼音名）；

（2）处方；

（3）制法；

（4）性状；

（5）鉴别；

（6）检查；

（7）含量测定；

（8）功能与主治；

（9）用法与用量；

（10）注意；

（11）规格；

（12）贮藏。

第三节 《药品管理法》及其实施条例

一、《药品管理法》

《中华人民共和国药品管理法》（以下简称《药品管理法》）经第六届全国人民代表大会常务委员会第七次会议于 1984 年 9 月 20 日通过，自 1985 年 7 月 1 日起实施。

《药品管理法》自颁布实施以来，在保证药品质量、打击制售假劣药品行为、保障人民用药安全有效方面发挥了十分重要的作用，对促进我国药品生产和医疗卫生事业的发展，保护社会生产力，保证我国社会主义建设产生了重大、现实和深远的历史影响。

但是，随着我国经济体制改革的逐步深化和对外开放的进一步扩大，药品研究、生产、经营、使用等方面出现了大量新情况和新问题，药品监管体制和药品监管执法主体也发生了重大变化，原有的《药品管理法》已不能完全适应现实的需要。在我国初步进入市场经济和加入世界贸易组织的新形势下，为了更好地加强药品监管，保障人体用药安全，维护人民身体健康和用药的合法权益，修订《药品管理法》势在必行。

新修订的《药品管理法》已于 2001 年 2 月 28 日经第九届全国人大常委会第二十次会议审议通过并公布，自 2001 年 12 月 1 日起实施，这是我国法制建设的又一重要成果。

（一）修订的意义

新修订的《药品管理法》是在总结实践经验、深入调查研究、广泛进行民主讨论的基础上形成的，体现了江泽民同志提出的"三个代表"重要思想，体现了党的十五大提出的"依法治国，建立社会主义法治国家"的治国方略，吸收了药品监督管理体制改革和药品法规建设的新成果，反映了在社会主义市场经济条件下做好药品监督管理工作、促进医药经济健康快速发展的特点和规律，为依法治药奠定了基石。

1. 新修订的《药品管理法》具有鲜明的时代特征

它吸收了政府机构改革的成果，执法主体由卫生行政部门变更为药品监督管理部门，规定"国务院药品监督管理部门主管全国药品监督管理工作。国务院有关部门在各自的职责范围内负责与药品有关的监督管理工作"，各省、自治区、直辖市与之相对应。它把在实践中建立并经实践检验证明行之有效的药品行政执法规章通过立法固定下来，分别对实施《药品生产质量管理规范》（GMP）、《药品经营质量管理规范》（GSP），执行《药物非临床研究质量管理规范》（GLP）、《药物临床试验质量管理规范》（GCP），实行处方药与非处方药分类管理制度，实行药品不良反应报告制度，实行中药品种保护制度等，作了明确规定。

2. 新修订的《药品管理法》具有广泛的民主性

全国人大常委会法制工作委员会积极听取并认真采纳人大代表和社会各界的意见，对原《药品管理法》进行了全面修订。特别是对广大群众反映强烈和普遍关注的问题，如：简化药品生产企业、经营企业和药品的审批程序，加强药品价格管理，加强对药品广告的监督管理，加大对制售假劣药品违法行为的处罚、打击力度，完善对药品行政执法人员的监督管理等，在新修订《药品管理法》时予以采纳并作出明确的规定。因此，新修订的《药品管理法》充分反映了人民的呼声和要求，体现了人民的意志和愿望，具有更广泛的群众基础。

3. 新修订的《药品管理法》具有权威性

经国家最高权力机关——全国人大常委会第九届二十次会议审议通过的《药品管理法》，其立法依据是《中华人民共和国宪法》。所以，新修订的《药品管理法》是国家强制执行、具有普遍效力的行为规范，它更加科学地阐明了立法主旨，明确了适用对象，规范了行政执法的内容和法律责任，是制定药品监管法规和行政规章的"基本法"，为建立和完善我国药品监督管理法律体系提供了法律依据；同时，它又是药品监督管理部门行政执法的法律武器，为依法治药提供了强有力的法律保障。

（二）修订内容的特点

此次对《药品管理法》进行了全面修订，修订内容的特点可以概括为以下五个方面：

1. 全面体现了药品监管体制改革的精神和原则，包括确认国务院药品监管部门为药品监管执法主体，体现政企分开、政事分开原则，简化了药品行政审批程序，明确了有关办事时限等。

2. 进一步完善了行政执法手法，明确了权力和责任的关系，如明确规定对有证据证明可能危害人体健康的药品可以采取查封、扣押等行政强制措施，增加了关于 GMP、GSP 认证管理和关于药品检验机构职责的规定等。

3. 加大了对制售假劣药品等违法行为的处罚力度，完善了法律责任制度，包括更准确地界定了制售假劣药品的行为范围，加大了对生产、销售假劣药品的处罚力度，扩大了对违法行为的处罚范围等等。

4. 增加了近十几年来在实践中探索出来的行之有效的和新的药品监管制度，包括GMP、GSP 认证制度，药品委托生产制度，药品分类管理制度，中药品种保护制度，药品生产、经营企业和医疗机构药学技术人员资格认定制度，药品储备制度，药品不良反应报告制度，药品质量公报制度等等。

5. 增加了人民群众普遍关心的热点问题的内容，如增加了对药品价格管理的规定，对药品广告管理的规定，对禁止药品购销中给予或收受回扣或其他利益的规定。

（三）修订后的《药品管理法》有关中药管理的规定

1. 中药材

"国家保护野生药材资源，鼓励培育中药材。"（第三条）；"国家实行中药品种保护制度。具体办法由国务院制定。"（第三十六条）；"新发现和从国外引种的药材必须经国家药品监督管理部门审核批准后方可销售。"（第四十六条）；"地区性民间习用药材的管理办法由国务院药品监督管理部门会同国务院中医药管理部门制定。"（第四十七条）；"中药材的种植、采集和饲养的管理办法由国务院另行制定。"（第一百零三条）

"城乡集市贸易市场可以出售中药材，国家另有规定的除外。"、"城乡集贸市场不得出售中药材以外的药品。"（第二十一条）；"药品经营企业销售中药材，必须标明产地。"（第十九条）；"实行批准文号管理的中药材、中药饮片品种目录由国务院药品监督管理部门会同国务院中医药管理部门制定。"（第三十一条）；"必须从具有药品生产、经营资格的企业购进药品；但是，购进没有实施批准文号管理的中药材除外。"（第三十四条）

2. 中药饮片

按照原《药品管理法》的规定，生产中药材、中药饮片不需要经审批并取得批准文号。由于对生产中药材、中药饮片缺乏科学、规范的管理，我国中药材、中药饮片质量不合格率长期居高不下，远远超过其他药品。中药材、中药饮片的质量问题制约了中成药质量的提高，导致了中药临床疗效的下降，损害了中医药事业的健康发展。因此，对那些需要并可能制定质量标准的中药材、中药饮片生产实行规范化、标准化管理是十分必要的。同时，考虑到中药材、中药饮片品种很多，规格不一，各地方用药习惯、炮制方法不统一，全部纳入规范化、标准化管理有现实困难，因此，新修订的《药品管理法》原则规定："实施批准文号管理的中药材、中药饮片品种目录由国务院药品监督管理部门会同国务院中医药管理部门制定。"（第三十一条）

自 2002 年 5 月 1 日起，未取得生产批准文号的药用滑石粉、雄黄不得销售和使用，违者按销售、使用假药处理。2004 年 6 月，国家食品药品监督管理局公布了拟实施批准文号管理的第一批 70 个中药饮片品种目录，在分别制定出新的国家药品标准后，将正式逐步实施批准文号管理。

另外，有些中药饮片的炮制没有国家标准，生产这些中药饮片应当按各省、自治区、直辖市药品监督管理部门制定的炮制规范执行。因此，新修订的《药品管理法》规定："中药饮片必须按照国家药品标准炮制；国家药品标准没有规定的，必须按照省、自治区、直辖市人民政府药品监督管理部门制定的《炮制规范》炮制。省、自治区、直辖市人民政府药品监督管理部门制定的《炮制规范》应当报国务院药品监督管理部门备案。"（第十条）

3. 中成药

原《药品管理法》规定，药品标准包括国家药品标准和省、自治区、直辖市药品监督管理部门颁布的地方药品标准；生产已有国家标准或者省、自治区、直辖市标准的药品，由省、自治区、直辖市卫生行政部门发给生产批准文号。这样的规定导致同一药品品种在不同省、自治区、直辖市有不同的标准；有些地方为了保护地方利益，甚至降低地方标准审批药品。这是造成药品质量低下、低水平重复生产情况严重的重要原因之一。

因此，新修订的《药品管理法》在取消地方（省级药品监督管理部门）对生产药品的审批权的同时，还取消了药品地方标准，规定："生产新药或者已有国家标准的药品的，须经国务院药品监督管理部门批准，并发给药品批准文号。"（第三十一条）；"药品必须符合国家药品标准"。（第三十二条）

（四）修订后的《药品管理法》有关药品调剂、养护的规定

1."药品经营企业销售药品必须准确无误，并正确说明用法、用量和注意事项；调配处方必须经过核对，对处方所列药品不得擅自更改或者代用。对有配伍禁忌或者超剂量的处

方，应当拒绝调配；必要时，经处方医师更正或者重新签字方可调配。药品经营企业销售中药材必须标明产地。"(第十九条)

2．"药品经营企业必须制定和执行药品保管制度，采取必要的冷藏、防冻、防潮、防虫、防鼠等措施，保证药品质量。药品入库和出库必须执行检查制度。"(第二十条)

3．"医疗机构的药剂人员调配处方必须经过核对，对处方所列药品不得擅自更改或者代用。对有配伍禁忌或者超剂量的处方，应当拒绝调配；必要时，经处方医师更正或者重新签字，方可调配。"(第二十七条)

4．"医疗机构必须制定和执行药品保管制度，采取必要的冷藏、防冻、防潮、防虫、防鼠等措施，保证药品质量。"(第二十八条)

二、《〈药品管理法〉实施条例》

《〈药品管理法〉实施条例》由国务院颁布，是《药品管理法》的配套法规，本条例自2002年9月15日起实施。它遵循《药品管理法》的立法宗旨和原则，依据《药品管理法》的相关规定进一步细化，增加了操作性规定。特别是对药品监督管理机关的审批程序、期限提出了明确要求，对有关规定具体化。并根据我国加入世界贸易组织的承诺，增加了新规定，其中有关中药管理和调剂的规定有：

1．"药品生产企业生产药品所使用的原料药必须具有国务院药品监督管理部门核发的药品批准文号或者进口药品注册证书、医药产品注册证书；但是，未实施批准文号管理的中药材、中药饮片除外。"(第九条)

2．"医疗机构配制制剂，必须按照国务院药品监督管理部门的规定报送有关资料和样品，经所在地省、自治区、直辖市人民政府药品监督管理部门批准，并发给制剂批准文号后，方可配制。"(第二十三条)

3．"医疗机构配制的制剂不得在市场上销售或者变相销售，不得发布医疗机构制剂广告。

发生灾情、疫情、突发事件或者临床急需而市场没有供应时，经国务院或者省、自治区、直辖市人民政府的药品监督管理部门批准，在规定期限内，医疗机构配制的制剂可以在指定的医疗机构之间调剂使用。

国务院药品监督管理部门规定的特殊制剂的调剂使用以及省、自治区、直辖市之间医疗机构制剂的调剂使用，必须经国务院药品监督管理部门批准。"(第二十四条)

4．"医疗机构审核和调配处方的药剂人员必须是依法经资格认定的药学技术人员。"(第二十五条)

5．"医疗机构向患者提供的药品应当与诊疗范围相适应，并凭执业医师或者执业助理医师的处方调配。

计划生育技术服务机构采购和向患者提供药品，其范围应当与经批准的服务范围相一致，并凭执业医师或者执业助理医师的处方调配。

个人设置的门诊部、诊所等医疗机构不得配备常用药品和急救药品以外的其他药品。常用药品和急救药品的范围和品种由所在地的省、自治区、直辖市人民政府卫生行政部门会同

同级人民政府药品监督管理部门规定。"（第二十七条）

6．"国家鼓励培育中药材。对集中规模化栽培养殖、质量可以控制并符合国务院药品监督管理部门规定条件的中药材品种，实行批准文号管理。"（第四十条）

7．"非药品不得在其包装、标签、说明书及有关宣传资料上进行含有预防、治疗、诊断人体疾病等有关内容的宣传；但是，法律、行政法规另有规定的除外。"（第四十三条）

8．"药品生产企业使用的直接接触药品的包装材料和容器，必须符合药用要求和保障人体健康、安全的标准，并经国务院药品监督管理部门批准注册。直接接触药品的包装材料和容器的管理办法、产品目录和药用要求与标准，由国务院药品监督管理部门组织制定并公布。"（第四十四条）

9．"生产中药饮片应当选用与药品性质相适应的包装材料和容器；包装不符合规定的中药饮片不得销售。中药饮片包装必须印有或者贴有标签。

中药饮片的标签必须注明品名、规格、产地、生产企业、产品批号、生产日期，实施批准文号管理的中药饮片还必须注明药品批准文号。"（第四十五条）

10．"药品包装、标签、说明书必须依照《药品管理法》第五十四条和国务院药品监督管理部门的规定印制。"（第四十六条）

第三章

药学职业道德

  道德是人类社会中所特有的，由一定社会的经济关系决定的，依靠人们的内心信念、社会舆论和传统习俗维系的，用以调整个人与个人、个人与社会、人与自然的利益关系，并以善恶标准进行评价的原则、规范、心理意识和行为活动的总和。道德的范围十分广泛，可概括为由社会公德、婚姻家庭道德、职业道德三大领域构成，形成不同的道德规范要求的层次结构。

  职业道德就是从事一定职业的人们在其特定的职业活动中所应遵循的，具有自身职业特征的道德原则和行为规范的总和。

  职业道德主要由职业理想、职业态度、职业责任、职业纪律、职业作风等构成。职业道德随着社会的发展而发展，它在整个社会道德体系中占有越来越重要的地位，作用显得尤为突出。社会主义职业道德是社会主义道德规范体系中的重要组成部分，是和广大劳动者的社会主义劳动态度密切联系的，是社会主义道德原则和规范的具体化和补充。

  药学职业道德是一般社会道德在药学实践活动中的特殊表现，是根据药学职业的特点，调整药学人员与患者之间、药学人员之间、药学人员与社会之间关系的行为规范的总和。

  我国是历史悠久的文明古国，历来以注重道德礼仪而著称于世。我国古代的医药学家崇尚的医药学道德遗产是我国医药学宝库的重要组成部分，也是中华民族灿烂文明史的重要篇章。吸收和弘扬我国古代医药学家不为名利、博施济众、仁爱救人、普同一等和精勤不倦的优良传统，有利于提高药学人员的职业道德素质。唐代孙思邈说："人命至重，有贵千金，一方济之，德逾于此。"在其著作中指出："医人不得恃己所长，专心经略财物，但作救苦之心。"并主张医学、药学、哲学、文学、地理等都要阅读。金元四大医家之一的朱丹溪曰："病者度刻如岁，而欲自逸耶？"又曰："窭人求药无不与，不求其偿，其困厄无告者，不待其招，注药往起之，虽百里之远，弗惮也。"明代医药学家李时珍以毕生精力亲历实践，广收博采，实地考察，对本草学进行了全面的整理总结，历时 27 年编成了《本草纲目》。继承和发扬前辈医药学家的一切优良传统，对规范每个药学人员的行为与活动都有直接和广泛的意义。随着社会的进步、社会经济关系的改善以及科学的进步，药学职业道德又需要不断进步和提高。

第一节 药学职业道德原则

  药学职业道德原则是指从事药品研究、生产、检验、经营、使用及监督管理等工作的人员在药学领域活动和实践中应遵循的基本原则，它是评价和衡量药学人员个人行为和思想品质的道德标准。药学道德原则主要包含以下三个方面：

一、"救死扶伤，防病治病，发扬人道主义精神"的原则

"救死扶伤，防病治病"是医药学的根本任务，是医药人员的神圣职责。"救死扶伤，防病治病"本身是一项技术性很强的工作，医药人员必须掌握精湛的医药学技术，在医药工作的各个环节上都要有严谨的科学态度，才能尽到对患者的道德责任。

随着人民群众生活水平的不断提高，医药卫生扩大到社会预防、社会保健等方面，朝着提高人的生命质量和寿命的方向发展，考虑整个社会的利益，实行防治结合。因此，医药人员的服务对象不仅是病人，而且还包括健康的人群。

社会主义人道主义立足于社会主义经济基础之上，同社会主义制度相适应，要求真正平等待人，尊重人的人格和权利，体现"我为人人，人人为我"的互帮互爱精神。

社会主义人道主义是古今中外医药学道德传统的精华所在，它体现了广大人民群众的根本利益，其核心是尊重人的生命，一视同仁地治愈人的疾病及保护人的心理健康，关心和同情病人的心理与道德观念。

人道主义作为一个道德观念，对医药技术人员更为重要，贯穿于整个医药卫生事业之中，从各方面提供和保证优质的医药服务。目前我国实行城镇职工基本医疗保险制度；对医疗机构进行改革，发展社区医疗卫生事业；对制药行业和药品流通领域进行整顿，淘汰低水平重复生产及产品质量不稳定的生产企业，关闭不规范的药品经营企业和药品经营市场，创造公平竞争的条件，保证药品质量；对医药卫生资源进行重新分配，使广大人民群众都享有保障健康的权利，实现平等地对待一切病人等等，这些都是社会主义人道主义在新的时期对人的尊严和价值的承认，对社会全体人民健康关怀的具体体现。

二、以病人为中心的原则

为人民防病治病，提供安全、有效、经济的优质药品是药学领域工作人员共同的根本任务，也是药学职业道德的基本特点。为此，我们各项工作都必须要以病人为本，每个药学人员应具有高尚的思想品质，真诚为患者提供药学服务。

安全、有效、经济是辨证统一的、相对的关系，药学人员都应对这个药物的三原则有很强的观念。

坚持药物质量第一的思想也是药学职业道德原则。"质量"是指药品及其药学服务的优劣程度。药品的优劣、真假直接关系人民群众的健康甚至生命，也影响社会的稳定和经济繁荣。我国药品销售已是买方市场，竞争十分激烈。要想求得发展，一要有竞争力；二要靠药品质量高；三是靠企业信誉好；四要有一支爱岗敬业又懂业务的药品销售队伍。

三、全心全意为人民身心健康服务的原则

人民群众是历史的创造者，是精神财富和物质财富的创造者，也是国家的主人。药学人员应把自己当作人民的公仆，为人民的身心健康服务必须全心全意。要做到"全心全意"，

第一，必须坚持个人利益、集体利益和国家利益相结合的原则，当三者之间利益发生矛盾时，应当无条件地使个人利益服从集体利益和国家利益。努力做好本职工作，主动认真地为病人提供药学方面的各种服务。第二，药学人员在各自的工作岗位上要充分发挥个人的积极性和创造性；另一方面应充分发挥集体的智慧和力量，个人的力量是有限的，团结协作，共同努力，才能促进事业的发展。第三，药学人员必须树立正确的世界观、人生观和价值观，在服务态度上做到尽职尽责，一切从人民的利益出发，时刻想着患者，关心患者，视人民的健康高于一切。

第二节　药学职业道德规范

规范，即规则、规矩的意思。在社会生活不同领域中都有各自的特定规范，如语言、技术、法律规范等。这些规范都对人们的某些行为构成约束。药学职业道德规范是衡量和评价药学技术人员在药学职业实践中的道德水平和道德行为的具体标准和基本要求，其内容包括：

一、遵守社会公德

社会公德是每位公民应遵守的公共道德。我国宪法中规定的社会公德是："爱祖国、爱人民、爱劳动、爱科学、爱社会主义。"药学人员应关心祖国的前途和命运，以实际行动为建设有中国特色繁荣富强的社会主义现代化国家而奋斗。应把患者的健康和安全放在首位，以病人为中心，维护患者的合法利益，提供优质的药品和药学服务；要确保患者享有接受安全、有效治疗的权利；要正确认识自己的工作岗位，忠于职守，努力把自己的本职工作做好；要热爱药学事业，对科学技术有强烈的求知欲和刻苦钻研的精神，为药学的发展作贡献。

二、专心致志，尽职尽责

任何人做任何工作都应有专心致志、尽职尽责的工作作风，这是道德规范的重要内容，也是衡量药学人员是否称职的重要标志。这就要求药学技术人员在工作中必须严肃认真、一丝不苟、细致严谨、准确无误，严格执行有关法律法规和技术操作规程。

三、钻研技术，精益求精

21世纪是科学技术高速发展的时代，各种竞争都是现代科技的竞争、人才的竞争，这就要求药学技术人员要有刻苦学习的精神，及时了解国内外药学发展新动态，把握科研成果和新技术的应用。努力学习掌握专业理论知识及与药学有关的其他学科知识，做到多闻博识，加速学科的发展，更好地为人民身心健康服务。

四、团结协作，密切配合

随着药学科学技术和学科的发展，先进仪器、设备和技术的应用，在药学活动中相互依赖性越来越强。这就要求药学人员尊重他人的价值和能力，与同事及医务人员密切合作，保持良好的业务关系，顾全大局，团结协作，互相尊重，谦虚谨慎，密切配合，互相支持，为共同的事业而奋斗，为人民的健康提供完善的药学服务。

五、慎言保密，言行庄重

慎言保密是指药学人员为了维护服务对象的利益，要约束自己的言行，对某些情况如生理缺陷、隐私及有损人格、声誉等行为要求保密。这是对从事医院药学和社会药学工作者的特殊要求。患者为尽快治好疾病，往往把不想对外言明的内心或躯体的秘密告诉医药人员，对此，医药人员要为患者严守秘密。

言行庄重是指医药人员特别是一线服务人员的言谈、举止、仪表要讲究文明礼貌，言谈文雅有度，举止稳重端庄，仪表整洁大方。这既是社会主义公德的基本内容，也是社会主义精神文明发展水平的表现，对医药学人员具有特殊意义，是取得患者信任的重要条件之一。关心体贴、同情患者可使其增强与疾病斗争的信心。

六、坚持社会效益和经济效益并重

坚持社会效益和经济效益并重是药学道德规范的基本要求。我国是社会主义国家，在市场经济条件下，药品生产、经营、使用活动中既要十分重视合理的经济效益，更要重视社会效益，两者相辅相成，互相促进，为人民的身心健康提供安全、有效、经济的优质药品和药学服务。

七、遵纪守法，不图私利

在市场经济条件下，药学技术人员在工作中应严守《药品管理法》和其他有关药政管理法规，要坚持原则，依法办事，廉洁奉公，不能牟取私利。这对社会主义精神文明建设具有重要意义，也是衡量药学人员是否做到全心全意为人民身心健康服务的一个重要标志。

八、一视同仁，平等对待

药学人员在各自工作岗位中对待患者或顾客的态度要一视同仁，不计较个人的得失。我们的服务对象不管来自哪里，何种岗位，无论男女老幼、生人熟人、干部群众，无论地位高低、权力大小、容貌美丑、知识多少，都应该平等对待，要尊重患者的人格和合理要求，在条件允许和力所能及的情况下尽力予以满足。

第三节　药学人员的经营道德责任

药品是防治疾病的特殊商品，它与人民群众的生命健康及生存质量有密切关系。药品进入经营阶段后，最终服务于病人，为确保药品安全、有效、经济的原则，维护人民的健康与安全，保证防治疾病的需要，应认真负责、尽职尽责地履行如下经营过程中的职业道德责任。

一、树立正确的经营道德观

首先要明确经营宗旨是为人民健康服务；二是按药品管理法和有关药政法规办事；三是正确处理社会效益和经济效益的关系。药品销售中的道德要求应是商业道德和药学道德的统一和融合。在经营工作中应认真负责，保质保量。对未经批准生产的、过期失效的、霉蛀变质的药品不得经营；对国家下令淘汰的药品应查对，防止其流入市场，危害人民健康。要做到买卖公平，货真价实，使顾客满意放心，不以假充真、以劣充优。药学人员应自觉抵制不正之风，树立良好的职业道德形象。

二、做好采购供应工作

药品采购供应是流通领域的重要环节，做好采购工作才能保证供应。确保药品质量是采购供应的灵魂与核心。经营企业要严把进货渠道关，选择合法的货源，应符合《药品管理法》等有关法律法规的规定，符合药品标准。必须认识到假药、劣药对病情、健康的危害。为此，采购供应人员要有强烈的责任感和一丝不苟的精神及精良的业务素质。在市场经济条件下，对采购人员的职业道德修养要求更高。

三、做好安全贮存、养护工作

药品的贮存和养护是流通领域的重要环节，正确的贮存与养护措施对保证药物质量是十分重要的。这就要求药学人员在工作中做到认真负责，钻研业务，严谨准确，在岗位上自觉履行安全贮存、科学养护、保证质量、降低损耗、收发迅速、避免事故的工作职责。

四、调配销售服务的道德要求

调配、销售的药学人员的道德品质直接影响到防病治病和用药安全。因此，在按方调配时应遵守操作规程，称量准确，不得以手代秤估计取药。销售工作要求做到认真负责，主动热情，服务周到，实事求是，讲究信誉，依法销售。应向购药者耐心介绍药品使用范围、用法用量、禁忌等。一旦发现售药差错应立即报告，采取有力措施纠正错误，保证人民群众的用药安全有效，这是销售工作的道德原则。

五、准确传播药物信息

药品进行广告宣传的目的是树立企业的形象和扩大对社会的影响，使消费者了解产品特点。药品是防病治病的特殊商品，药品广告不同于其他商品广告，其广告要根据《药品管理法》《中华人民共和国广告法》和《药品广告法》等有关规定和要求制作和发布，以便正确地向经营单位、医药人员和人民群众介绍药品的成分、功效、用法、用量、禁忌和毒副作用等，达到防病治病、合理用药的目的。因此，药品广告宣传要实事求是，不言过其实，认真负责，准确传播药品信息。

第四章

中药调剂的基本知识

中药调剂所涉及的知识内容极为丰富，它与中医学基础、中药学、中药鉴定学、中药炮制学、方剂学、中药制剂学、药事管理学等学科知识有着广泛而密切的联系。中药调剂人员除了熟悉或掌握上述学科的专业知识外，还应遵守调剂工作制度与操作规程、毒麻中药和细贵中药的管理制度；掌握中医处方的常用术语、中药名称的处方应付；中药斗谱的编排原则及中药调剂的操作技能。

随着我国社会主义市场经济的快速发展和人民物质文化生活水平的日益提高，以及医疗卫生保健体制的不断改革，药品分类管理制度的逐步实施，对中药调剂人员的素质要求也越来越高。中药调剂人员还应掌握常用中成药中、非处方药、处方药的组成、剂型、功能主治、用法用量、注意事项等方面的知识，尽可能地指导患者合理用药。此外，中药调剂人员应主动加强对中药不良反应的警惕性和识别能力，以促进药物不良反应的监测工作。

中药调剂根据所调配中药的性质不同，分为中药饮片调剂和中成药调剂。

中药饮片调剂是根据医师处方要求，将加工合格的不同中药饮片调剂成可供患者内服或外用的汤剂的过程。调剂人员除了解或熟悉上述所涉及的专业知识外，还必须掌握中医处方常用术语、调剂工作制度与操作常规及毒性中药、麻醉中药的调剂与管理、中药斗谱的排列原则等专业知识。

中成药调剂是根据医师处方调配各种中成药，或根据患者的轻微病症来知道患者购买中成药非处方药的过程。调剂人员应掌握各种中成药的处方组成、剂型特点、功能主治、用法用量及服药注意事项等方面的专业知识，在经营企业还应正确掌握患者问病购药的专业知识。

第一节 处方和处方管理制度

一、处方的概念和意义

1. 处方的概念

处方俗称药方，是医疗和药剂配制的重要书面文件材料。从狭义上讲，处方是由注册的执业医师和执业助理医师在诊疗活动中为患者开具的、由药品调剂人员审核、调配、核对并作为发药凭证的医疗用药的医疗文书。它是药品调配、发药的书面依据，也是统计调剂工作量、药品消耗量及销售金额等的原始资料。从广义上讲，凡制备任何一种药剂的书面文件均可称为处方。

2. 处方的意义

处方在法律上、技术上和经济上具有重要意义。其法律意义在于因处方书写或调配错误而造成医疗事故时，医师或药剂人员负有法律责任。因此，要求医师和药剂人员在处方上签字，以示负责；其技术意义在于它写明了医师用药的药品名称、剂型、剂量、规格、数量及用法用量，是药师配发药品和指导患者用药的依据；其经济意义在于可作为患者已交药费的凭证及统计医疗药品消耗、预算采购药品的依据。

二、中药处方的组方原则和种类

1. 中药处方的组方原则

每一个完整的中药处方组成一般包括君、臣、佐、使四个方面。

（1）君药：即针对主病或主症起主要治疗作用的药物，是方剂组成中不可缺少的主药。

（2）臣药：有两种意义：①辅助君药加强治疗主病或主症的药物；②针对兼病或兼症起主要治疗作用的药物。

（3）佐药：有三种意义：①佐助药：即配合君、臣药以加强治疗作用，或直接治疗次要症状的药物；②佐制药：即用以消除或降低君、臣药的毒性，或能制约君、臣药的峻烈之性的药物；③反佐药：即病重邪甚，可能拒药时，配用与君药性味相反而又在治疗中起相辅相成作用的药物。

（4）使药：有两种意义：①引经药：即能引方中诸药至病所的药物。②调和药：即具有调和方中诸药作用的药物。

综上所述，每个方剂的君药是必不可少的，且药味较少，用量较大。而在简单方剂中，臣、佐、使药则不一定具备。有些方剂中的君药或臣药本身兼有佐药或使药的作用；有的方剂组成复杂，则按药物的性质以主次来分，而不分君、臣、佐、使。方剂的组成不是单味药效相加或随意组合，而是有严谨的组方原则和内在科学道理，调剂人员应尽量掌握这些内容，才能使调剂工作正确无误。

2. 处方的种类

根据处方正文内容的来源不同，处方分为古方、经方、时方、验方（偏方）、秘方、法定处方、协定处方和医师处方等种类。

（1）古方：泛指古代医籍中所记载的方剂。

（2）经方：指《黄帝内经》《伤寒论》《金匮要略》等经典医学著作中记载的方剂。

（3）时方：泛指从清代至今出现的方剂。

（4）验方（偏方）：指在民间流行，有一定疗效的简单处方。

（5）秘方：有一定的独特疗效但秘而不传的处方。

（6）法定处方：指中国药典、部颁标准等药品标准所收载的处方，具有法律的约束力（一般用于配制制剂）。

（7）协定处方：指医师会同本院药师，根据临床病人的需要，相互协商制定的处方（一般可事先调配，以方便使用和减少病人的候药时间）。

（8）医师处方：是医师对病人治病用药的书面文件。

为了方便病人和特殊处方管理，往往还将医师处方分为急诊处方、毒麻药处方、贵重药处方等，并用不同的颜色加以区别。自 2004 年 9 月 1 日起开始施行的《处方管理办法（试行）》规定：麻醉药品处方、急诊处方、儿科处方、普通处方的印刷用纸应分别为淡红色、淡黄色、淡绿色和白色，并在处方的右上角以文字注明。

三、处方的格式与内容

正规处方的格式一般分前记、正文和后记三大部分。

1. 处方前记

包括医院名称，开具日期，病历号，患者的姓名、年龄（或出生日期）、性别、婚否、住址（或单位名称）等内容。中药汤剂处方一般还有取药号；医院处方还分门诊处方和住院处方，均有编号。

2. 处方正文

是处方的主要部分。中成药的处方正文包括药品的名称、剂型、规格、数量和用法用量等。汤剂的处方正文包括饮片名称、剂量、剂数、一般用法、用量及脚注等。

3. 处方后记

包括医师签名、药师签名（包括计价、调配、复核及发药四栏）、药价及现金收讫印戳等内容。

有些中医处方在正文的左侧还要求记录主诉以及病因、症状、脉象、舌苔及治法等。

四、处方管理制度

（一）处方权限规定

1. 经注册的执业医师在执业地点取得相应的处方权。

2. 经注册的执业助理医师开具的处方须经所在执业地点执业医师签字或加盖专用签章后方有效。

3. 经注册的执业助理医师在乡、民族乡、镇的医疗、预防、保健机构执业，在注册的执业地点取得相应的处方权。

4. 试用期的医师开具处方须经所在医疗、预防、保健机构有处方权的执业医师审核并签名或加盖专用签章后方有效。

5. 医师须在注册的医疗、预防、保健机构签名留样及专用签章备案后方可开具处方。处方医师的签名式样和专用签章必须与在药学部门留样备查的式样相一致，不得任意改动，否则应重新登记留样备案。

（二）处方书写规定

1. 每张处方只限于一名患者的用药。处方记载的患者一般项目应清晰、完整，并与病历记载相一致。

2. 处方按规定格式用钢笔（蓝黑墨水）或毛笔书写，要求字迹清楚，不得涂改。处方如有变动，应由处方医师在修改处另行签字或盖章，并注明修改日期才能生效。

3. 处方内容填写应完整，包括姓名、性别、年龄、日期、门诊号、药名、剂量、剂数、剂型或规格、数量、用法等。书写药品名称、剂量、规格、用法、用量要准确规范，不得使用"遵医嘱"、"自用"等含糊不清字句。

4. 年龄必须写实足年龄，婴幼儿写日、月龄。必要时婴幼儿要注明体重。

5. 西药、中成药、中药饮片要分别开具处方。西药、中成药处方每一种药品须另起一行。每张处方不得超过 5 种药品。

6. 药品名称以《中华人民共和国药典》收载或药典委员会公布的《中国药品通用名称》或经国家批准的专利药品名为准。如无收载，可采用通用名或商品名。药名简写或缩写必须为国内通用写法。中成药和医院制剂品名的书写应当与正式批准的名称一致。

7. 中药饮片处方的书写可按君、臣、佐、使的顺序排列；药物调剂、煎煮的特殊要求注明在药名的左上方，并加括号，如布包、先煎、后下等；对药物的产地、炮制有特殊要求，应在药名之前写出。

8. 一般应按照药品说明书中的常用剂量使用，特殊情况需超剂量使用时应注明原因并再次签名。

9. 药品剂量与数量一律用阿拉伯数字书写。剂量应当使用公制单位：重量以克（g）、毫克（mg）、微克（μg）、纳克（ng）为单位；容量以升（L）、毫升（ml）为单位；国际单位（IU）、单位（U）计算。片剂、丸剂、胶囊剂、冲剂分别以片、丸、粒、袋为单位；溶液剂以支、瓶为单位；软膏及霜剂以支、盒为单位；注射剂以支、瓶为单位，应注明含量；饮片以剂为单位。

10. 开具处方后的空白处应划一斜线，以示处方完毕。

11. 处方为开具当日有效。特殊情况下需延长有效期的，由开具处方的医师注明有效期限，但有效期最长不得超过 3 天。

12. 为便于药品调剂人员审核处方，医师开具处方时除特殊情况外，必须注明临床诊断。

（三）处方限量规定

1. 急诊处方限 3 日量；门诊处方普通药最多不超过 7 日量。如确有慢性病、老年病或特殊情况，经研究请示后出访用量可延长（一般最多不超过 1 个月），但医师必须注明理由。

2. 医疗用毒性药品每张处方不得超过 2 日极量；第一类精神药品处方每次不得超过 3 日常用量，第二类精神药品每次不得超过 7 日常用量；麻醉药品注射剂每次不得超过 2 日常用量，片剂、酊剂、糖浆剂等不得超过 3 日常用量，连续使用不得超过 7 天，再次开处方必须至少间隔 10 天，开具麻醉药品处方时应有病历记录。

3. 晚期癌症病人持由科主任申请、院领导批准的特殊证明，允许超限量和连续使用麻醉性镇痛药。

（四）处方调剂规定

1. 药品调剂人员应按操作规程调剂处方药品，认真审核处方，准确调配药品，正确书写药袋或粘贴标签，包装；向患者交付处方药品时应当对患者进行用药交代与指导。

2. 药品调剂人员须凭医师处方调剂处方药品，非经医师处方不得调剂。

3. 取得药学专业技术资格人员方可从事处方调剂、调配工作。非药学专业技术人员不得从事处方调剂、调配工作。

（1）具有药师以上药学专业技术职务任职资格的人员负责处方审核、评估、核对、发药以及安全用药指导。药士从事处方调配工作；确因工作需要，经培训考核合格后，也可以承担相应的药品调剂工作。

（2）药品调剂人员签名式样应在本机构药学部门或药品零售企业留样备查。

（3）药品调剂人员停止在医疗、预防、保健机构或药品零售企业执业时，其处方调剂权即被取消。

4. 药品调剂人员应当认真逐项检查处方前记、正义和后记书写是否清晰、完整，并确认处方的合法性。

5. 药品调剂人员应当对处方用药的适宜性进行审核。包括下列内容：

（1）对规定必须做皮试的药物，处方医师是否注明过敏试验及结果的判定；

（2）处方用药与临床诊断的相符性；

（3）剂量、用法；

（4）剂型与给药途径；

（5）是否有重复给药现象；

（6）是否有潜在临床意义的药物相互作用和配伍禁忌。

6. 药品调剂人员经处方审核后，认为存在用药安全问题时，应告知处方医师，请其确认或重新开具处方，并记录在处方调剂问题专用记录表上，经办药品调剂人员应当签名，同时注明时间。

（1）药品调剂人员发现药品滥用和用药失误应拒绝调剂，并及时告知处方医师，但不得擅自更改或者配发代用药品。

（2）对于发生严重药品滥用和用药失误的处方，药品调剂人员应当按有关规定报告。

7. 药品调剂人员调剂处方时必须做到"四查十对"：查处方，对科别、姓名、年龄；查药品，对药名、规格、数量、标签；查配伍禁忌，对药品性状、用法用量；查用药合理性，对临床诊断。

（1）发出的药品应注明患者姓名和药品名称、用法、用量。

（2）发出药品时应按药品说明书或处方医嘱向患者或其家属进行相应的用药交代与指导，包括每种药品的用法、用量、注意事项等。

8. 药品调剂人员在完成处方调剂后应当在处方上签名。

9. 药品调剂人员对于不规范处方或不能判定其合法性的处方不得调剂。

10. 除医疗用毒性药品、精神药品、麻醉药品及戒毒药品外，任何医疗、预防、保健机构不得限制就诊人员持处方到其他医疗、预防、保健机构或药品零售企业购药。

（五）处方保管规定

1. 处方由调剂、出售处方药品的医疗、预防、保健机构或药品零售企业妥善保存。每日处方应按普通药及控制药品分类装订成册，并加封面，妥善保存，便于查阅。

2. 普通处方、急诊处方、儿科处方保存1年，医疗用毒性药品、精神药品及戒毒药品处方保留2年，麻醉药品处方保留3年。

3. 处方保存期满后，经医疗、预防、保健机构或药品零售企业主管领导批准、登记备案，方可销毁。

第二节 中医处方常用术语

中医处方术语是在长期的中医药实践中形成的，内容主要包括中药处方用名、中药脚注、用药禁忌等内容，每个中医处方术语都有确定的含义。医药人员正确地理解和运用中医处方术语，对简化处方内容和准确调配具有重要意义。

一、中药的正名和处方常用名

由于中药使用的历史久远、品种繁多以及历代文献记载的不同和地区的差异，造成中药饮片名称十分繁杂。有同名异物和一物多名现象，也有饮片名称的一字之差问题（见表4-1）。一般有以下五种情况：

表 4-1　　　　　　常见中药名称一字之差及功能对照表

品 名	功能	品 名	功能
天仙子 天仙藤	有大毒。解痉止痛,安神定喘 行气活血,利水消肿	附 子 白附子	有大毒。回阳救逆,补火助阳,逐风寒湿邪 有大毒。祛风痰,定惊搐,解毒散结止痛
紫花地丁 黄花地丁	清热解毒,凉血消肿 清热解毒,消肿散结,利水通淋	天南星 胆南星	有大毒。祛风止痉,燥湿化痰 清热化痰,熄风定惊
石决明 草决明	平肝潜阳,清肝明目 清肝明目,润肠通便	半枝莲 半边莲	清热解毒,利湿化瘀 清热解毒,利水
瓜 蒌 瓜蒌根	清肺止咳,利气宽胸,润肠通便 清热生津,消肿排脓	忍冬花 款冬花	清热解毒,疏散风热 润肺下气,止咳化痰
生 姜 干 姜 炮 姜	发汗解表,温中止呕,解毒 温中,回阳,温肺化饮 温经止血,散寒止痛	苏 子 苏 叶 苏 梗	止咳平喘,润肠通便 发表散寒,行气宽中 理气宽中,安胎
桑 叶 桑 枝	疏风清热,清肝明目 祛风湿,利关节,利水	龙胆草 龙须草	泻肝胆实火,清下焦湿热 利尿通淋,泻热安神
(广)山豆根 北豆根	有毒。清热解毒,消肿利咽 有小毒。清热解毒,祛风止痛	海螵蛸 桑螵蛸	收敛止血,固精止带 益肾固精,缩尿止带

品 名	功 能	品 名	功 能
肉豆蔻	温中行气,涩肠止泻	公丁香	温中降逆,暖肾助阳
草豆蔻	燥湿行气,温中止呕	丁公藤	解表发汗,祛风止痛
白豆蔻	化湿行气,温中止呕,消食解酒	百 合	养阴润肺,清心安神
红豆蔻	燥湿散寒,醒脾消食	百 部	润肺下气止咳,杀虫
蛇蜕(龙衣)	祛风定惊,解毒,退翳	酢酱草	清热利湿,凉血解毒
蝉蜕(蝉衣)	疏散风热,透疹,利咽,退翳,解痉	败酱草	清热解毒,祛瘀排脓
白蒺藜	平肝,祛风,明目	漏 芦	清热解毒,通乳排脓
潼蒺藜	温补肝肾,固精缩尿,明目	藜 芦	有毒。催吐,祛痰,杀虫
葫芦壳	利水通淋,消肿散结	补骨脂	补肾助阳,温脾止泻
胡芦巴	温肾,祛寒,止痛	骨碎补	补肾续筋,活血止痛
紫 草	凉血,活血,解毒,透疹	肉 桂	温中助阳,散寒止痛
紫草茸	清热,解毒,凉血	桂 皮	暖脾散寒,通血脉
破故纸	补肾助阳,温脾止泻	天 麻	熄风止痉,清热平肝
洋故纸	清肺,宣音	升 麻	发表透疹,清热解毒,升阳
大麻仁	润肠通便	(粉)防己	利水消肿,祛风止痛
大麻子	有毒。泻下通滞,消肿拔毒	广防己	有毒。祛风止痛,清热利水
胡麻子	燥湿祛风	防 风	解表祛风,胜湿,止痉
山茱萸	补益肝肾,收敛固涩	乌 药	行气止痛,温肾散寒
吴茱萸	散寒止痛,降逆止呕,助阳止泻	乌 梅	敛肺止咳,涩肠止泻,安蛔止痛,生津止渴
茯 苓	利水渗湿,健脾宁心	五味子	收敛固涩,益气生津,补肾宁心
土茯苓	除湿,解毒,通利关节	五倍子	敛肺降火,涩肠止泻,敛汗止血,收湿敛疮
枳 壳	理气宽中,行滞消胀	五加皮	祛风湿,强筋骨,利尿
枳 实	破气消积,化痰散痞	香加皮	利尿消肿,祛风湿,强筋骨
木 瓜	舒筋活络,除湿和胃,消食	白 薇	清热凉血,利尿通淋,解毒疗疮
木 香	行气止痛,健脾消食	白 蔹	清热解毒,消痈散结
木 贼	疏散风热,明目退翳	白 前	降气化痰
地骨皮	凉血除蒸,清肺降火	泽 膝	有毒。行水,消痰,杀虫,解毒
地枫皮	有小毒。祛风除湿,行气止痛	泽 泻	渗湿利水,泄热益肾
南沙参	养阴清肺,化痰,益气	党 参	补中益气,健脾益肺
北沙参	养阴清肺,益胃生津	明党参	润肺化痰,养阴和胃

①是不同品种者,如怀牛膝、川牛膝;大麻仁、大麻子;吴茱萸、山茱萸;破故纸、洋故纸等。

②是同一品种而炮制方法不同者,如制南星、胆南星;生姜、干姜、炮姜、煨姜等。

③是同植物而入药部位不同者,如橘核、橘络;桑叶、桑枝、桑椹、桑皮;瓜蒌、瓜蒌皮、瓜蒌仁、瓜蒌根;扁豆衣、扁豆花等。

④是同一种饮片的正名和处方全名之差者,如白芍和杭白芍等。

⑤是一种饮片和并开的两种饮片者,如白芍和赤白芍等。

中药调剂人员除掌握中药正名外,还应掌握处方常用名。处方常用名一般包括中药别名、处方全名和并开药名。为了规范处方用名,处方中一般不应使用历史曾用名称、药材产区习用名、药材规格名称及行业简化名称等，避免因饮片名称误解而导致的调配错误。

另外，因医师处方字体各异，特别是在字体书写潦草或书写笔画类似的药品名称时，常常十分相近，给调剂人员的辨认带来困难，如杏仁、枣仁，桂枝、桔梗等。若调剂人员稍有疏忽，便会看错药名，发生错付。因此，药剂人员在调剂配方时必须专心致志，认真识别，切忌马虎草率，以保调剂正确无误。

1. 正名

以《中国药典》一部，局、部颁《药品标准》或《炮制规范》为依据，以历代本草文献作参考。中药正名一般都有一定的来历和解释。如大黄、金银花等。

2. 别名

指除正名以外的中药名称。由于地区不同，习惯各异，一种中药除正名外，往往有别名、地区用名、简化名称等。如大黄与庄黄、锦纹；白果与银杏；金银花与忍冬花；茜草与血见愁；甘草与国老等。同一药名的药物可能来源于不同植物，如中药地丁，京津地区为罂粟科的苦地丁；华北地区为豆科的米口袋；华东地区为堇菜科的犁头草等（见表 4-2）。

表 4-2　　　　　　　　　　常用中药处方的正名和别名

正　名	别　名	正　名	别　名
三七	田三七　参三七　旱三七	木蝴蝶	玉蝴蝶　千张纸
大黄	川军　生军　锦纹	王不留行	王不留
山豆根	广豆根　南豆根	牛蒡子	大力子　鼠粘子　牛子
山药	怀山药　淮山药	龙眼肉	桂圆肉
天冬	天门冬	瓜蒌	全栝蒌　栝楼
天花粉	栝楼根	白果	银杏
丹参	紫丹参	赤小豆	红小豆
升麻	绿生麻	佛手	川佛手　广佛手　佛手柑
牛膝	怀牛膝	诃子	诃子肉　诃黎勒
乌药	台乌药	补骨脂	破故纸
北沙参	辽沙参　东沙参	沙苑子	沙苑蒺藜　潼蒺藜
甘草	粉甘草　皮草　国老	青果	干青果
白芍	杭白芍　白芍药　芍药	枸杞子	甘枸杞　枸杞
白芷	杭白芷　香白芷	栀子	山栀子
延胡索	元胡　玄胡索	牵牛子	黑丑　白丑　二丑
当归	全当归　秦当归	砂仁	缩砂仁
百部	百部草	草决明	决明子　马蹄决明
苍术	茅苍术	茺蔚子	益母草子　坤草子
土鳖虫	地鳖虫、䗪虫	莱菔子	萝卜子
牡蛎	左牡蛎	婆罗子	梭罗子
艾叶	祁艾　蕲艾	蒺藜	白蒺藜　刺蒺藜
西红花	藏红花　番红花	槟榔	花槟榔　大腹子　海南子
红花	草红花　红蓝花	罂粟壳	米壳　御米壳
辛夷	木笔花	广防己	木防己

正 名	别 名	正 名	别 名
金银花	忍冬花 双花 二花	防己	粉防己 汉防己
桑叶	霜桑叶 冬桑叶	羌活	川羌活 西羌活
淫羊藿	仙灵脾	麦冬	麦门冬 杭寸冬 杭麦冬
橘叶	南橘叶 青橘叶	附子	川附片 淡附片 炮附子
肉苁蓉	淡大芸	郁金	黄郁金 黑郁金
佩兰	佩兰叶 醒头草	泽泻	建泽泻 福泽泻
细辛	北细辛 辽细辛	前胡	信前胡
青蒿	嫩青蒿	南沙参	泡沙参 空沙参
茵陈	绵茵陈	干姜炭	炮姜炭 姜炭
浮萍	紫背浮萍 浮萍草	独活	川独活 香独活
益母草	坤草	茜草	红茜草 茜草根
墨旱莲	旱莲草	党参	潞党参 台党参
山茱萸	山萸肉 杭山萸	香附	香附子 莎草根
千金子	续随子	重楼	七叶一枝花 蚤休
马钱子	番木鳖	柴胡	北柴胡 南柴胡 软柴胡
五味子	辽五味子 北五味子	桔梗	苦桔根
木瓜	宣木瓜	浙贝母	象贝母

3. 处方全名

一般在中药正名前冠以说明语而构成中药的处方全名。说明语多表示医师对中药饮片的产地、基原、采收季节、性状特征、炮制、新陈程度等方面的要求。现举例如下：

①要求产地（道地）：如川芎、广陈皮、云茯苓、辽细辛、台党、怀牛膝、信前胡、亳白芍等（见表4-3）。由于药材资源需求量大增，原产地分布已有扩大。

表 4-3 　　　　　　　　　　　　常用中国"道地"药材表

药材名称	主 要 产 地	药材名称	主 要 产 地
八角茴香	广西靖西、南宁;广东防城	天麻	四川宜宾;陕西汉中;云南昭通
人参	吉林抚松、集安;辽宁桓仁	天花粉	河南安阳;安徽亳县
儿茶	云南勐龙	天南星	河南禹县、长葛
九节菖蒲	陕西太白、宝鸡	木瓜	安徽宣城、湖南慈利
三七	云南文山、思茅;广西田阳	木香	(川):四川松潘、阿坝、甘孜 (云):云南丽江、迪庆
三棱	江苏、河南、山西、江西		
大黄	甘肃岷县及青海、四川	木通	(关):辽宁宽甸及吉林、陕西 (川):四川、陕西
山豆根	广西百色、南宁、田阳		
山药	河南武陟;山西太谷;河北安国	木鳖子	广西南宁及贵州、四川
山楂	辽宁辽阳;山东临沂、泰安	五加皮	(南):中、西南地区 (香):河北邢台 (刺):黑龙江呼玛
山茱萸	浙江临安、淳安、昌化		
川乌	四川江油、平武;陕西城固		
川芎	四川灌县、崇庆	五味子	(南):河南、陕西等地 (北):东北三省
川楝子	四川温江		

药材名称	主要产地	药材名称	主要产地
女贞子	浙江金华及湖南、四川	五倍子	四川涪陵；广西柳州；贵州等
小茴香	内蒙古托克托及山西	太子参	江苏南京
马钱子	海南、云南	川贝母	（川）：四川甘孜 （松）：四川松潘 （青）：青海玉树
马兜铃	浙江金华及大部地区		
天冬	贵州湄州及四川、广西		
牛黄	（西）：西北　　（京）：华北	石菖蒲	四川荥经及浙江、江苏
牛膝	（川）：四川天全、洪雅 （怀）：河南沁阳、武陟、温县	石斛	安徽霍山及广东、广西
		龙骨、龙齿	山西、河南、河北
升麻	（关）：辽宁本溪、铁岭 （北）：河北承德；山西大同 （川）：四川南坪、松潘	龙胆	（关）：黑龙江依安、内蒙古 （苏）：江苏、浙江、安徽 （川）：云南、四川、贵州
丹皮	安徽铜陵及湖北、山东	龙眼肉	福建莆田；广东、广西
丹参	河南灵宝及四川、山西	北沙参	山东莱阳、烟台；江苏连云港
乌药	浙江金华、台州及湖南、安徽	代赭石	山西五台；河北张家口、邯郸
乌梅	四川綦江及浙江、福建	白及	贵州安龙；四川内江；湖南张家界
乌梢蛇	浙江嘉兴、宁波、瑞安	白术	浙江嵊县；湖南平江
巴豆	四川宜宾及重庆万县	白芍	安徽亳县；四川中江；浙江东阳
巴戟天	广东高要、德庆；广西苍梧	白芷	（禹）：河南禹县、长葛 （川）：四川遂宁、绵阳 （祁）：河北安国 （杭）：浙江杭州、余姚
半夏	湖北荆州及河南、山东		
玄参	浙江东阳、磐安、杭州		
玉竹	湖南邵阳；浙江新昌及河南		
艾叶	湖北蕲春；河北安国；山东、安徽	白花蛇	广西百色；浙江温州
甘草	内蒙古杭旗；新疆、陕西	白果	广西海洋及河南、山东
石膏	湖北应城；安徽凤阳	白附子	（禹）：河南禹县、长葛；甘肃天水 （关）：辽宁、吉林
石决明	广东雷东；山东长岛；福建平潭		
冬虫夏草	四川雷波及青海、西藏	辛夷	河南南召；安徽、四川
地龙	广东、广西	诃子	云南临沧、德洪、景颇
地黄	河南新乡、武陟、温县	补骨脂	四川合川及河南、福建、陕西
地榆	黑龙江、吉林、辽宁	麦冬	浙江杭州、余姚；四川绵阳
百合	湖南黔阳及湖北、江苏	远志	山西阳高；陕西车韦城；河北保定
百部	（小）：山东、安徽 （大）：湖南、湖北	赤芍	内蒙古多伦及河北、辽宁
		花椒	四川江源；陕西凤县；河北涉县
当归	甘肃岷县、武山、文县	芡实	江苏苏州；湖南常德；山东微山湖
肉桂	广西藤县、玉林；广东肇庆	苍术	（茅）：江苏句容及河南、安徽 （北）：河北、山西、陕西 （关）：东北各省
肉苁蓉	内蒙古、甘肃、青海		
朱砂	贵州万山及湖南、四川		
全蝎	河南南阳；山东	苏子	江苏江宁及湖北、河南
防己	（汉）：浙江乡瞿县及湖北、安徽 （广）：广西、广东	苏木	广西百色及广东、台湾、云南
		连翘	山西阳城；河南辉县；陕西宜川
防风	黑龙江齐齐哈尔、安达	吴茱萸	湖南怀化、常德；贵州铜仁；广西百色

药材名称	主 要 产 地	药材名称	主 要 产 地
红 花	(怀):河南延津、沁阳 (川):四川简阳、遂宁	牡 蛎	浙江、广东、福建
红豆蔻	广东惠阳及广西	何首乌	河南沁阳;广东德庆及湖北等
羌 活	(西):青海黄南;甘肃天祝 (川):四川阿坝、绵阳	佛 手	四川合江、乐山;广东肇庆
		延胡索	浙江东阳、磐安、永康
沙苑子	陕西大荔、兴平、武功	龟 板	湖北武汉及安徽、湖南
阿 胶	山东东阿、济南;浙江杭州	细 辛	吉林抚松及辽宁、黑龙江
阿 魏	新疆阿勒泰	前 胡	(白花):浙江、湖南、四川 (紫花):浙江、安徽、江西
陈 皮	广东新会及江西、湖南		
鸡血藤	云南阿度里及广东、广西	穿山甲	贵州册亭及广西、广东、云南
泽 泻	福建建阳、建瓯及四川	珍 珠	(海水):广西合浦、北海 (淡水):安徽、江苏、福建、湖南常德
青 皮	(四花):浙江黄岩;福建漳州 (个):江西、四川、湖南、广东		
		枸 杞	宁夏中宁、中卫及内蒙古
青 黛	福建仙游及广东、江苏	枳 壳	(西):江西靖江 (湘):湖南沅江 (川):四川万县 (苏):江苏、浙江
枇杷叶	广东连县、阳山;浙江永嘉		
板蓝根	(北):河北安国及河南 (南):四川、福建		
		柏子仁	山东菏泽;河南信阳;河北安国
苦杏仁	内蒙古、山西、陕西	胡芦巴	河南商丘;甘肃天水;四川广元
郁李仁	辽宁盖平及内蒙古、河北	茜 草	河南禹州、陕西;河北
郁 金	(川):四川温江、乐山 (温):浙江瑞安 (桂):广西、云南	草 果	云南西畴;广西;贵州
		草豆蔻	广西玉林;海南
		茯 苓	云南丽江;湖南靖州
明党参	江苏江宁、句容;安徽芜湖、浙江长兴	砂 仁	(阳春砂):广东阳春、信宜;广西百色 (绿壳砂):广东广宁;云南西双版纳
知 母	河北易县及山西、陕西		
使君子	四川合川、铜梁及福建	厚 朴	四川万源、石柱;湖北恩施
金银花	山东费城;河北密县	柴 胡	河南嵩县;湖北襄阳
鸦胆子	广西合浦;广东江北、惠州	射 干	湖北孝感;河南信阳;江苏江宁
骨碎补	湖北、浙江	桑寄生	广西容县及广东、福建、江西
钩 藤	广西、广东、湖南	桑 椹	江苏、浙江、湖南、四川
香 附	山东泰安及浙江、湖南	淫羊藿	陕西商县及山西、甘肃
独 活	四川奉节、巫山;湖北资丘	麻 黄	河北蔚县;山西大同及甘肃、内蒙古
核桃仁	河北平山、正定;北京昌平	鹿 茸	东北长白山地区
浙贝母	浙江	羚羊角	新疆伊宁
海马(龙)	广东惠阳、宝安、阳江	栀 子	浙江平阳;江西永丰、湖南湘潭
海金沙	广东佛岗及大部地区	黄 芩	河北承德及山西、内蒙古
海螵蛸	浙江乘泗;福建莆田;广东阳江	黄 芪	山西浑源;甘肃岷县及内蒙昭乌达盟
高良姜	广东湛江、海南陵水	红 芪	甘肃岷县、武都
益智仁	海南屯昌;广东湛江、肇庆	黄 连	(雅):四川乐山、洪雅;贵州毕节 (味):重庆万县、涪陵 (云):云南德钦、碧江
秦 艽	甘肃临夏;青海黄南、陕西		
桔 梗	河南信阳及大部地区		

药材名称	主要产地	药材名称	主要产地
桃 仁	北京密云;山东泰安;陕西延安	黄 柏	(川):四川灌县及云南、贵州 (关):辽宁盖平及吉林、黑龙江
莲 子	湖南、福建、江苏、浙江	黄 精	(姜形):贵州遵义及湖南、湖北 (鸡头):河北、辽宁、内蒙古
莪 术	广西上思、贵县;浙江瑞安	菟丝子	河北沧县及全国大部地区
党 参	(潞):山西长治、平顺 (西):甘肃岷县、文县 (东):辽宁凤城;吉林延边	番泻叶	海南、云南
菊 花	(杭):浙江桐乡、海宁 (滁):安徽亳县、涡阳 (川):四川中江 (怀):河南武陟 (祁):河北安国 (贡):安徽歙县	雷 丸	四川、云南、贵州
		槐 花	河北保定及全国大部地区
		蒲 黄	浙江、江苏、山东、安徽
		蜈 蚣	浙江舟山、嘉兴及河北
		槟 榔	海南屯昌及云南西双版纳
款冬花	河南嵩县及北方地区	榧 子	浙江诸暨、嵊县及福建浦城
常 山	重庆万县及湖南、四川	蔓荆子	山东胶州及浙江、福建
猪 苓	陕西凤县、兴安及山西、河北	蝉 蜕	浙江金华及四川、河南
续 断	湖北、湖南、四川、贵州	樟 脑	广西容县及海南、台湾
银柴胡	宁夏银川;陕西榆林及甘肃	僵 蚕	浙江吴兴、德清;江苏镇江、无锡
滑 石	山东莱阳;江西鹰潭	薄 荷	江苏太仓及浙江等省
葶苈子	(南):江苏、安徽、山东 (北):河北、辽宁、内蒙古	薏苡仁	山东牛庄及全国大部地区
萆 薢	浙江、安徽、江西	紫 菀	河北安国;安徽亳县
紫 草	(硬):湖南、山西、陕西 (软):新疆	薤 白	江苏、浙江、河北
		藁 本	湖北巴东;四川阿坝;湖南茶陵
蛤 蚧	广西龙津及云南、贵州	蟾 酥	山东莒南及江苏、上海
锁 阳	内蒙古、甘肃、新疆	番红花	浙江杭州及江苏、上海
藿 香	广东石牌、高要及四川、江苏		

②要求基原：如山豆根、乌头、附子、车前草、藕节、青皮、菊花、枇杷叶等。

③要求采收季节：如绵茵陈、冬霜叶、夏枯草、石莲子、冬天麻等。

④要求性状特征：如玉蝴蝶、全当归、紫油厚朴、缩砂仁、花槟榔、左牡蛎等。

⑤要求净制加工：如光杏仁、净杷叶、光知母、枣皮、粉甘草、明天麻、麻黄绒等。

⑥要求炮制：如炙黄芪、焦山楂、黑山栀、炮山甲、熟地黄、枯矾、煨木香、炮附子、法夏等。

⑦要求体质：如子黄芩、枯芩、嫩桑枝等。

⑧要求新陈：如陈皮、陈艾、陈香橼、鲜地黄、鲜芦根等。

⑨要求气味：如香白芷、甜桔梗、苦杏仁、酸乌梅、臭芜荑、淡竹茹等。

⑩要求色泽：如黑元参、青川椒、黄栀子、紫草、红花、绿升麻等。

4. 并开药物

即一名多药，是指将2～3种疗效基本相似或有协同作用的饮片缩写在一起而构成并开药名。如二冬、苍白术、生熟地、全紫苏、炒三仙等（见表4-4）。

表 4-4 处方常用并开药名

并开药名	调配应付		并开药名	调配应付	
二冬	天冬	麦冬	知柏	知母	黄柏
二门冬	天冬	麦冬	炒知柏	盐知母	盐黄柏
二术	苍术	白术	盐知柏	盐知母	盐黄柏
苍白术	苍术	白术	酒知柏	酒知母	酒黄柏
二母	知母	贝母	谷麦芽	炒谷芽	炒麦芽
二蒺藜	刺蒺藜	沙苑子	生熟麦芽	生麦芽	炒麦芽
潼白蒺藜	刺蒺藜	沙苑子	生熟谷芽	生谷芽	炒谷芽
二地	生地黄	熟地黄	生熟稻芽	生稻芽	炒稻芽
生熟地	生地黄	熟地黄	生熟枣仁	生枣仁	炒枣仁
二活	羌活	独活	生熟薏米	生薏苡仁	炒薏苡仁
羌独活	羌活	独活	生龙牡	生龙骨	生牡蛎
二枫藤	青枫藤	海枫藤	龙牡	煅龙骨	煅牡蛎
二芍	赤芍	白芍	猪茯苓	猪苓	茯苓
赤白芍	赤芍	白芍	腹皮子	大腹皮	生槟榔
砂蔻仁	砂仁	蔻仁	棱术	三棱	莪术
红白豆蔻	红豆蔻	白豆蔻	乳没	制乳香	制没药
二地丁	黄花地丁	紫花地丁	二乌	制川乌	制草乌
二决明	生石决明	决明子	青陈皮	青皮	陈皮
冬瓜皮子	冬瓜皮	冬瓜子	芦茅根	芦根	茅根
炒三仙	炒神曲　炒麦芽　炒山楂		龙齿骨	生龙齿	生龙骨
焦三仙	焦神曲　焦麦芽　焦山楂		全紫苏	紫苏叶　紫苏梗　紫苏子	
焦四仙	焦神曲　焦麦芽　焦山楂　焦槟榔		桃杏仁	桃仁	杏仁
荆防风	荆芥	防风	藿苏梗	藿香梗	紫苏梗

二、中药处方应付

中药处方应付是指中药名称应付，主要是指中药饮片（炮制品）的应付。各地区根据历史用药习惯和多年积累的丰富经验，形成了本地区的一套处方给药规律，即处方应付常规，使医师和调剂人员对处方名称和给付的不同炮制品种达成共识，在处方中无需注明炮制规格，调剂人员即可按医师的处方用药意图给药。但各地区存在一定差异，一般来说，处方应付常规有以下几个方面：

1. 中药别名应付

在调配处方时，常常遇到一味药物具有多个名称的现象。如黄芩写作子芩、枯芩、条芩、淡芩等；大黄写作川军、锦纹、庄黄等；朱砂写作丹砂、辰砂、镜面砂等；金银花写作忍冬花、双花、二宝花等；牛膝写作牛夕；马兜铃写作斗铃；川楝子写作金铃子；金樱子写作糖罐子等。这是因为历代文献记载的不同和地区的差异以及错别字等多种原因造成的。目前，尽管处方要求写正名，但少数医师开处方时仍沿用传统习惯使用别名。因此，调剂人员在掌握药物正名的同时还应熟悉本地区常用的药物别名，结合审方，以保证正确调配药物。

2. 并开药物应付

在处方中以一名代表两种或多种药物的写法称"并开"。并开的药物有的因疗效相似而经常配伍使用；有的则相须、相使同用，以增强疗效。如二冬、二地、焦三仙、全紫苏等（见表4-4）。

3. 炮制品应付

由于各地区的用药习惯和炮制方法的差异，处方应付很难统一。一般分为两类：

（1）处方中书写药名或炮制品名称时给付炮制品，写生品名时才给付生品：此类饮片一般需炮制后使用，很少生用。如：写"麦芽"给付炒麦芽，写"生麦芽"给付生麦芽；写"乳香"给付制乳香，写"生乳香"给付生乳香；写"杜仲"给付盐炙杜仲，写"生杜仲"给付生杜仲；未注明生用则一律给付炮制品。

（2）处方中书写药名时给付生品，写炮制品时才给付炮制品：因炮制品与生品的作用有较大不同。如：写"甘草"给付生甘草，写"炙甘草"给付蜜炙甘草；写"柴胡"给付生柴胡，写"醋柴胡"给付醋炙柴胡；写"黄柏"给付生黄柏，写"盐黄柏"给付盐炙黄柏等。

4. 指示药物数量关系的处方应付

在处方药名书写中，常见有"各"、"合"、"并"、"全"等字。"各"字表示药名中每味药物按处方量给付；"合"与"并"字表示药名中每味药物按处方量的半量给付；"全"字表示一种药材的不同入药部位的合计全量，一般可按1/2或1/3取量。如谷麦芽各10g；乳没合20g；全紫苏15g等。

常用《中药处方用名及应付范围参考表》见附录二。

三、中药的处方脚注

中药的处方脚注是指医师开汤剂处方时，在某味药的左上角或右下角处所加的注解。其作用是简明地指示调剂人员对饮片采取不同的处理方法。脚注的内容一般包括炮制法、煎法、服法等。常见的脚注术语有先煎、后下、包煎、另煎、冲服、烊化、打碎、炒制等。《中国药典》对需特殊处理的品种都有明确的规定。

1. 先煎（或久煎）

为了延长药物的煎煮时间，有些药物需要先煎（或久煎）。一般来说，需先煎的饮片经武火煮沸后文火煎煮10~20分钟后再与用水浸泡过的其他药物合并煎煮。有些药物因临床治疗需要可适当延长煎煮时间，如：

（1）矿物类、化石类、贝壳类及动物的角、甲类等饮片因质地坚硬，有效成分不易煎出，应打碎先煎约30分钟，再与群药同煎。如生石膏、生磁石、生赭石、生紫石英、生寒水石、自然铜、生龙骨、生龙齿、生瓦楞子、生石决明、生牡蛎、生蛤壳、生珍珠母、龟甲、鳖甲、鹿角霜、水牛角、羚羊角等。这些不溶或难溶于水的药物一般用量均较大，为了增加溶出效率，使之在煎煮时溶液过饱和或混悬，先煎后再并入其他药物混煎。

（2）某些有毒饮片因毒性成分不耐热，易被加热后破坏，可先煎1~2小时，达到降低毒性或消除毒性的目的。如含有毒成分乌头碱的制川乌和制草乌饮片，经1~2小时的煎煮，可使乌头碱分解为乌头次碱，进而分解为乌头原碱，使毒性进一步降低。此外，如附子、商陆、天南星、半夏、大戟、白附子等一些有毒炮制品经先煎后均可进一步降低毒性。

2. 后下

后下的目的是为了减少药物因煎煮时间过久所造成的成分散失、破坏而影响疗效。

（1）气味芳香、含挥发性有效成分的饮片不宜煎煮时间过久，以免有效成分散失。挥发性成分是在常温、常压下能挥发，可随水蒸馏出来的一类有机化合物，一般为有效成分。气味芳香的药物含挥发性成分较多，一般在其他群药煎好前5～10分钟入煎即可。如：薄荷、砂仁、豆蔻、降香、沉香、鱼腥草、香薷、藿香、苏叶、麻黄等。

（2）久煎后有效成分易破坏的饮片也需后下，一般在其他群药煎好前10～15分钟入煎即可。大多数苷类及一些不耐热的生物碱类等成分在煎煮过程中易发生水解、分解等化学反应，煎煮时间越长，破坏的程度也就越大。有些药物所含有效成分加热易被分解，不宜煎煮过久，应后下煎煮，以免降低疗效。如钩藤、生苦杏仁、徐长卿、生大黄、番泻叶等。

3. 包煎

包煎即是把需包煎的饮片装在纱布袋中，扎紧袋口后与群药共同煎煮。

（1）含黏液质较多的饮片在煎煮过程中易黏糊锅底，宜包煎。如车前子、葶苈子、菟丝子等。

（2）富含绒毛的饮片宜包煎，以免脱落的绒毛混入煎液中刺激咽喉，引起咳嗽。如旋覆花等。

（3）细微饮片或粉性药物因总表面积大、疏水性强，煎煮时宜包煎，因其漂浮或沉积影响有效成分的煎出。如海金沙、蒲黄、六一散、蚕砂、滑石粉、儿茶及矿物、贝壳类加工炮制成的粉末等药物。

4. 另煎

一些需煎煮的贵重中药，为使其有效成分充分煎出及减少有效成分被其他药渣吸附所引起的损失，需用另器单独煎煮取汁，再将药渣并入其他群药合煎，然后将前后不同煎煮的药液混匀后分服。如人参、西洋参、西红花、鹿茸等。质地坚硬的贵重药，如羚羊角，应单独煎煮2～3小时取汁，再将其药渣并入群药中同煎，最后将前后不同煎煮的药液混匀分服。

5. 冲服

一些用量少的细贵中药宜研成粉末后用药液冲服，避免有效成分被其他药渣吸附而影响药效。如三七、鹿茸、羚羊角、紫河车、蕲蛇、金钱白花蛇、琥珀、雷丸、沉香、川贝母、水牛角粉、胡椒、猪胆粉、牛黄、马宝、熊胆粉等均可冲服。

6. 烊化

一些胶类、蜜膏类中药不宜与群药同煎，以免煎液黏稠而影响其他有效成分的煎出及结底糊化。如阿胶、鹿角胶、鳖甲胶、龟鹿二仙膏、饴糖、蜂蜜等。可将此类药置于已煎好的药液中，加热溶化后一起服用；也可将此类药置于容器内，加适量水，用蒸汽加热溶化后再与其他群药煎液混匀分服。

调剂人员应熟悉处方脚注的含义、特殊处理的方法和品种，调剂时单独包装后再与群药同包。对门诊病人在发药时要特殊交代，为住院病人煎药时要严格执行煎煮操作常规，不可随意简化。其他需要特殊处理的药物视医嘱而定。值得注意的是，对需特殊处理的饮片品种，即使处方中未加脚注，也应按规定处理。

第三节 中药的配伍禁忌与妊娠禁忌

一、中药的配伍禁忌

配伍禁忌是指有些药物相互配合后能产生毒性反应或降低疗效。

历代中医药学书籍对配伍禁忌药物品种的论述不尽一致，其中影响较大的是金元时期所概括的"十八反"和"十九畏"歌诀。"十八反"和"十九畏"是前人留下的经验总结，而后人对其内涵却有不尽相同的解释，目前也无确切的科学论证。为保证患者用药的安全有效，对歌诀所记述的药对，若无充分的科学根据时，仍应持谨慎态度，避免盲目配合使用，以免造成医疗事故。

调剂人员在审方和调配时除应熟记歌诀内容外，还必须掌握《中国药典》和其他药品标准中有关不宜同用药物的规定，以其作为判断是否属配伍禁忌的法定依据。若病情需要同用时，必须经处方医师重新签字后才能调配。

1. "十八反"歌诀

本草明言十八反，半蒌贝蔹及攻乌。藻戟芫遂俱战草，诸参辛芍叛藜芦。

2. "十九畏"歌诀

硫黄原是火中精，朴硝一见便相争。水银莫与砒霜见，狼毒最怕密陀僧。

巴豆性烈最为上，偏与牵牛不顺情。丁香莫与郁金见，牙硝难合荆三棱。

川乌草乌不顺犀，人参最怕五灵脂。官桂善能调冷气，若逢石脂便相欺。

大凡修合看顺逆，炮爁炙煿莫相依。

3. 2000 年版《中国药典》和《卫生部部颁药品标准》(1992 年)【注意事项】中有关不宜同用中药的规定

(1) 川乌、草乌、附子不宜与贝母、半夏、白及、白蔹、瓜蒌同用（贝母包括川贝母、浙贝母、平贝母、伊贝母、湖北贝母；半夏包括生半夏、清半夏、姜半夏和法半夏；瓜蒌包括瓜蒌子、瓜蒌皮、天花粉）。

(2) 甘草不宜与京大戟、甘遂和芫花同用。

(3) 藜芦不宜与人参（包括各类人参）、人参叶、西洋参、党参、苦参、丹参、玄参、北沙参、南沙参及细辛、赤芍和白芍同用。

(4) 巴豆、巴豆霜不宜与牵牛子同用。

(5) 丁香不宜与郁金同用。

(6) 芒硝不宜与三棱同用。

(7) 肉桂（官桂）不宜与赤石脂同用。

(8) 狼毒不宜与密陀僧同用。

从《中国药典》规定的不宜同用药品种来看，没有突破"十八反"和"十九畏"规定的品种，与其相比不同的是硫黄与朴硝、甘草与海藻、人参与五灵脂未作不宜同用的规定。

二、中药的妊娠禁忌

能影响胎儿生长发育、有致畸作用，甚至造成堕胎的中药为妊娠禁忌用药，妇女在怀孕期间应禁止使用。一般具有毒性的中药，或有峻下逐水、破血逐瘀及芳香走窜功能的中药均属妊娠禁忌用药。

《中国药典》（2000 年版）和《卫生部部颁药品标准》（1992 年）中有关妊娠禁忌的规定为判断是否属妊娠禁忌的依据。《中国药典》（2000 年版）将妊娠禁忌分为妊娠禁用药、妊娠忌用药、妊娠慎用药三种。

妊娠禁用药为毒性中药，凡禁用的中药绝对不能使用。

妊娠忌用药大多为毒性较强或药性猛烈的中药，应避免使用。

妊娠慎用药一般包括有通经祛瘀、行气破滞以及药性辛热和过于苦寒的中药。慎用的中药可根据孕妇患病的情况酌情使用，但没有特殊必要时应尽量避免使用，以免发生事故。

1. 妊娠禁忌歌诀

芫斑水蛭及虻虫，乌头附子配天雄。野葛水银并巴豆，牛膝薏苡与蜈蚣。

三棱芫花代赭麝，大戟蝉蜕黄雌雄。牙硝芒硝牡丹桂，槐花牵牛皂角同。

半夏南星与通草，瞿麦干姜桃仁通。硇砂干漆蟹爪甲，地胆茅根都失中。

2.《中国药典》（2000 年版）和《卫生部部颁药品标准》（1992 年）【注意事项】中规定的妊娠禁用药和慎用药品种

（1）妊娠禁用药：马钱子。

（2）妊娠忌用药：天仙子、轻粉、斑蝥、雄黄、三棱、莪术、水蛭、关木通、土鳖虫、川牛膝、千金子、千金子霜、巴豆、巴豆霜、甘遂、芫花、京大戟、牵牛子、商陆、丁公藤、芒硝、玄明粉、阿魏、猪牙皂、益母草、麝香、附子、虻虫、天山雪莲花、鳖甲胶、陆英等31个品种。

（3）妊娠慎用药：蟾酥、华山参、硫黄、干漆、姜黄、急性子、瞿麦、制川乌、制草乌、番泻叶、白附子、枳实、三七、大黄、王不留行、西红花、红花、肉桂、苏木、虎杖、卷柏、漏芦、禹州漏芦、穿山甲、桃仁、凌霄花、牛膝、蒲黄、郁李仁、枳壳、天南星、冰片、草乌叶、禹余粮、常山、赭石、关白附、干蟾、菊三七等39个品种。

（4）妊娠禁用中成药：十香止痛丸、十香返生丸、七厘散、九气拈痛丸、九分散、三七伤药片、三两半药酒、大黄清胃丸、大黄䗪虫丸、山楂化滞丸、小金丸、小活络丸、马钱子散、开胸顺气丸、木瓜丸、木香槟榔丸、五味麝香丸、止痛紫金丸、少腹逐瘀丸、化症回生片、牛黄解毒丸、玉真散、冯了性风湿跌打药酒、再造丸、当归龙荟丸、红灵散、苏合香丸、医痫丸、利胆排石片、龟龄集、灵宝护心丹、阿魏化痞膏、纯阳正气膏、国公酒、乳块消片、狗皮膏、活血止痛散、祛风止痛片、冠心苏合丸、脑立清丸、消渴灵片、益母草膏、梅花点舌丸、控涎丸、得生丸、麻仁润肠丸、清宁丸、紫金锭、紫雪、跌打丸、跌打活血散、暑症片、舒筋丸、舒筋活络酒、痧药、痛经丸、疏风定痛丸、暖脐膏、槟榔四消丸、礞石滚痰丸、麝香保心丸等61个品种。

（5）妊娠慎用中成药：三妙丸、牛黄清心丸、牛黄上清丸、万应锭、川芎茶调丸、女金丸、天麻丸、木香分气丸、五虎散、少林风湿跌打膏、分清五淋丸、龙胆泻肝丸、竹沥达痰丸、伤湿止痛膏、华山参片、华佗再造丸、安宫牛黄丸、防风通圣丸、妇炎净胶囊、妇科分清丸、抗感颗粒、沉香化气丸、附子理中丸、鸡血藤膏、乳癖消片、栀子金花丸、祛风舒筋丸、桂附理中丸、通关散、黄连上清丸、清肺益火化痰丸、清胃黄连丸、舒心口服液、舒肝丸、舒胸片等 35 个品种。

第五章
中药饮片调剂的管理

第一节　中药饮片调剂工作制度

中药饮片调剂工作是中药药事工作的重要组成部分，也是中药经营企业经营业务活动的重要组成部分。中药饮片调剂工作是一项专业性、技术性很强的工作，调剂工作质量的好坏直接关系到患者生命的安危。为保证中药饮片调剂工作完成得准确和及时，必须建立完善的调剂工作制度。

中药饮片调剂按工作流程分为审方、计价、调配、复核和发药五个环节，但在实际工作中，审方往往不单独设岗，计价、调配和复核人员都负有审方的责任。

一、审方

审方是调剂工作的第一个关键环节，调剂人员不仅要对医师负责，更要对患者用药的安全有效负责。只有确认拿到的是内容完整准确、书写清楚的处方，才能进行计价和调配，以减少差错。

1. 收方后必须认真审查处方各项内容，对处方的前记、正文和医师签章等逐项加以审查，如病人姓名、性别、年龄、住址或单位、处方日期、医师签字等是否填写，药品名称、规格、剂量、剂数、脚注等是否正确。

2. 对不符合规定者要与处方医师联系，也可使用一种"处方退改笺"，在其中说明需要更正和协商的内容，连同原处方同时交给病人，经医师修正后方可调配。

如发现处方中名称或剂量字迹不清时，不可主观猜测，以免错配；发现有配伍禁忌、超剂量用药、超时间用药、服用方法有误、毒麻药使用违反规定等方面的疑问或临时缺药，都应与处方医师联系，请处方医师更改或释疑后重新签字，否则可拒绝计价和调配。

3. 审方人员无权涂改医师处方。

二、计价

计价是医疗单位或药品经营单位收费的依据，关系到医疗单位和药品经营单位的信誉、经济核算及患者的经济利益，必须做到准确无误。

1. 计价时必须严格按照药品会计通知的价格计价，不得任意估价或改价，做到计价准确无误。并开药名中的单味药剂量应按处方要求的剂量计算。自费药品的药价应单列。

2. 计价时要精力集中，注意剂量、剂数、新调价格、自费药品等，将单价（汤剂的单剂价）、总价、计价员签名及取药号等填写在处方相应位置。

3. 计价时应使用蓝色或黑色钢笔、圆珠笔等，不能使用其他色笔或铅笔。

三、调配

调配是调剂工作的主要环节，专业技术性强，劳动强度大，调剂人员应有高度的责任感。为达到配方准确无误，要注意以下几方面：

1. 调剂人员接到计价收费后的处方应再次审方，特别注意处方中有无配伍禁忌药、需特殊管理的毒性药或麻醉药，是否有需临时炮制或捣碎药，别名、并开药名、剂量是否有误等。

2. 有次序调配，防止杂乱无章。急诊处方随到随配；婴幼儿及高龄老人给予提前照顾；其他处方按接方先后顺序调配。装药的药柜、药屉、大包装盒（箱）等用后立即放回原处。

3. 调配饮片时，根据处方药品的不同体积和重量，选用相应的衡器，一般选用克戥或电子秤。称取贵重药和毒性药时要选用毫克戥或天平。所用衡器要随时检查，并经计量部门定期校检，以保证衡量器具的准确无误。

4. 调剂人员对所调配的饮片质量负有监督的责任，所调配的饮片应洁净、无杂质，符合药典或地方的炮制规范，如发现发霉变质或假冒伪劣等质量不合格饮片应及时向有关责任人提出，更换后才可继续调配。注意遵从当地不同炮制品种的处方应付药味。并开药应分别称取。

5. 为便于复核，应按处方顺序调配，间隔摆放，不可混成一堆。

6. 一方多剂时应按等量递减、逐剂复戥的原则分剂量，每一剂的重量误差应控制在5％以内。

7. 需先煎、后下或包煎等特殊处理的饮片，不论处方是否有脚注，都应按调剂规程的要求处理（应分剂单包，注明用法后与其他药一并装袋。有鲜药时应分剂另包，以利患者低温保存）。

8. 一张处方不宜两人共同调配，防止重配或漏配。

9. 含毒麻药处方的调配按《医疗用毒药、麻醉药管理办法》的有关规定执行。

10. 调配完毕后，应按处方要求进行自查，确认无误后签字，交复核人员复核。

四、复核

复核是调剂工作的把关环节，除对所调配药品按处方逐项核对外，对处方的内容也要逐项审查。

1. 调配完毕的药品必须经复核人按处方要求逐项复核，发现错味、漏味、重味，重量有误或该捣未捣，需临时炮制而未炮制的饮片等应及时纠正。

2. 节假日或一人值班没有复核人员时，调剂人员应担负复核职责，认真复核，并在复核项下签字（即一人双签字）。

3. 复核确认无误后签字，分剂包装。

五、发药

发药是调剂工作的最后一个环节，发药人必须认真核对、详细交代和耐心解释，以保证患者用药的安全和有效。

1. 坚持三对，即对取药凭证、对姓名、对剂数；查外用药专用包装。
2. 向患者说明用法用量、煎煮方法及有无禁忌，并答复患者提出的有关用药问题。
3. 发药人签字。

第二节 中药调剂室的工作制度和质量管理

为保证患者用药的安全有效，除每一剂调配好的中药应由他人复核外，调剂室还应设专职调剂质量检验人员，抽查复核后待发的中药。其质量要求是：配伍应用合理、饮片质量合格、品种数量准确、包装完整、标记清楚。

一、中药调剂室的工作制度

1. 配方前认真审查处方中患者姓名、性别、年龄、药名、剂量、剂数、服法、配伍禁忌，以及是否计价交费等，经审查无误后方可配方。如发现处方中有疑问或不妥处，经向医师问明后由医师更改，药剂人员要对医师处方中的差错做好记录，不许擅自修改处方，以便加强医疗质量的管理。

2. 对违反规定，滥用药品，有配伍禁忌、涂改及不合理用药的处方，药剂人员有权拒绝调配，情节严重者应报告主管领导。

3. 凡医师注明急、重病人的处方一律优先配发，其余按先后顺序配发。

4. 调配人员为自己或其亲友取药时不得自行配发，必须经配方室其他工作人员配发。

5. 配方前校准戥子，配方要细心、认真、准确，戥秤称量有毒药物后应及时擦洗干净，以防串性、生锈而影响药效和发生中毒事故。

6. 调配处方中的矿石、贝壳、果实和种子类药物需打碎的必须在冲筒内打碎。凡注明"先煎"、"后下"、"烊化"、"冲服"、"包煎"等需特殊处理的药物，必须按医生处方要求进行调配；对需临时炮制的中药应及时解决。

7. 建立差错登记簿，登记差错事故。处方配发必须坚持核对制度。复核后，配方者、复核者均应在处方上签名，经核对无误并交代清楚有关事项后发药。

8. 经常清查药斗内的药物，保持清洁，若发现霉烂变质、过期失效的，应及时报告负责人，按有关规定处理，不得继续使用或擅自销毁。

9. 建立药物领发负责制度，定时、按期检查药品数量、质量、价格等。药斗中若需补充药物，应将原饮片取出放在补充药物之上，做到先进先出的原则。

10. 新到药品、短缺品、积压药品应及时向主管负责人报告并与医师联系。

11. 对毒、麻、限剧药品，应严格按照国家有关管理毒、麻、限剧药品的规定办理。

毒、麻、贵重紧缺药品应有专人保管。配发贵重药物时应分别称取，并另包、注明，告诉患者或取药人。

12. 当天配发的处方应与收费室核账，核账后的处方逐日装订成册，普通药品处方按卫生部规定保存 1 年，到期登记，经批准后销毁。

二、中药调剂的质量管理

1. 定性管理：

无假冒伪劣饮片，无缺味、错味及处方应付错误，无配伍禁忌药对，需捣碎的药已捣碎，该单包、另包的药物按规定处理，外用药使用专用包装袋。

2. 定量管理：

计价误差应小于 0.05 元/剂；调配重量的分剂量误差应小于 5%；毒性中药、麻醉中药无超规定量使用。

第三节　特殊中药的管理与调剂

修订后的《中华人民共和国药品管理法》第三十五条规定："国家对麻醉药品、精神药品、医疗用毒性药品、放射性药品实行特殊的管理。"其目的在于正确发挥特殊药品防病治病的积极作用，严防因管理不善或使用不当而造成对人民健康、公共卫生及社会治安的危害。对于需要特殊管理的麻醉中药和毒性中药，在使用中应严格执行国务院颁布的《麻醉药品管理办法》和《毒性药品管理办法》。

一、麻醉中药的管理与调剂

麻醉药品多是具有依赖性潜力的药品，滥用或不合理使用后易产生身体依赖性和精神依赖性。与之不同的是，在医疗上用于麻醉的麻醉药（剂）不具有依赖性潜力。麻醉药品包括：阿片类、可卡因类、大麻类、合成麻醉药品类及其他易产生依赖性的药品、药用原植物及其制剂。

国务院于 1987 年 11 月 28 日颁布的《麻醉药品管理办法》是从事麻醉药品研制、生产、经营和使用的法定依据。麻醉药品品种目录由国务院药品监督管理部门确定并公布。医疗单位和药品经营企业在经营和使用麻醉中药时，结合本地区的《麻醉药品管理办法》执行。

中药罂粟壳被列入国务院 1996 年 1 月公布的《麻醉药品品种目录》。1998 年 10 月，国家药品监督管理局制定发布了《罂粟壳管理暂行规定》。2001 年 12 月 30 日由国家药品监督管理局发布，并于 2002 年 1 月 1 日起执行的《麻醉药品管制目录》收录的中药品种有大麻、罂粟壳、大麻脂、鸦片液汁及浸膏、罂粟秆浓缩物、含生物碱类麻醉药品的单方制剂等。

麻醉药品的经营管理规定主要有：

1. 麻醉药品的经营单位应具有《药品经营许可证》；设有专职管理人员和管理制度；设施和贮存条件达到规定的安全管理要求。符合上述条件的单位，经国家食品药品监督管理局审查批准，并由发证单位在《药品经营许可证》经营范围中注明后，方能经营麻醉药品。

药用罂粟壳由省级药品监督管理部门认定的经营单位负责批发业务，供应给持"罂粟壳准购证"的生产、零售及医疗单位。零售业务由设区的市级药品监督机构认定的单位经营，并报省级药品监督管理部门备案。

2. 全国麻醉药品经营计划由国家食品药品监督管理局下达。药用罂粟壳年度购进和调拨计划由省级药品监督管理部门下达。

3. 麻醉药品经营单位不得自行调剂麻醉药品，特殊情况下需调剂的，需经所在地省级药品监督管理部门批准；跨省调剂的，需经国家食品药品监督管理局批准。

4. 药用罂粟壳购销实行购用证明管理，凭盖有医疗单位公章的医师处方配方使用，严禁单味零售。严禁城乡集市贸易市场销售罂粟壳。

5. 麻醉药品经营单位应定期向所在地省级药品监督管理部门报送麻醉药品经营数据。

6. 麻醉药品只限用于医疗、教学和科研需要。具有一定医疗技术条件的医疗单位和计划生育服务机构使用麻醉药品，需填报"麻醉药品购用印鉴卡申请表"，由所在地县级卫生行政部门审查同意后，经同级药监机构审核批准，发给《麻醉药品购用印鉴卡》，向指定的麻醉药品经营单位购用。《麻醉药品购用印鉴卡》有效期为 3 年，并留存 2 年备查。

教学、科研单位所用的麻醉药品，由需用单位向所在地省级药监部门提出申请，经批准后，向麻醉药品经营单位购用。所需的麻醉药品原料药、标准品、对照品由国家食品药品监督管理局批准。

7. 医疗机构采购麻醉药品时需填送《麻醉药品申购单》。经营单位必须详细核对各项印章及数量。申购单留存 2 年备查。

8. 开具麻醉药品处方的医务人员必须是执业医师，经省级卫生行政部门考核合格，并能正确使用麻醉药品，授予麻醉药品处方权，须将签名字样交药剂科备案后方可行使麻醉药品处方权。医务人员不得为自己开处方使用麻醉药品。医疗机构不得自行配制麻醉药品制剂。

9. 麻醉药处方应书写完整，字迹清晰，签写开方医生姓名，配方应严格核对，配方和核对人员均应签名，并建立麻醉药品处方登记册。

10. 注射剂类麻醉药品每张处方不得超过 2 日常用量，药用罂粟壳等非注射剂麻醉药品每张处方不超过 3 日常用量（3～6g/d，即总共 18g），且不得单包，必须混入群药，防止变相套购。连续使用不得超过 7 天。

11. 经县级以上医疗单位诊断确需使用麻醉药品止痛的危重病人，可由县以上药品监督管理部门指定的医疗单位凭医疗诊断书和户籍簿核发《麻醉药品专用卡》，患者凭专用卡到指定医疗单位按规定开方配药。由于持《麻醉药品专用卡》的病人用药增加，医疗单位每季度供应限量不足时，经所在地药品监督管理部门的上一级药品监督管理部门批准后，可增加供应量。

12. 经营和使用单位应加强对麻醉药品的管理，禁止非法使用、贮存、转让或借用。必须要有专人负责，专柜加锁，专用账册，专用处方，专册登记。处方留存 3 年备查。医疗单位对违反规定、滥用麻醉药者有权拒绝发药，并及时向当地药品监督管理部门报告。

二、毒性中药的管理与调剂

毒性中药系指毒性剧烈，治疗剂量与中毒剂量相近，使用不当会致人中毒或死亡的一类中药。

为加强医疗用毒性药品的管理，保证患者用药的安全有效，防止中毒和死亡事故的发生，国务院于 1988 年 12 月 27 日颁布了《医疗用毒性药品管理办法》。药品经营企业和医疗单位在经营和使用毒性中药时，应结合本地区的《毒性中药管理实施办法》执行。毒性中药的管理品种由国家药品监督管理部门会同国家中医药管理局规定（原卫生部公布的毒性中药共有 28 个品种，见表 5-1）。毒性中药的管理和调剂制度主要有：

1. 毒性中药的收购、经营由各级药品监督管理部门指定的药品经营单位负责；配方用药由认定的经营药店、医疗单位负责。其他任何单位或个人均不得从事毒性中药的收购、经营和配方业务。

2. 收购、经营、加工、使用毒性中药的单位必须建立健全保管、验收、领发、核对等制度，严防收假、收错，严禁与其他药品混杂，做到入库划定仓位，专柜加锁保管并由专人·专账管理。

毒性中药的包装容器上必须印有毒性标志。在运输毒性中药的过程中应当采取有效措施，防止发生事故。

3. 凡加工炮制毒性中药，必须按照《中国药典》等国家药品标准进行；若国家药品标准没有规定的，则按各省、自治区、直辖市药品监督管理部门制定的《炮制规范》的规定进行。符合药用要求后方可供应配方和用于中成药生产。

4. 制备含毒性中药的制剂必须严格执行生产工艺操作规程，在本单位药品检验人员的监督下准确投料，并建立完整的生产记录，保存 5 年备查。制剂过程中的废弃物必须妥善处理，不得污染环境。

5. 医疗单位供应和调配毒性中药，凭医师签名的正式处方；许可经营的药店供应和调配毒性中药凭盖有医师所在医疗单位公章的正式处方。每次处方剂量不得超过 2 日极量。

调配处方时必须认真负责，使用与之剂量等级相适应的戥秤或天平称量，保证计量准确，按医嘱要求调配，并由配方人员和具备资格的药学技术人员（药师以上技术职称）复核签名（盖章）后方可发出。对处方未注明"生用"的毒性中药应当付炮制品。如发现处方有疑问时，须经原处方医师审定后再行调配。处方一次有效，取药后处方保存 2 年备查。

6. 科研和教学单位所需的毒性中药必须持本单位的有关证明，经单位所在地县级以上药品监督管理部门批准后，供应部门方可发售。

群众自配民间单、秘、验方需用毒性中药，购买时需持有本单位或街道办事处、乡（镇）人民政府的介绍信，供应部门方可发售。每次购药量不可超过 2 日极量。

7. 特殊管理的毒性中药的品种、用法用量及注意事项见表 5-1。

表 5-1 毒性中药品种表(共 28 种)

名　　称	用 法 用 量	注 意 事 项
砒石(红砒,白砒)	内服:0.03~0.075g/d,入丸散用 外用:研末撒、调敷或入膏药中贴之 现代研究报道:成人口服三氧化二砷的中毒剂量为 5~50mg(对体质敏感者,口服 1mg 即可中毒),致死量为 70~180mg	有大毒,用时宜慎。体虚者及孕妇忌服
砒霜	0.009g/d,多用丸散;外用适量	不能久服,口服、外用均可引起中毒
雄黄*	0.05~0.1g/d,入丸散用。外用适量,熏涂患处	内服宜慎,不可久用;孕妇忌用
水银	外用适量	不可内服,孕妇忌用
红粉* 红升丹	外用适量,研极细粉单用或与其他药味配成散剂或制成药捻	本品有毒,只可外用,不可内服。外用亦不宜持久用
轻粉*	内服:每次 0.1~0.2g,2 次/日,多入丸剂或装胶囊,服后漱口。外用适量,研末掺敷患处	本品有毒,不可过量;内服慎用;孕妇禁服
白降丹	外用适量	不可内服
生马钱子*	0.3~0.6g/d,炮制后入丸散用	不宜生用,多服、久服;孕妇禁用
生川乌*	一般炮制后用	生品内服宜慎。不宜与贝母类、半夏、白及、白蔹、天花粉、瓜蒌类同用
生草乌*	一般炮制后用	一般不内服。配伍禁忌同生川乌
生附子*	3~15g/d,一般炮制后用	孕妇禁用。不宜与半夏、瓜蒌、天花粉、贝母、白蔹、白及同用
雪上一枝蒿	内服:研末,0.062~0.125g/d,或浸酒 外用:酒磨敷	有剧毒,未经炮制不宜内服;服药期间,忌食生冷、豆类及牛羊肉
生白附子*	一般炮制后用,3~6g/d。外用适量捣烂,敷膏或研末以酒调敷患处	孕妇慎用。生品内服宜慎
生半夏*	3~9g/d。外用适量,磨汁涂或研末以酒调敷患处。	不宜与乌头类药材同用
生天南星*	一般炮制后用,3~9g/d。外用适量,研磨以酒或醋调敷患处。	孕妇慎用
生巴豆*	外用适量,研末涂患处,或捣烂以纱布包擦患处。	孕妇禁用;不宜与牵牛子同用
生千金子*	1~2g/d,去壳、去油用,多入丸散服。外用适量,捣烂敷患处	孕妇及体弱便溏者忌服
生甘遂*	0.5~1.5g/d;炮制后多入丸散用。	孕妇禁用,不宜与甘草同用
生狼毒△	内服:煎汤,0.9~2.4g/d;或入丸散 外用:磨汁涂或研末调敷	有毒,内服宜慎,孕妇及非气壮邪实者禁用。不宜与密陀僧同用
生藤黄	0.03~0.06g/d;外用适量	内服慎用。体质虚弱者忌服
天仙子*	0.06~0.6g/d。	心脏病、心动过速、青光眼患者及孕妇忌服

（续表）

名　称	用　法　用　量	注　意　事　项
洋金花 *	0.3～0.6g/d,宜入丸散,亦可做卷烟燃吸(分次用,每日最多不超过1.5g)。外用适量	青光眼、外感及痰热喘咳、心动过速及高血压患者禁用
闹洋花 *	0.6～1.5g/d,浸酒或入丸散。外用适量,煎水洗或鲜品捣敷	不宜多服、久服。体虚者及孕妇禁用
斑蝥 *	0.03～0.06g/d,炮制后多入丸散。外用适量,研末或浸酒、醋或制油膏涂敷患处,不宜大面积用	本品有大毒,内服慎用,孕妇禁服
青娘虫 红娘虫	0.05～0.1g/d,外用适量。	有剧毒,内服宜慎。体虚者及孕妇忌服
蟾酥 *	0.015～0.03g/d,多入丸散用;外用适量	孕妇慎用

其中带 * 者为《中国药典》(2000年版)收载品种；带△者为卫生部部颁药品标准(1992年)收载品种

第六章

中药药品门市部

　　中药药品门市部是中药商品零售的窗口，代表企业的形象，而中药调剂工作是一项复杂而严谨的技术工作。调剂操作技能是经多年实践逐步形成的，是中药调剂操作的准则和要求。要搞好调剂工作，必须掌握调剂操作技能和知识，其主要内容包括中药门市部的布局、中药斗谱的编排原则、岗位操作步骤和规程、操作标准、计量工具的使用等。

第一节　中药药品门市部的布局

一、中药药品门市部

1. 中药药品门市部的特点

　　中药药品门市部（或经营超市）是医药商品从流通领域进入消费领域的一个渠道，是医药商品的零售经营企业，是一个历史悠久的传统行业，具有两个基本特点：

　　(1) 中药药品门市部处于社会主义商业的第一线，是直接为人民服务的，所经营的商品具有一般商品的特性，但又是防治疾病的特殊商品。因此，执业人员的工作好坏关系到人民群众的切身利益。

　　(2) 中药药品门市部的经营业务是零售商品，因此，具有品种繁多、交易频繁、数量不大、交易金额大小不等的特点。

2. 中药药品门市部的类型

　　中药药品门市部常以其店堂大小、业务范围和结构形式划分为三个类型。

　　(1) 前店后厂型：中药药品门市部的前部为店堂，主要担负饮片、中成药的调配工作，是药品零售的窗口。后部设加工厂（或部、场），主要担负中药饮片的净制、加工、炮制或临方炮制丸、散、膏、丹等剂型的制备。特点是供需结合，方便顾客。

　　(2) 综合型：药店厅堂宽大，分设若干区（或称部、组）。划分经营范围，分工专营。通常分为：①非处方药区：负责经营非处方药；②处方药区：负责经营处方药；③中药饮片区：负责中药饮片的调剂和零售工作；④参茸柜：负责经营参茸补品及其他名贵药材；⑤医疗器械区：负责经营玻璃仪器、化学试剂和小型医疗器械；⑥保健品区：负责经营各类保健品等。特点是经营规模大，门类多，品种全，分类集中，方便选购。

　　(3) 单一型：店堂设置单一，专营中药、少量中成药和现代药物。特点是店小人少，占用资金少，布点容易。

3. 中药药品门市部的标志

中药药品门市部又称药铺、中药号、大药房、药号等。中药药品门市部不分大小和类型，厅堂前有青龙牌，后有座牌，精致的直匾上写有该店服务宗旨和经营特点。青龙牌立于店堂调配柜台前部靠墙一端，座牌立于店堂后部，这是传统中药店的特有标志。随着社会的发展和进步，目前的中药房已发展成为综合性的连锁店，规模不断扩大，其布局和装饰体现时代的特色，各类药店均按规定使用绿十字标志。

二、营业间的设计

根据场地大小、选择类型而布局。一般要有基本设备如药屉柜、货柜、调剂柜台、收方卡桌、陈列柜等。

1. 药屉柜

又称屉柜、药斗柜、百药斗。一般按药店的规模大小和场地来设置，但至少要有两柜一架。

2. 调剂柜台

调剂柜台是调配处方的操作工作台，传统的多为木质结构，现有用新型高分子有机材料板制成的。一般台面宽 60～70cm，柜台高 90～100cm。柜台内侧上部设一排抽屉，供放包装纸、袋等，有的放戥秤或线团。下层为柜橱或分成若干格，放置瓦缸（坛），用以盛装用量大的中药饮片。

3. 货柜

货柜传统多为木质结构，呈一字型，分三层，上层放置瓷缸，中层放置西瓜瓷坛，下层放置冬瓜瓷坛，分别盛装较贵重药品及饮片。目前多采用不生锈的金属和化学性质稳定、无毒的塑料容器。

4. 收方卡桌

收方卡桌是收方、审方、计价、收款的工作台，传统为木质双人座式，左侧一座，中央卡座一位，右侧为一药架，分若干层，用以存放配好成包的药物。目前大多用电脑计费、收款。

5. 其他设施

（1）陈列柜（中成药、西药）：又称宝笼，为金属或木质框架全玻璃柜，内分若干层，供陈列药物和零售用。

（2）货架：为金属或木质结构，配以玻璃，分若干层，供陈列各种商品，以便顾客选购。

（3）细料或毒性中药柜：为有门货柜，分若干层，专锁专用，分别存放毒性中药或贵重细料药物。

（4）戥架：分立式和吊式戥架，前者立于调配柜台后，后者吊于调配柜台上空，专供挂放戥秤用。

6. 营业间的布置

零售药店的营业间是指药店开展销售业务活动的空间。合理布置是组织业务活动的基础。根据经营规模和场地大小，一般采取线条式、岛屿式和陈列式三种基本形式。通常小型药店采用线条式，中型药店以线条式为主兼有岛屿式，大型药品经营超市综合采用三种形式。例如：中药柜安排在营业间一侧，沿墙按线条式布置；调剂柜台与药屉柜平行布置，收方卡桌置于调剂柜台前端内侧，并高出柜台。参茸柜、中西成药柜、小型器械柜和货架等可采取岛屿式或排列式置于中央。

三、中药商品陈列宣传

药品的陈列宣传是药店的一项长期的经常性工作，是向顾客介绍药品知识的主要途径，顾客只有很快地了解了药品，才能达到消费的目的。

1. 药品陈列

营业间的布置只是形式，只有药品的陈列才是内容。因此，要精心陈列药品，求得形式和内容的完美统一。

药品主要是在出售药品的柜台、货架陈列。要求做到整齐、美观、丰满、醒目和突出专业特点，以吸引顾客浏览、便利选购。同时，也方便营业员取放、盘点、操作和管理。

陈列方法一般采取"三线"陈列的方法。具体做法是第一线（外层）为陈列样品；第二线（中层）为陈列储备品；第三线（里层）为陈列出售品。常以直线陈列、平行陈列、梯形陈列和复瓦陈列等形式陈列药品。

陈列药品的注意事项有：

（1）要突出专业特点，陈列人民群众喜爱的参茸补品、中成药和新产品等。

（2）按药品畅滞陈列。畅销药品放在醒目或容易取放的位置，其他药品则放在一般处。

（3）药品陈列出售后要及时补齐空档，以保持药品丰满。

（4）陈列的药品要有样有货，不要陈列无货的样品和有质量问题的药品。

（5）做到一货一查，具体标明品名、生产厂家、规格、价格等。

2. 药品宣传

药品宣传是开拓药品销路、扩大药品影响的重要方法。要运用各种疗法，做到通俗易懂，形式多样，生动感人，具有艺术性、科学性和真实性。

药品宣传的方式通常分为以下几种：

（1）橱窗宣传：指橱窗陈列药品，只作宣传用，不随时开启出售的方式。要求突出本店特色，常以珍贵药材的优质品陈列，有的展示经销的新产品，同时配以布景，以吸引顾客浏览，扩大药品影响，增加销售业务。

（2）药品展销：采用展览药品的方式销售药品。一般要求有足够的药品，而且药品具有新、特、高、优的特点，并精心组织，适时展销。

（3）药品介绍：具体介绍药品的名称、产地、性能、适用范围、使用方法和注意事项等。要求文字简明扼要，具有知识性，并配以图画，加强宣传效果。

（4）药品报道：对新产品以及一些季节性的或曾经断档的常用品种，为了及时传播药品信息，报道药品名称、规格、价格等内容，常报道单一品种和多品种，以丰富内容。

（5）包装纸和传单：利用药物包装纸介绍一些煎药、服药的知识。贵重药品印成传单，介绍功能主治及有关药品知识，以扩大影响。

在药品宣传工作中要注意爱护药品。陈列宣传的药品要随时整理，清除灰尘，定期更换。要注意宣传的真实性，不要夸大药品的作用。

四、临方炮制室

临方炮制室是中药门市部必不可少的布局之一，承担少数中药饮片的加工炮制工作。由于中药的性能各异，中医临床辨证施治往往一药多用，而有的中药炮制品不常用或用量很少，一般中药房没有必备的各种炮制品，如醋炙大黄、土炒当归、酒炙香附、煨葛根、茯苓拌朱砂等。为满足医师处方用药的要求和患者病情的需要，药剂人员应临时对药物进行加工炮制处理。

临方炮制室一般设在店堂后面，由专人负责，也可由具备中药饮片炮制资格的调剂人员兼任。

五、煎药室

煎药室是代客煎药的服务性设施。代客煎药或送药上门是中药经营部门为方便群众所采取的一项服务性业务工作，药剂人员应严格按照煎药操作常规和特殊煎煮法的要求，认真做好工作，以保证药物充分发挥药效。中药经营部门应有设施，并配备专业人员负责煎药工作，按照有关管理规定和要求，使汤剂的质量标准符合要求。

煎药室为方便顾客，一般设置于中药经营部门的侧面或后面。送药上门为一项便民的服务性工作，可与煎药紧密配合，并建立必要的相关手续，谨防发生错误。

六、客料加工室

客料加工是指中医临床医师对某些疾病根据个人多年积累的经验，为方便服药、加快康复或控制疾病的复发而书写的方剂制成丸、散等剂型，用以巩固治疗效果。这是传统药店必不可少的服务项目，传统称为"料药"。

方剂中的饮片必须依法炮制，加工需要的辅料应符合药用标准，加工成品必须符合不同剂型的质量标准。

客料加工室一般置于店堂后面，可接近炮制室，加工场地、设备、工具等应符合卫生条件和有关规定，由具备制药经验的技术人员负责。

第二节　中药斗谱的编排原则

汤剂是中医临床常用的剂型，饮片调配是中药门市部的重要业务之一。在调剂室的设备中，"药斗"是必不可少的盛装饮片的容器。由于中药品种繁多，而且其质地坚松不一、用量有多有少、药性有相须相反之别。有些饮片形状类似，有些饮片名称容易相混，有些饮片有剧毒，有些饮片价格昂贵。为了将这些品质各异、种类繁多的中药饮片合理有序地存放，中药行业通过多年的实践经验总结出一套存放中药饮片的科学规律，即"斗谱"。斗谱编排的目的是为了便于调剂操作，减轻劳动强度，避免差错事故，提高调剂质量，确保患者用药的安全。

中药斗谱是一组药柜中各斗及斗内前后格饮片存放顺序的规律。过去各家药店斗谱的编排虽不完全统一，但基本一致。不论是医院药房还是药品经营企业，应该继承和发扬这一传统经验，不应忽视中药斗谱的编排规律。不辨药性，零乱杂陈，任意改变存放顺序，这不仅给调剂人员在操作上带来诸多不便，也易出现不应有的差错事故。

一、药屉柜（药斗）的设置

药屉柜又称屉柜、药斗柜，用于盛装中药饮片，以供调配使用。一般按药店的规模大小和场地设柜多少，但至少要二柜一架。传统药屉柜的制作是选用优质木材精心加工制作而成，柜体分上、中、下三层，上层仅为一层通格，俗称兆柜，可放二排瓷缸（坛）或搪瓷纱布缸，盛装饮片。

中层屉格是主体，一般按"横七竖八"排列，从下至上排列规则为：一层为通格，又称长格，即一屉无格；二层为对格，又称双格，即一屉二格；三、四层为丁字格，即一屉三格；五、六层为田字格，即一屉四格；七、八层为豆腐格，即一屉六格。

下层俗称踩柜，其凸出部分不少于30cm。分两层，称为底格，从上至下排列规则为：一层为田字格，即一屉四格；二层为豆腐格，即一屉六格。

一个药屉柜装药斗60～70个，按其格数可装饮片200多种，具体数目可根据经营规模设置。目前经营规模较大的药店药屉柜可不再分格，只装一种饮片，以免串味。

二、斗谱编排原则

饮片无论用量大小、质地如何，摆放均需依据中医处方用药的配伍规律和中药的性能而设置。由于中医临床处方遣药多以历代传统名方为基础，根据患者病症进行药物加减而成的，所以在摆放饮片时尽量将处方中经常配伍的饮片存放在相邻处，便于调剂时查找（见表6-1）。

1. 常用饮片应放在斗架的中上层，便于调剂时称取。如当归、白芍与川芎；黄芪、党参与甘草；麦冬、天冬与北沙参；肉苁蓉、巴戟天与补骨脂；金银花、连翘与板蓝根；防风、荆芥与白芷；柴胡、葛根与升麻；黄芩、黄连与黄柏；砂仁、豆蔻与木香；厚朴、香附与延胡索；焦麦芽、焦山楂与焦神曲；酸枣仁、远志与柏子仁；苦杏仁、桔梗与桑白皮；天麻、钩藤与白蒺藜；陈皮、枳壳与枳实；附子、干姜与肉桂；山药、泽泻与牡丹皮等。

2. 质地较轻且用量较少的饮片应放在斗架的高层。如月季花、白梅花与佛手花；玫瑰花、玳玳花与厚朴花；络石藤、青风藤与海风藤；地骨皮、千年健与五加皮；密蒙花、谷精草与木贼草等。

3. 质重饮片（包括矿石类、化石类和贝壳类）和易于造成污染的饮片（如炭药类）应放在斗架的低层。如磁石、赭石与紫石英；龙骨、龙齿与牡蛎；石决明、珍珠母与瓦楞子；石膏、寒水石与海蛤壳等。炭药类，如藕节炭、茅根炭与地榆炭；大黄炭、黄芩炭与黄柏炭；艾炭、棕榈炭与蒲黄炭等。此类饮片也可存放在瓷坛或纱布缸中，并放置在兆柜中。

4. 质地松泡且用量大的饮片应放在斗架最下层的大药斗内。如灯心草与通草；芦根与茅根；茵陈与金钱草；白花蛇舌草与半枝莲；竹茹与丝瓜络；薄荷与桑叶；荷叶与荷梗等。

5. 形态相似、易于混淆的饮片不能排放在同一药屉内，以免发错药。例如：山药片与天花粉片；炙甘草片与炙黄芪片；桂枝咀与桑寄生咀；天南星片与白附子片；血余炭与干漆炭；韭菜子与葱子等。

表 6-1   **中药饮片斗谱编排表**

参考表一

木鳖子 大风子 蓖麻子	南瓜子 榧 子 使君子	雷 丸 苦楝子 白牵牛	白古月 白豆蔻 红豆蔻	广藿香 藿香梗 香 薷	泽兰叶 鸡冠花 血见愁	光慈菇 鸦胆子 毛慈菇	大青果 茺蔚子 天竺黄
莲子肉 白扁豆 芡 实	金樱子 楮实子 沙蒺藜	覆盆子 益智仁 胡芦巴	姜 黄 公丁香 母丁香	京三棱 亘莪术 片姜黄	大蓟炭 小蓟炭 地榆炭	白茅根 茅根炭 丹皮炭	血余炭 蒲黄炭 棕榈炭
广木香 川木香 青木香	川楝子 荔枝核 橘 核	海螵蛸 桑螵蛸 川牛膝	川羌活 大独活 五加皮	汉防己 木瓜片 威灵仙	穿山龙 制川乌 制草乌	桑枝片 桑寄生 骨碎补	藁 本 辛 夷 桑 叶
盐小茴 大茴香 吴茱萸	枸杞果 女贞子	菟丝子 补骨脂 桑椹子	海桐皮 豨莶草 老鹳草	明没药 滴乳香 孩儿茶	生首乌 制黄精 制首乌	酸枣仁 远志肉 合欢花	石菖蒲 节菖蒲 柏子仁
川续断 川杜仲 怀牛膝	厚 朴 秦 艽 升天麻	川 军 酒 军 熟 军	火麻仁 郁李仁 莱菔子	槟榔片 焦槟榔 玉竹片	密蒙花 土茯苓 白 及	净地龙 苏土虫 蝉 蜕	重楼片 毛冬青 木 贼
猪 苓 姜 皮 茯苓皮	白菊花 草决明 龙胆草	川黄连 姜黄连 酒黄连	胡黄连 芦 荟 马齿苋	蒲公英 紫地丁 紫草根	软柴胡 银柴胡 醋柴胡	薄 荷 钩 藤 僵 蚕	谷精草 青葙子 蔓荆子
苏 子 苏 梗 苏 叶	百 部 苦 参 川 椒	茵 陈 青 蒿 佩 兰	细木通 净石韦 金石斛	海金沙 萹 蓄 瞿 麦	槐 花 槐 角 槐 米	藕 节 茜草炭 藕节炭	昆 布 长春花 海 藻
黄药子 白药子 红药子	赤小豆 冬葵子 金樱子	益母草 半边莲 功劳叶	仙鹤草 侧柏叶 墨旱莲	车前草 千里光 蕲艾叶	麻黄根 糯稻根 浮小麦	四季青 苎麻根 大青叶	淡竹叶 番泻叶 半枝莲
芦 根		竹 茹	金钱草				

参考表二

路路通 猪牙皂 皂角刺	煨豆蔻 草果仁 草豆蔻	苏赤木 紫降香 贡檀香	诃子肉 柿 蒂 常山片	生楂片 乌梅肉 五倍子	白附子 天南星 胆南星	乌梢蛇 淡全蝎 蛇 蜕	高良姜 荜 茇 荜澄茄
千年健 地 枫 刘寄奴	活血藤 青风藤 海风藤	秦皮丝 白头翁 椿根皮	壳砂仁 广砂仁 豆蔻衣	炮 姜 五灵脂 干姜片	肉苁蓉 锁阳片 巴戟天	川附子 狗 脊 仙 茅	广边桂 桂 丝 企边桂
生甘草 炙甘草 太子参	生麻黄 炙麻黄 桂枝尖	炒杏仁 款冬花 紫 菀	瓜蒌壳 瓜蒌仁 薤白头	生桑皮 地骨皮	广陈皮 个青皮 佛手片	白果仁 五味子 马兜铃	木蝴蝶 金果榄 百 合
台党参 米党参 明党参	炒苍术 生白术 焦白术	北沙参 生黄芪 淮山药	平贝母 浙贝母 川贝母	清半夏 法半夏 姜半夏	广橘红 七爪红 毛橘红	葶苈子 紫苏子 白芥子	旋覆花 穿心莲 枇杷叶
赤茯苓 茯 苓 茯 神	白 芍 川 芎 当 归	熟 地 生 地 熟地炭	辽细辛 香白芷 辽防风	淡豆豉 荆 芥 荆芥穗	牛蒡子 黑玄参 鱼腥草	板蓝根 射 干 山豆根	京知母 盐知母 黄柏丝
盐泽泻 牡丹皮 山萸肉	生薏米 炒薏米 莱菔子	白前胡 白 前 白 薇	金银花 连 翘 苦桔梗	生山栀 黑山栀 焦山栀	黄芩片 酒黄芩 粉葛根	大青叶 马 勃 土牛膝	白鲜皮 地肤子 败酱草
焦神曲 焦山楂 焦麦芽	台乌药 均青皮 沉香橼	生枳壳 炒枳壳 炒枳实	延胡索 广郁金 醋香附	紫丹参 茜草片 鸡血藤	赤芍药 南红花 燀桃仁	穿山甲 王不留 漏 芦	忍冬藤 夜交藤 络石藤
鸡内金 龟 板 鳖 甲	硼 砂 明 矾 枯 矾	生石决 煅石决 煅牡蛎	生牡蛎 生龙骨 煅龙骨	生龙齿 煅龙齿 生石膏	珍珠母 生蛤蚧 煅蛤蚧	生瓦楞 煅瓦楞 寒水石	代赭石 煅磁石 花蕊石
	丝瓜络		大腹皮	通 草			

三、常用斗谱的编排方式

可根据以下几种编排方式，将中药饮片编排在同一药斗或相邻的药斗中。

1. 按药物配伍编排

如党参、黄芪；当归、川芎；麻黄、桂枝；荆芥、防风；法夏、陈皮等。

2. 按处方"并开"药物编排

如二术（苍术、白术）；二地（生地、熟地）；二冬（天冬、麦冬）；龙牡（龙骨、牡蛎）；乳没（乳香、没药）；二活（羌活、独活）；焦三仙（焦山楂、焦麦芽、焦神曲）等。

3. 按药物功用相似编排

如枳壳、陈皮；白芍、赤芍；羌活、独活；制川乌、制草乌；川牛膝、怀牛膝；谷芽、麦芽等。

4. 按同一药物的不同炮制品编排

如生地、熟地；生大黄、熟大黄；生山楂、炒山楂；生白术、炒白术；生柴胡、醋柴胡等。

5. 按常用方剂编排

如四物汤（熟地、白芍、当归、川芎）；四君子汤（党参、白术、茯苓、甘草）；麻黄汤（麻黄、桂枝、杏仁、甘草）等。

6. 按药用部位或来源编排

如果实、种子、矿物、动物等。

四、特殊中药的存放

为了避免差错事故，特殊管理的药物及有些配伍相反或相畏的饮片等不能放在一起，防止因疏忽造成意外事故。

1. 配伍相反的饮片，如乌头类（制附子、制川乌及制草乌）与半夏的各种炮制品（清半夏、姜半夏、法半夏等）及瓜蒌的各种炮制品（瓜蒌皮、瓜蒌子、瓜蒌仁霜及天花粉）等；甘草与京大戟、甘遂、芫花；藜芦与人参、党参、西洋参、丹参、南沙参、北沙参、玄参、苦参、白芍、赤芍、细辛等均不宜放在一起。

2. 配伍相畏的饮片，如丁香（包括母丁香）与郁金（黄郁金、黑郁金）；芒硝（包括玄明粉）与京三棱；肉桂（官桂）与石脂（赤石脂与白石脂）等均不宜放在一起。

3. 为防止灰尘污染，有些中药不宜放在一般的药斗内，如熟地黄、龙眼肉、青黛、玄明粉、松花粉、乳香粉、没药粉、儿茶粉、生蒲黄、血竭粉等，宜存放在加盖的瓷罐中，以保持清洁卫生。

4. 细料药物（价格昂贵或稀少的药物）不能存放在一般的药斗内，应设专柜存放，由专人管理，每天清点账物。如人参、西洋参、牛黄、麝香、西红花、羚羊角、鹿茸、珍珠、冬虫夏草、海龙、海马等。

5. 毒性中药和麻醉中药必须按《医疗用毒性药品管理办法》和《麻醉药品管理办法》规定的品种和制度要求存放，决不能放在一般药斗内，必须专柜、专锁、专账、专人管理，严防意外恶性事故的发生。如川乌、草乌、斑蝥等27种毒性中药和麻醉中药罂粟壳。

第三节　中药的剂量、计量与常用工具

一、中药的剂量

中药的剂量是指处方中每味药物的份量，是处方的一个重要组成部分。在方剂中，每一味药使用的剂量并不是固定不变的，而是要根据病人的证候情况随时调整，但并不是无章可循。因此，调配处方时必须注意审核用量是否正确，有无笔误等，发现问题要与医生联系解决。常用药物的剂量一般可从以下几个方面的使用原则进行考虑：

1. 毒剧药的使用剂量应以少量开始，根据病情变化进行增减，一般不能超过极量。（毒性中药品种的用法用量及注意事项见第五章表 5-1）

2. 一般药物就质地而论，质地疏松的药材，如花、叶、全草之类，其药物成分容易被煎出，剂量不宜过大；质地重实的药材，如矿物、贝壳类，其药物成分不易被煎出，剂量相应要大些。从气味上比较，芳香走散的药物剂量宜小；味厚滋腻的药物剂量可大些。过于苦寒、辛热的药物用多了易伤脾胃和伤阴耗气，不宜量大久服。就药物的新陈而言，新鲜药材，如鲜地黄、鲜芦根、鲜石斛、鲜茅根等，应考虑药材本身所含水分，剂量应大些。

3. 同样的药物入汤剂的剂量比入丸散的剂量要大，复方配伍比单味药使用剂量要小。

4. 根据年龄的不同，青壮年病人用药剂量可适当大些；老年人用药剂量应减少；婴、幼儿按年龄或体重比例换算使用，减少剂量。

5. 疾病初起或体质较强的病人用药剂量可大些；体弱久病的人用药剂量要适当减少。

6. 常见临床处方药物每剂一般用量大致如下：

（1）一般药物：干燥饮片用量 9~10g，如黄芩、川芎、苍术等；新鲜药物的用量 15~30g，如鲜生地、鲜芦根、鲜茅根等。

（2）质地较轻的药物：干燥饮片用量 1.5~3g，如木蝴蝶、细辛、灯心草等；或 3~4.5g，如九节菖蒲、九香虫、水蛭、干姜、肉桂等。

（3）质地较重的药物：干燥饮片用量 10~15g，如生地、熟地、何首乌等；或 15~30g，如石膏、石决明、龙骨、磁石等。

（4）有毒药物：用量极小。例如：雄黄 0.05~0.1g，入丸散用；制马钱子 0.3~0.6g；米炒斑蝥 0.03~0.06g，入丸散用等。

（5）其他用量表示：如芦根 1 支；蜈蚣 1 条；生姜 3 片；荷梗 1 尺；鲜茅根 1 扎；鲜竹沥 15ml 等。此外，一些贵重药一般用量也比较小，如牛黄 0.15~0.3g，麝香 0.03~0.1g 等。

总之，一张处方中每一味中药剂量的确定具有很强的技巧性，与临床疗效的关系十分密切。正因为如此，对调剂人员的要求必然十分严格。如果调剂人员操作时粗枝大叶或变更某些药物的剂量，那么方剂的治疗范围、功能主治、禁忌等均可随之改变。例如，同为枳实和白术两药组成的枳术汤和枳术丸，前者枳实用量倍于白术，以消积导滞为主；后者白术用量倍于枳实，以健脾和中为主。又如小承气汤和厚朴三物汤，同为大黄、枳实、厚朴三药组成，只因各药用量不同，方剂名称、功能主治也均不相同。前者大黄用量重于厚朴，故偏重于泻热通便；后者厚朴用量重于大黄，故长于行气消胀。由此可见，在调剂中必须遵循处方的用量原则，才能确保临床疗效。

二、中药的计量

（一）计量方法

1. 传统计量方法

（1）数量计量法

为了准确地衡量药物的剂量，从古至今人们采用了许多数量计量方法。例如：用梧桐子、赤小豆、芝麻等物计量丸药，这是以取类比象作为药物用量的计量方法。按照这类计量方法比较：1 鸡子黄＝40 个梧桐子＝160 颗红小豆＝480 粒大麻子＝1400 粒小芝麻。

（2）容器计量法

对于散剂的分量，古代医方中记载了方寸匕、刀圭、钱匕、一字等容器计量方法。

① 方寸匕：是依古尺正方一寸所制的容器，形状如刀匕。一方寸匕的容量约等于 2.7ml，称量金石药末约为 2g，草木药末约为 1g。

② 刀圭：形状像刀头的圭角，端尖锐、中低洼。一刀圭量约等于方寸匕的 1/10 量。

③ 钱匕：用汉代五铢钱抄取药末，以不落为度。一钱匕约等于 2g 多。

④ 一字：用铸有"开元通宝"四个字的钱币抄取药末，使药末填满钱面一字之量，称一字量，约等于 0.3g。

（3）称量计量法

随着社会生产力的发展，度量衡制也不断地改进、完善。

① 唐代以前：汉制古秤，以黍、铢、分、两、斤为计量单位。到了晋代则明确提出了计量换算方法：

10 黍为 1 铢；6 铢为 1 分；4 分为 1 两；16 两为 1 斤。这种重量单位一直使用到唐代。

② 宋代至新中国建立初期逐步确立和完善了斤、两、钱、分、厘、毫的计量方法。其换算为：

1 厘＝10 毫；1 分＝10 厘；1 钱＝10 分；1 两＝10 钱；1 斤＝16 两。

1 公斤＝2 市斤；1 市斤（16 两）＝0.5 公斤＝500g；1 市两＝31.25g；1 市钱＝3.125g；1 市分＝0.3125g；1 市厘＝0.03125g。

2. 现代计量方法

为适应中医药事业的发展，促进中医药研究，国务院决定从 1979 年 1 月 1 日起，全国中医处方用药计量单位一律采用以"克"为单位的公分制。其度量衡换算见附录三。

（二）计量工具

中药计量工具是称量药物的衡器。计量工具的准确与否会直接影响药效。

中药计量工具有传统和现代之分。在中药调剂工作中最常用的是传统的戥秤（戥子），其次是盘秤、勾秤、台镑及天平等。

戥秤、盘秤、勾秤的构造原理和使用方法基本相同，唯用途和精确度有所不同。台镑和天平的构造原理及使用方法则不同。现将中药计量工具戥秤、台镑和天平简介如下：

1. 戥秤

（1）戥秤的构造

戥秤是一种单杠杆不等臂秤器，其构造由戥杆、戥铊、戥纽、戥盘等组成（见图 6-1）。戥铊是力点，戥毫纤纽是支点，戥盘是重点。铊和盘是用金属制成，戥杆可用木质、铜、塑料或骨质制成。戥杆上面和内侧面是用铜或铅嵌成两排小点以指示分量，称为"戥星"。戥纽有两个，靠左侧的叫"里纽"（也称"前毫"或"第一毫"），用以称较轻的物品。里纽的戥星（内侧面）一般从 1g 开始（定盘星在外），每隔一粒星为 1g，以此类推，到杆梢大多为70g。靠右侧的戥纽叫"外纽",外纽的戥星(向上面)一般从50g开始(没有定盘星),用4粒或5粒星表示,以后一颗星表示2g,以此类推,到杆梢大多为250g。

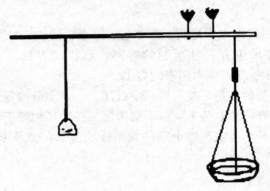

图 6-1　戥秤

(2) 戥秤的使用

使用戥秤前,先熟悉戥杆上指示分量的二排戥星,然后校验定盘星,以确定戥杆平衡度,称量时以此平衡度为准。操作时,左手握戥杆,稳住铊线,右手抓药放入戥盘内,提起戥纽,目视戥星,左手将铊线在戥杆上移动至欲称量的指数位置上随即放开,当戥杆取得平衡时,戥星的指数即是所称药物的重量。

戥秤制作简单,称重方便,故为中药门市调剂最常用的一种衡器。

如称重1g以下者,就需选择一种较小的戥秤,一般称为厘戥,其制作原理及使用方法与上述戥秤相同,但作为称量范围在0.2～50g之间的一套数杆戥秤,主要用于调配细料、贵重和剧毒药处方。

2. 台镑

(1) 台镑的构造

台镑,又称台秤,是一种放在台上使用的不等臂杠杆增铊秤,用于称较重或数量较大的物品,有多种规格。台镑构造除托盘涂有搪瓷外,其余均用铁铸成。一般均有4个或5个饼状铁铊砝码,砝码上标有台镑的规格及所代表的重量。不同规格台镑的砝码不能混淆使用。台镑左面有一个盛放被称物的托盘,右面有一支横的标尺,标尺两面均刻着指示物品重量的数字,标尺上有一个可以左右移动的"游铊"。标尺上的数字一般从5g开始,每格为5g,至100g处标有100字样,以此类推,标点终极为500g。若被称物超过500g时,则在标尺末端挂一个最小限量铁铊,在这挂铊上可以根据药物的重量任意增减铁铊砝码。

(2) 台镑的使用

使用台镑时,先将标尺上的"游铊"推至起始点,校正至平衡,再将物品放入托盘内,移动游铊至标尺欲称的数字上取得平衡,游铊靠托盘一侧标尺上的数字即是物品所称的重量。如有增铊砝码,所称药物重量为所有增铊砝码标示重量与游铊所示标尺上的重量之和。

3. 药物天平

(1) 药物天平的构造

药物天平在中药门市调剂工作中使用较少，一般采用"托盘天平"。它和前面两种秤不同，是等臂杠杆秤。秤梁多以铝合金铸成，两个托盘一般用塑料制成，中央与两端各装钢质刀口一只，在绝对中间有个测验平衡的摆针，左右两旁托盘架附有连杆，其上端支架于秤梁两端的刀口处。由于秤梁与连杆连接的杠杆平行，因而当天平摆动时，秤盘仍能保持水平的位置。秤梁前附有标尺，标尺一般分 5 或 10 大格，每一大格又分 10 小格，可称 0.1～10g 以内的物品，并装有一个可以移动的"游码"，称量大时可在右边托盘上加"砝码"。

（2）药物天平的使用

先将天平置于平稳的工作台上，检查天平摆针是否平衡，然后将物品放于左面的托盘中，再用游码在标尺上推移，当游码移到标尺数字平衡（看摆针）时，即物品的重量。如物品称量大时，则用砝码（一般放在右面的托盘中）来平衡，再加上标尺上的小数，即为物品的重量。

天平要比戥秤相对准确些，如需精确称量，则可使用分析天平或电子天平。但天平是等臂杠杆秤，使用时不能振动或摇摆，一定要放在平衡的工作台上。

4. 电子天平

人们把用电磁力平衡被称物体重力的天平称之为电子天平。电子天平是一类精密的称重仪器，其特点是称量准确可靠、显示快速清晰并且具有自动检测系统、简便的自动校准装置以及超载保护等装置。按电子天平的精度一般可分为以下几类：超微量电子天平（最大称量是 2～5g）、微量天平（最大称量一般在 3～50g）、半微量天平（最大称量一般在 20～100g）及常量电子天平（最大称量一般在 100～200g）等。

（1）电子天平的选购

选择电子天平应该从电子天平的绝对精度（分度值 e）上去考虑是否符合称量的精度要求。如选 0.1mg 精度的天平或 0.01mg 精度的天平，切忌笼统地说要万分之一或十万分之一精度的天平，因为国外有些厂家是用相对精度来衡量天平的，否则买来的天平无法满足用户的需要。例如，一台实际标尺分度值 d 为 1mg，检定标尺分度值 e 为 10mg，最大称量为 200g 的电子天平，用来称量 7mg 的物体，这样是不能得出准确结果的。因为最大允许误差与检定标尺分度值 "e" 为同一数量级，此台天平的最大允许误差为 1e，显然不能称量 7mg 的物体；称量 15mg 的物体用此类天平也不是最佳选择，因为其测试结果的相对误差会很大，应选择更高一级的天平。因此在选购及使用电子天平时必须考虑精度等级。

选择电子天平除了看其精度，还应看最大称量是否满足量程的需要。通常取最大载荷加少许保险系数即可，也就是常用载荷再放宽一些即可，不是越大越好。不同的药物柜台可根据调剂药物时的常用称量范围来选购和使用不同量程的电子天平。例如，在普通饮片柜上因计量相对比较大，可使用常量电子天平；而在毒性药物、贵重药物及其他细料药物柜上，这些药物或有毒或价格昂贵，因药物用量比较小，因此宜使用微量电子天平。

（2）电子天平的校准

使用前一定要仔细阅读说明书，对天平进行首次计量测试时误差较大，究其原因，相当一部分仪器是由于在较长的时间间隔内未进行校准，而且误认为天平显示零位便可直接称量。电子天平开机显示零点不能说明天平称量的数据准确度符合测试标准，只能说明天平零位稳定性合格。因为衡量一台天平合格与否还需综合考虑其他技术指标的符合性。

因存放时间较长，位置移动，环境变化或为获得精确测量，天平在使用前一般都应进行校准操作。校准方法分为内校准和外校准两种。德国生产的沙特利斯、瑞士产的梅特勒、上海产的"JA"等系列电子天平均有校准装置。如果使用前不仔细阅读说明书很容易忽略校准操作，造成较大称量误差。

下面以上海天平仪器厂 JA1203 型电子天平为例，说明如何对天平进行外校准。方法：轻按 CAL 键，当显示器出现 CAL-时即松手，显示器就出现 CAL-100，其中"100"为闪烁码，表示校准砝码需用 100g 的标准砝码。此时就把准备好的"100g"校准砝码放上称盘，显示器即出现"————"等待状态，经较长时间后显示器出现 100.000g，再拿去校准砝码，显示器应出现 0.000g，若出现不是为零，则再清零，再重复以上校准操作（注意：为了得到准确的校准结果最好重复以上校准）

在电子天平量程范围内称量的物体越重，对天平的损害不一定就越大。一般衡器最大安全载荷是它所能够承受的、不致使其计量性能发生永久性改变的最大静载荷。由于电子天平采用了电磁力自动补偿电路原理，当秤盘加载时（注意不要超过称量范围），电磁力会将秤盘推回到原来的平衡位置，使电磁力与被称物体的重力相平衡，只要在允许范围内称量，对天平的影响是很小的，不会因长期称重而影响电子天平的准确度。

（3）电子天平的维护与保养

① 将天平置于稳定的工作台上，避免振动、气流及阳光照射。

② 在使用前调整水平仪气泡至中间位置。

③ 电子天平应按说明书的要求进行预热。

④ 称量易挥发和具有腐蚀性的物品时，要盛放在密闭的容器中，以免腐蚀和损坏电子天平。

⑤ 经常对电子天平进行自校或定期外校，保证其处于最佳状态。

⑥ 如果电子天平出现故障应及时检修，不可带"病"工作。

⑦ 操作天平不可过载使用，以免损坏天平。

⑧ 若长期不用电子天平时，应暂时收藏为好。

三、常用中药调剂破碎（粉碎）工具

1. 铜冲筒

铜冲筒又称为铜冲子、铜冲钵或铜缸，由筒体、筒盖及棒锤等组成（见图6-2）。它是中药门市部必备的破碎药物的工具。中药处方中某些矿物、动物甲壳、化石、果实、种子、形体较小的根或根茎类及性质较特殊的药物，由于生用或不便于切片及特殊用药要求，整体应用不利于有效成分的煎出，影响疗效，故需临时捣碎后入煎剂或另包。如赤石脂、云母石、龙骨、牡蛎、砂仁、豆蔻、川贝母、珠儿参等。

铜冲筒使用方法简单，使用前用鬃刷和纱布将筒内刷干净，再将需要捣碎的药物放入，一手拿铜锤，一手按住缸盖，适当用力捣冲，破碎程度以符合用药标准为止。如需要均匀地粉碎到一定程度，则冲捣一定时间后倒出药物至所需要大小规格的药典筛内过筛，将不能通

过筛的粗颗粒放入冲筒中继续冲捣，如此反复操作至粉碎完成。

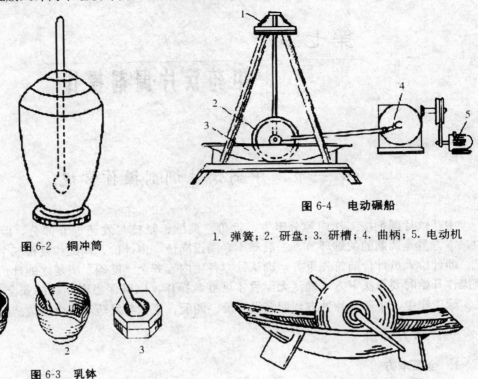

图 6-2　铜冲筒

图 6-4　电动碾船

1. 弹簧；2. 研盘；3. 研槽；4. 曲柄；5. 电动机

图 6-3　乳钵

1. 陶瓷乳钵；2. 玻璃乳钵；3. 玛瑙乳钵

图 6-5　铁碾船

2. 乳钵

乳钵是以研磨作用为主的粉碎工具，由钵体和杵棒构成（见图 6-3）。常用乳钵有玻璃乳钵、陶瓷乳钵、玛瑙乳钵，前两者为常用。可用于粉碎少量的细料药，也可将中药饮片碾成颗粒。陶瓷乳钵内面较粗糙，以加强研磨的效果，但易嵌入药物而不易清洗。玻璃乳钵内壁较光滑，不易黏着药物，易于清洗，故可用于研磨毒剧药物。

3. 铁碾船

铁碾船又称铁碾槽，是以研磨作用为主并有截切作用的粉碎工具，也有带动力的电动碾船（见图 6-4、6-5）。由铁质船形槽与具有中心轴柄的碾轮两部分构成。铁碾船有大小之分，小铁碾船可用手推动，大铁碾船用脚蹬。适用于碾制质地疏松、不吸潮、不与铁质发生反应的药物。碾制前药物应充分干燥并适当破碎，碾制时应注意清洁卫生，操作人员应穿工作鞋，以防污染。操作完毕后应将船形槽及碾轮洗干净，干燥，以免生锈。

第七章

中药饮片调剂操作

第一节 中药饮片调剂操作常规

中药饮片调剂按工作内容分审方、计价、调配、复核与发药等五部分，但在实际工作中，审方虽是调剂的关键环节，一般却不专门设岗位，由计价、调配和复核三个岗位共同完成。即计价人员计价前首先审方，确认处方各项内容齐全、准确、清楚才能计价。调配和复核操作开始时要再次审方，确认无误后才可继续操作，以确保患者用药的安全有效。因此，在实际工作中，中药饮片处方调配多设计价、调配、复核与发药等四个岗位。

一、审方计价

1. 全面审方

处方前记各项内容及医师签字是否齐全，饮片名称、剂量、剂数、用法、"脚注"等是否准确，确认无误后方可计价。

2. 审方时注意事项

（1）有无配伍禁忌药对、超剂量用药、超时间用药等（包括特殊管理的毒麻药和一般的毒剧中药、婴幼儿和高龄老人的用药）、妊娠妇女的禁忌药等，如确属病情需要超常规使用，应请处方医师在此味药旁重新签字。

（2）如有临时缺药，应请处方医师改药后重新签字。

（3）处方日期如超过3日，应请处方医师重新签字。

（4）如有药名、剂量等字迹模糊不清或重开药名、漏写剂量等，除重开药名可删去一味外，其余均要经处方医师确认、重新签字后计价。

（5）审方时如有自费药，经患者同意后计价。

3. 计价方法

（1）汤剂计价方法

处方药价＝药价/剂×剂数

药价/剂＝∑药价/味（分以下尾数按四舍五入的规定执行）

药价/味＝用药剂量×单价

并开药名中的单味药剂量应按总量的平均值计算。

（注：∑为求和符号，即各味药价相加求和）

（2）中成药计价方法

处方药价＝∑药品单价×数量

（3）自费药品价格应单列，原方复配结算应重新核算价格。

（4）药味如有不同规格或细料贵重药品，应在药名的顶部注明单价，以免调配时错付规格。

（5）计价完后计价人签字，填写取药号并将取药凭证交予患者。

二、调配

1. 审方

调配人员接到计价收费后的处方，应按以上审方要求再次审方，注意有无相反相畏药对、毒性中药的用法用量等，确认无误后方可调配。

2. 对戥

每天调配前先检查定盘星的平衡度是否准确。

3. 称取饮片

先将调剂台面打扫干净，然后将处方置调剂台上，其左侧压一重物，以免移动。称药前看准要称取的克数，左手持戥杆，用左拇指将砣弦固定于要称取克数的戥星上，右手取药放入戥盘后，用右手拇指与食指提起戥毫，举至齐眉，左手放开，以检视戥星克数与所称饮片是否平衡，如有差异，增减饮片至平衡为准。

4. 分剂量

对一方多剂的处方应按"等量递减"、"逐剂复戥"的原则将称取的饮片倒在包装纸上，不可主观估量分剂或随意抓配。

5. 按处方药味所列顺序称取后间隔平放，不可混放一堆。遇有体积松泡饮片应先称，如淫羊藿、茵陈等，以免覆盖前药；遇有黏度大的饮片应后称，放在其他饮片之上，如瓜蒌、熟地等，以免沾染包装用纸。

6. 如遇需用时捣碎的饮片，应称取后放入专用铜缸内捣碎后分剂量；注意放入铜缸前检查铜缸是否干净、有无残留物；捣碎有特殊气味或毒性饮片后应及时将铜缸洗刷干净。

7. 如遇有需临时炮制加工的饮片，应在称取生品后交专人依法炮制。

8. 遇有需特殊处理的饮片，如先煎、后下、包煎、另煎、冲服和烊化等，应分剂量后单包并注明用法再放入群药包内。有鲜药时分剂量后单包，并注明用法后另包，不与群药同包，以便于低温保存。

9. 处方调配完毕经自查确认无误，调配人签字后交复核人员复核。

三、复核

1. 按审方要求审阅处方，确认无误后再按处方内容逐项复核。

2. 注意调配的饮片是否符合处方所开药味与剂数，有无多配、漏配、错配或掺混异物等现象。

3. 检查饮片有无生虫、发霉及变质等现象。有无以生代制、生制不分的处方应付错误。

有无应捣未捣的情况。

4. 检查是否已将先煎、后下、包煎、烊化等需特殊处理的饮片单包并注明用法。贵重药和毒性药是否处理得当。

5. 发现有与调剂要求不符的情况时，要及时请原调剂人员更改。复核无误后在处方上签字，包装药品。包装袋上应写清患者姓名和取药号。包装时注意外用药要有外用标志，先煎、后下等特殊处理的中药要放在每一包的上面，以便发药人员提请患者注意。将处方固定在捆扎好的药包上。

四、发药

1. 认真核对患者姓名、取药凭证和汤药剂数。

2. 向患者交代用法、用量、用药禁忌或饮食禁忌，特别要注意需特殊处理的中药的用法、是否有自备药引、鲜药的保存等。

3. 回答患者提出的有关用药问题。

另外，调剂时需捣碎的饮片多为含油脂或挥发油较多的果实及种子类中药，也有少量坚硬的根及根茎类、矿物及动物类中药。此类饮片应在称取后捣碎，这样既有利于药物有效成分的煎出，又可防止因提前捣碎而致药物有效成分走失或变质。

此类药既不能给整药，也不能提前捣碎放置时间过长。如医疗单位或经营单位使用量大时，捣碎后放置时间应不超过 1 周。

需临时捣碎的常用饮片有：

（1）果实和种子类：丁香、刀豆、大枣（劈开）、川楝子、五味子、牛蒡子、白果、白扁豆、瓜蒌子、决明子、红豆蔻、豆蔻、芥子、诃子、青果、郁李仁、使君子、胡椒、荜茇、草豆蔻、草果、荔枝核、牵牛子、砂仁、桃仁、莱菔子、益智、预知子、猪牙皂、黑芝麻、榧子、酸枣仁、蔓荆子、薏仁、橘核等。

（2）根和根茎类：山慈菇、平贝母、竹节参、华山参、珠子参、绵马贯众等。

（3）矿物类：白矾、自然铜等。

（4）动物类：海马、鹿角霜、穿山甲、鳖甲、龟甲等。

（5）其他药：儿茶、肉桂等。

第二节 中药处方内容分析

中药处方内容分析是指对医师临证处方的内容是否有误、用药是否合理等进行的分析。其内容包括对处方药物的名称、组成、配伍、剂量和用法用量等几方面进行审核。

中医治病在处方用药时多用以"经方"为基础，结合患者具体症状和体征等情况进行加减而组成的方剂；有的是运用自己多年积累的临床实践经验而书写的处方。因此，在方剂的组成方面各有其特点。但总的原则是以君、臣、佐、使四部分的药物配伍而成。例如麻黄汤证是因风寒外邪侵入肌表，故有恶寒发热、无汗而喘、口不渴、脉浮紧等表现，兼有头痛身痛等症，是邪实而正不虚的表实证，宜用辛温解表法治疗。所以用麻黄发汗解表、宣肺平喘，为君（主）药；桂枝温通经络，助麻黄增强发汗作用，为臣（辅）药；佐以杏仁宣降肺气，助麻黄止咳平喘；甘草调和诸药，为使药。方剂虽有一定的组成原则，但并非都是如此严格完整，主要从具体病症出发，分清主次，选药组药。

　　熟悉方剂的组成原则以及药物的配伍关系是调剂人员必须具备的基础知识和处方分析的主要内容之一。调剂人员在调配处方时往往会遇到这样或那样的具体问题，这就需要调剂人员通过处方分析解决问题。

　　现列举处方中较易出现的问题，分析如下：

1. 处方一

【主治】身热无汗，咳逆气喘，苔薄白，脉浮滑而数。表邪化热，壅遏肺气。

【功能】辛凉宣泄，清肺平喘。

【处方】麻黄 3g　　杏仁 3g　　甘草 6g　　石膏 10g　　川贝 3g　　半夏 3g　　陈皮 6g。

【分析】这张处方的错误是：①方中的甘草剂量与麻黄剂量相差太大；②方中杏仁应写为苦杏仁，石膏应写为生石膏，川贝应写为川贝母；③此方是治肺热咳嗽，方中加用清半夏不妥。根据上述三点错误，调剂人员可对处方拒绝调配。

2. 处方二

【主治】倦怠无力，少气懒言，食少便溏，舌质淡，苔薄，脉虚软无力。脾胃虚弱，运化乏力。

【功能】益气补中，健脾养胃。

【处方】人参 10g　　茯苓 15g　　焦白术 30g　　甘草 6g　　清半夏 6g　　焦术 30g　　陈皮 15g。

【分析】这张处方的错误是：①人参没有在脚注上写明单包另煎；②药味重复，它既用了焦白术又写了焦术。③根据该方的功能，方中应用法半夏调和脾胃为好。这时调剂人员应主动与处方医师联系进行更改剔除，签字后再调配处方。

3. 处方三

【主治】潮热盗汗，咳喘带血，头晕耳鸣，舌质红，少苔，脉细数。肺肾阴虚。

【功能】滋阴敛肺。

【处方】熟地 15g　　山药 10g　　茯苓 10g　　泽泻 10g　　牡丹皮 10g　　吴茱萸 9g　　味子 3g　麦门冬 10g。

【分析】这是一张麦味地黄汤分剂，它的错误有两处：①山茱萸写成了吴茱萸，且用量为 9g。因山茱萸功能是滋补肝肾，吴茱萸功能是温中散寒。吴茱萸的用量一般为 1.5～6g，用量大易伤阴液。②方中漏写了"五味子"的"五"字。因此，调剂人员应熟悉常用的成方，不但可以从方中看出错误，同时在用量上也能明确地看出剂量不当和误写的错误。方中出现上述错误，调剂人员应主动与医师联系更改后调配。

4. 处方四

【主治】胃脘作痛，呕吐吞酸，食少便溏，舌质淡，苔白腻，脉沉弱无力。脾胃虚寒兼痰湿。

【功能】温中益气健脾。

【处方】吴茱萸 6g　人参（另煎）6g　焦白术 15g　茯苓 15g　川楝子 12g　延胡索 12g　郁金 15g　陈皮 10g　清半夏 10g　甘草 6g。

【分析】这是一张吴茱萸汤与六君子汤加减组成的方剂，该方主要治疗胃热型胃脘痛、恶心呕吐，方中选用吴茱萸、人参、清半夏等药物显然是错误的，不但不会取得治疗该病的目的，反而会使患者病情加重。调剂人员应拒绝调配处方。

5. 处方五

【主治】关节肌肉酸痛日久，遇寒痛甚，得热则减，舌质润滑，边有瘀斑，苔白厚，脉沉紧。寒邪凝滞。

【功能】温经散寒，活络止痛。

【处方】川乌 6g　草乌 6g　天仙子 3g　穿山甲 9g　细辛 3g　地龙 12g　僵蚕 10g　青木香 6g　醋延胡索 6g　血竭 6g　荜茇 6g。

【分析】这是一张含有大毒药物较多的处方，其错误有：①川乌应写成制川乌，草乌应写成制草乌。②天仙子口服的常用量为 0.06～0.6g，方中天仙子超过常用量 5 倍，误写为 3g，川乌和草乌的用量也同时超过了常用量。调剂人员应拒绝调配该处方，并主动与医师联系更改和双签字后才可调配。

6. 处方六

【主治】恶寒，发热，无汗，咳嗽，痰白，苔薄黄白相间，脉浮数。外邪犯肺。

【功能】宣肺清热，止咳化痰。

【处方】紫苏叶 10g　麻黄 6g　前胡 10g　桔梗 10g　苦杏仁 10g　甘草 6g　陈皮 6g　荆芥 10g　百部 6g　黄芩 10g　罂粟壳 3g　川贝母 6g　清半夏 10g。

【分析】这是一张以治疗感冒咳嗽痰多为主的方剂，由于患者咳嗽不止，方中加一味罂粟壳，以止咳喘。罂粟壳属麻醉药管理范围，应按麻醉药管理规定单开麻醉药处方，不应与一般药物开在一起。调剂人员应拒绝调配处方，让医师用麻醉药处方单开签字后才可调配。

7. 处方七

【主治】风热表证：发热无汗，微恶风寒，头痛口渴，咳嗽咽痛，舌尖红，苔薄白或薄黄，脉浮数者。

【功能】辛凉解表，清热解毒。

【处方】荆芥 6g　牛蒡子 10g　金银花 10g　连翘 10g　桔梗 6g　苦杏仁 10g　忍冬花 10g　薄荷 3g　淡竹叶 6g　甘草 3g　鲜芦根 30g。

【分析】该方中所出现的错误是药味重复，既用了金银花，又写了忍冬花。调剂人员应与医师联系，将重复的一味除去后再调配。

8. 处方八

【主治】湿阻脾胃，气机不畅：肠鸣腹痛，舌苔厚腻等。

【功能】理气化湿，调和脾胃。

【处方】制厚朴 6g　炒白术 6g　姜半夏 10g　土藿香 10g　白蔻仁 15g　陈皮 6g　谷麦芽 20g　炙甘草 3g　焦六曲 10g　大腹皮 10g　带皮苓 10g。

　　【分析】这张处方的错误主要是一种药物的用量超过了一般用量的范围。如处方中的白蔻仁，一般用量是 3～6g，由于医师笔误却写成了 15g。调剂人员应根据自己的专业知识和工作经验，主动与医师联系更改后调配，这样才不致造成错误而影响病人健康。因为白蔻仁是辛温芳香之药，多服易伤气分。

　　9. 处方九

　　【主治】无故出汗，体弱神疲，心烦心悸，多梦易惊，短气倦怠。舌质淡，脉细弱等。

　　【功能】益气固表，养心潜阳。

　　【处方】生黄芪 15g　煅牡蛎 15g　浮小麦 10g　麻黄 10g　太子参 10g　大枣 15g。

　　【分析】这张处方是牡蛎散加太子参、大枣，它的作用主要是益气固表止汗，治疗经常出虚汗者。但处方中的"麻黄"是发汗而不是止汗的，止汗的应是"麻黄根"。因此，这张处方的错误是麻黄后面漏写了一个"根"字。调剂人员如能熟悉药物的性能，就会认识到这种相反的作用会给病人带来不良的后果，应及时与医师联系更正。

　　10. 处方十

　　【主治】小腹冷痛，寒凝气滞及疝气冷痛，舌淡苔白，脉沉弦等。

　　【功能】疏肝逐寒，行气止痛。

　　【处方】台乌药 6g　广木香 3g　高良姜 6g　炒小茴 3g　小青皮 6g　槟榔 10g　肉桂 3g　枳壳 6g　延胡索 6g　金樱子 10g。

　　【分析】这张处方是由行气、散寒、止痛等药物组成的，适用于寒性的疝痛。处方中一味"金樱子"是酸涩的药物，具有涩精固肠的功能。不能对需行气、散寒、止痛的病症进行综合治疗。这时调剂人员应联想到"金铃子"（川楝子）一味药物，因为它具有疏肝行气止痛的功能，配合这张处方较为适宜，从而可以发现处方中的金樱子系金铃子一字之差的笔误。

　　以上所举只是在配方过程中所遇到的许多问题中的个别例子。由于中医治病灵活性较大，往往用主药相似的方剂略为加减药味或在药量上的轻重不同，就能治疗不同性质的疾病。如麻黄汤的组成药物是麻黄、桂枝、杏仁、甘草，它的功用是发汗定喘；而在麻黄汤的基础上除去桂枝加石膏，即称为麻杏石甘汤，它的功用则又转变为辛凉宣泄、清肺平喘。又如"厚朴三物汤"与"小承气汤"，同样以大黄、枳实、厚朴三种药物组成，但前者以厚朴为主药，以疏理气机为主；后者以大黄为主药，以清热通便为主，这两种不同的功能区别主要是由于药量上的加减，即厚朴三物汤中厚朴的分量超过大黄一倍；而小承气汤则是大黄的分量超过厚朴一倍。

　　此外，有的医师在处方配伍方面不一定按照主药和辅药等规律组成。又有一些药物医师在处方上用量过大，超过了一般常用量的范围。对这种独创一格的特殊处方必须慎重对待，认真研究，以防发生错误。

　　调剂人员除熟悉处方上一般的药物通用名称和生、炒、炙、制、煅等不同炮制方法外，更应熟悉中药的性能和一般用量知识。当在调配每一处方的内容时就可以分析其综合作用，区分适用何种疾病，从而查知药方内有无笔误或疑问之处。

　　要注意药名一字之差、书写潦草或笔画类似的现象。药名一字之差是指两字或两字以上的药物名称相互之间仅只有一字之差异，例如泽泻与泽漆、金樱子与金铃子等，其品种不同，则功效也有区别。书写潦草或笔画类似是因医师处方书写字体各异，例如：桂枝与桔梗、泽泻与泽漆等。特别是中药的别名或异名尤其应注意。所有这些，稍有疏忽，不加思考，便易看错药名，发生差错，影响药剂质量和疗效，不仅如此，甚至也可能危及生命。因此，药剂人员在调配处方时必须专心致志，认真识别，这样才能避免发生差错，使之调剂正确无误。

第三节　调剂用药的供应

调剂需储备一定量的药品，主要是供调配处方使用。中药调剂以饮片为主，药斗中一般常用药以贮存一日用为宜，不常用品种装一斗够多日调配。但大型经营部门调剂业务繁忙，有些常用品种需要临时不断给予补充。调剂室应派专人逐日检查药品供应品种及数量情况，对短缺品种要及时登记，随时整理药品，补充所耗品种，以备调剂使用，这项工作俗称装斗。装斗是确保调剂质量的重要环节，亦直接关系到患者的用药和治疗。因此，调剂用药的供应主要包括查斗、装斗、调剂与保管，此外还有中成药的分类等。

一、查斗

系指检查药斗中药物每日销售量，每斗中储量减少程度。检查时主要记录以下几方面情况：

1. 检查药名是否相符及短缺品种。
2. 检查日间消耗量（即时补量）。
3. 检查药品的清洁度、有无生虫变质等情况，并随时做好记录，以此为据来整理和补充药品。

二、装斗

通过检查后所得的记录结果是补充药品的依据。装斗时对饮片品种要鉴别准确无误，一定要核对名签，切不可粗心大意，否则将造成药物混淆，甚至发生医疗事故。装斗时一般应做到以下四点：

1. 药斗装量不可过满，防止调剂时抽拉药斗使药物溢出，造成相互掺混。一般装入容积的4/5处，种子药粒较圆而细小，更易冲出，故应装入容积的3/5处。装饮片时不可按压，防其碎乱而影响饮片的外观。
2. 对补充的饮片应事先进行整理。有的饮片需要过筛，全草类或种子类饮片要过筛或过箩，鲜药如生姜、芦根等均需洁净之后放置备用。
3. 对细粉或细小的种子药品，如青黛、滑石、马勃、车前子、葶苈子等，需垫纸盛装；如遇饮片外观形体相似，如煅牡蛎、煅石决明等，一定要核准名签，以免装错斗。
4. 掌握先入者先出的原则，即新添的饮片放在下面，原有的装在上层，以免斗底药物积累日久而变质。

三、装斗与调配、保管的关系

装斗、调剂、保管三方面工作必须相互配合协作，才能提高工作效率，保证供应及时无缺，且能发现饮片的品质变异情况。

调配工作人员对药斗内的药品数量与质量最为清楚，能监督装斗工作，装斗前应每日检查，以免有失漏，互相协作能提高质量、减少供应失调现象。装斗人员要与仓库保管员紧密配合，由装斗人将饮片日消耗量、短缺品种等信息及时提供给仓库保管员，作为采购进药的依据。保管人员将购进的新品种及时通知装斗人员，以便供给调剂使用。

此外，装斗人员将每日新添加的饮片规格及等级变动情况要及时通知计价人员，以便及时调整价格，免致价格不适当而造成经济上的损失。因此，只有调配、装斗、保管之间密切配合，才能提高工作质量，减少损失，保证调剂用药的供应。

第四节　常用中药单方、验方的调剂

中药单方、验方是经过长时间实践证明行之有效的方药，具有价廉、有效、方便的特点，受到人民群众的欢迎。使用单方、验方恰当确能收到满意的效果。本节收载 40 个常用的验方，可参考应用，或咨询医师后应用。

1. 保产无忧散，又名十三太保

【组成】酒炒当归 5g、川芎 5g、酒炒白芍 6g、川贝 3g、菟丝子 3g、甘草 2g、荆芥 3g、黄芪 3g、羌活 2g、醋炒艾叶 2g、厚朴 2g、炒枳壳 2g、生姜 3 片。

【功用】安胎保产。治胎动不安，腰酸腹痛，势欲小产者。

【注】①本方份量虽轻，但作用颇好。5 个月以内月服 1 剂，6 个月以后渐加，临产前可催产。②临盆时不宜服用。

2. 生化汤

【组成】当归 25g、川芎 6g、炙甘草 3g、炮姜 3g、桃仁 5g。

【功用】产后祛瘀。治产后恶露不净，腹中血块胀痛。

【注】本方亦有加益母草者，取其加强子宫收缩、排除瘀阻的效果。

3. 发乳方

【组成】黄芪、党参、当归、川芎、通草、炮甲、漏芦、王不留行、阿胶、猪蹄等，酌情用量。

【功用】活血通络，行气发乳。产后乳腺不通而乳汁不足者服之有效。

【制法】将药久煎 2 次，去渣取汁。阿胶另行溶化。未去蹄筋的前猪脚一对烧刮干净，去蹄甲，剖开砍断，放入砂罐或钵内，加水浸过猪脚，烧至水于猪蹄以下，再将药汁和阿胶溶液加入，炖到猪蹄熟烂，放入食盐少许，食蹄喝汤。

【注】又方：当归 10g、炮甲 6g、桔梗 6g、白芍 10g、茯苓 15g、通草 6g、花粉 10g，用

水 500ml 煎至 200ml。日服 2 次，连服 3 日。治乳汁不通有效。

4. 开口连（又称钩藤茶、毛伢子茶）

【组成】黄连 0.6g、麸炒枳壳 1g、连翘 1g、钩藤 1g、蝉蜕 1g、荆芥 1g、熟大黄 1g、薄荷 0.6g、甘草 0.6g、荷叶蒂 3 个、灯心 3 根。

【功用】祛风清热。初生婴儿风热乳滞，腹痛夜啼等。

5. 四磨汤

【组成】广木香、枳壳、槟榔、乌药。

【功用】顺气降逆，健胃消胀。治初生婴儿气滞不舒，痞满不食，腹痛夜哭。

【用法】亘药磨汁，将磨汁煮开，放糖少许，稍冷喂服。

6. 止盗汗药方

【组成】黄芪 15g、防风 10g、牡蛎 20g、浮小麦 10g、大枣 20g。

【功用】治腠理不固之阴虚盗汗。

7. 消食导滞方（即焦三仙）

【组成】焦神曲 15g、焦麦芽 15g、焦山楂 15g。

【功用】消食导滞。治消化不良、脾虚腹泻。

8. 风热喉痛药

【组成】玄参 10g、麦冬 10g、桔梗 10g、甘草 3g、白牛膝 10g、射干 10g、板蓝根 10g、山豆根 10g、马勃 6g、金银花 10g。

【功用】清热解毒，利咽消肿。治咽喉肿痛、口腔糜烂、舌根生疮。

9. 风热感冒药

【组成】桑叶 6g、菊花 6g、金银花 10g、连翘 10g、薄荷 6g、桔梗 10g、竹叶 6g、芦根 6g、杏仁 10g、甘草 3g。

【功用】疏风清热，宣肺止咳。治感冒初起，头痛、咳嗽、喉痛、口渴。

10. 伤风感冒头痛方

【组成】荆芥 6g、薄荷 6g、川芎 10g、白芷 10g、羌活 10g、防风 10g、藁本 6g、细辛 3g、甘草 3g。

【功用】解表祛风、止痛。治伤风感冒、头痛项强、恶寒鼻塞。

11. 风坨药

【组成】茺蔚子 10g、生何首乌 15g、石菖蒲 10g、苦参 10g、威灵仙 10g、甘草 6g。

【功用】散风祛湿，活血通络。治荨麻疹。

12. 抱耳风（腮腺炎）药

【组成】板蓝根 20g、甘草 6g 煎服。鹿角磨醋涂患处（干后又擦，反复多次）。

【功用】内服外擦，具有清热解毒、凉血止血、消肿之效。

【注】又方：青黛调醋搽敷，亦有效。

13. 扁桃体炎药方

【组成】山豆根 12g、玄参 10g、升麻 6g、甘草 6g。

【功用】清热解毒，消肿止痛。

14. 乳腺药方

【组成】蒲公英、忍冬藤各 20g。用水 400ml，煎至 200ml，日 1 剂，分 2 次服。

【功用】清热解毒，通络、散结、消肿。

【注】又方：取鲜矮脚蒲公英一把，捣烂，敷于乳房，可消肿止痛。

15. 解暑凉茶

【组成】白花茵陈 6g、薄荷 3g、栀子 10g、玄参 10g、麦冬 10g、杭菊 10g、甘草 3g、生石膏 15g、黄柏 10g、夏枯球 6g、蚕砂 6g、竹叶 6g。

【功用】清热解毒、祛暑除烦、止渴生津。

16. 端午凉茶

【组成】金银花 20g、土茯苓 20g、甘草 6g。三味与蚕豆共煮，吃蚕豆喝药水。

【功用】清热解毒。

17. 疮疖败毒药

【组成】蒲公英 10g、地丁 10g、野菊花 10g、金银花 10g、天葵 6g、甘草 3g。水煎服，日服 2 次。

【功用】清热解毒，散瘀消肿。

18. 皮肤瘙痒外洗药

【组成】黄柏 10g、炒苍术 10g、金银花藤 10g、艾叶 6g、青蒿 6g、路路通 10g、姜皮 3g、甘草 3g、蛇床子 10g、地肤子 10g、芒硝 15g。上药煎水，滤去渣作浴汤用。

【功用】清热祛湿。适用于皮肤风热瘙痒、风疹恶疮。

19. 止血外用药

【组成】白蜡，研碎撒敷创口。

【功用】止血生肌，敛疮止痛。

20. 急救催吐方

【组成】甜瓜蒂、赤小豆（捣碎）各 10g。煎水顿服，或研末泡开水吞服。不吐再服一剂，催吐为度。

【功用】用于误食有毒食物的催吐。

21. 蒸鸡补药

【组成】党参 15g、蜜黄芪 15g、天麻 10g、枸杞 10g、山药 15g、芡实 10g、桂圆肉 15g、银耳 10g。

【功用】补气血、益肝肾、健脾胃。对身体虚弱、产后体虚、病后体弱有一定效果。

【蒸制】将白木耳另用清水泡发，淘洗至水清为度；各药与鸡同蒸（将药填于鸡腹）。如清炖块鸡则将药与鸡同炖。武火煮开，文火慢炖，熟后入盐少许。

【注】（1）宜选用健康母鸡，盐味宜淡不宜咸。

（2）外感风寒及产后恶露未净者慎用，高血压患者宜少食。

22. 蒸鸭补药

【组成】党参 15g、蜜黄芪 15g、天麻 10g、枸杞 10g、山药 15g、芡实 10g、冬虫夏草 3g、白木耳 10g。

【功用】补气健脾，滋肾益肺。适用于阴虚肺弱之虚劳喘咳、脾胃虚弱等症。

【蒸制】选用老母鸭一只，宰杀后去净毛、内脏，洗净，砍成小块，随药放入罐内，加入清水，先用武火烧开，然后用小火蒸炖至熟，服时入盐少许。为减少腥气可放生姜数片，或服时撒少量胡椒末亦可。也可将鸭块先用油爆酒焖，再入药加水同蒸（炖）。

23. 蒸鸽子

【组成】当归10g、川芎10g、制附片10g、党参15g、天麻10g、枸杞10g、龙眼肉20g。

【功用】回阳补脾，定惊安神。适用于头痛经久不愈，头晕目眩。

【蒸制】选用老雄鸽，宰后去爪毛、内脏。将药放入鸽腹，酌量加水，蒸约1小时即熟。

【注】鸽子体小，药不宜多，只需蒸鸡鸭药的1/3即可。

24. 蒸猪肚

【组成】党参15g、蜜黄芪15g、枸杞10g、山药15g、芡实10g、蒸白术10g、莲肉10g、桂圆肉15g、红枣15g、白胡椒（少量，布包）。

【功用】补中益气，健脾安神。治气血虚损，消化不良，反胃呕吐。为民间习用妊娠期滋补剂。

【蒸制】传统方法系用整个猪肚洗净入药共蒸。也可将猪肚切成小块入药加水共煮。此法容易熟烂，又便于服食。

25. 蒸猪心

【组成】党参15g、黄芪15g、朱砂（少许）、茯神15g、炙远志肉（少许）、龙眼肉15g。

【功用】补中益气，益智安神。适用于心悸健忘、虚烦不眠等症。

【蒸制】将猪心洗净，除去心内瘀血，和药共蒸，药量和水均适量。蒸熟后食猪心喝汤。药除党参、龙眼肉外，其余取汁弃渣。

26. 蒸猪小肚（即猪膀胱）

【组成】党参15g、山药15g、金樱子10g、芡实10g、苡米10g、白莲10g、枸杞10g、红枣15g。

【功用】补脾益肾，固精缩尿。治小儿遗尿、老人尿频和小便失禁等症。

【蒸制】将猪小肚洗净，入药共蒸。小肚质较韧，蒸的时间要较猪肚略久。服时入盐少许。药除金樱子外，均可连渣服食。

27. 蒸羊头

【组成】党参15g、蜜黄芪15g、制附片10g、天麻10g、当归10g、枸杞10g、桂皮少许。

【功用】补气益肾，回阳补虚。适用于肝肾亏损、阳虚气弱的头痛、晕眩等症。

【蒸制】将羊头洗净，去瘀血，烧尽毛，刮洗干净，劈开，入药加水久蒸，食时加盐少许。先吃羊头，后食天麻、党参、枸杞及汤。

【注】肝阳上亢、高血压患者忌服。

28. 炖羊肉药

【组成】当归10g、黄芪15g、党参15g、制附片10g、枸杞10g、桂皮一小块。

【功用】补气血、益肝肾、回阳温中。适用于气血不足、肝肾亏损、脾胃虚冷等证。

【炖制】将羊肉洗净，于开水中稍煮片刻，取出，切成小块，加水和药共炖。先用武火，烧开后改用文火。食时加盐及胡椒末少许。

29. 炖牛肉

【组成】党参 15g、黄芪 15g、枸杞 10g、肉苁蓉 10g、山药 15g、芡实 10g、桂皮一小块，亘甘草一段。

【功用】补肝肾，益精血。适用于气血两亏、肝肾阴虚所致泄泻、自汗、阳痿遗精等症。

【炖制】将牛肉洗净，切成小块，加水和药共炖。食时加盐少许。

【注】强阳易兴、脾胃有热、便秘不通者不宜服用。

30. 龟羊汤

【组成】党参 15g、黄芪 15g 制附片 10g、当归 10g、枸杞 10g、肉苁蓉 10g、生姜 15g（作矫味除腥用）。

【功用】补气血，益肝肾，壮元阳。适用于肝肾亏损之头晕目眩、失眠健忘、遗精早泄、阳虚自汗。

【炖制】将乌龟去腹背甲，洗净内脏，放于开水内煮片刻，剥除表皮，洗净，砍成小块；羊肉切块，与龟肉合并与药加水共炖。蒸时加盐少许，连肉带药（党参、枸杞）并汤一起服食。

31. 驱虫后补脾胃药

【组成】黄芪 15g、党参 10g、山药 15g、薏苡仁 10g、莲肉 10g、芡实 10g。

【功用】健脾胃，益气，消食。适用于食积胀满、消化不良。驱虫后服用此方对健脾胃、增强食欲效果较好。

32. 人参枸杞酒

【组成】人参 20g、枸杞子 350g、熟地黄 100g、冰糖 400g、白酒 5kg。

【功用】人参有广泛的医疗作用，是古今著名强壮抗衰老药，枸杞、熟地能补阴血、乌须发、壮腰膝、强视力，冰糖调味、清热生津、缓酒热性。用于诸虚劳损之食少、乏力、自汗、眩晕、失眠、腰痛等症。

【注】糖尿病患者忌服。

33. 首乌酒

【组成】制首乌 150g、地黄 150g、白酒 5kg。

【功用】制首乌补肝肾、益精血、乌须发。配地黄有补阴之效，且可降低酒热之性。用于肝肾不足之眩晕、乏力、消瘦、腰痛、遗精、健忘、须发早白等症。

34. 十全大补酒

【组成】党参 80g、茯苓 80g、黄芪 80g、当归 40g、甘草 40g、白术 80g、白芍 80g、熟地 120g、川芎 40g、肉桂 20g、白糖 100g、白酒 10kg。

【功用】培补气血。用于气血两亏之面色萎黄、四肢无力、久病虚弱、精神倦怠。

【注】糖尿病患者忌服。

35. 补益枸圆酒

【组成】枸杞子 120g、桂圆肉 160g、白糖 100g、白酒 5kg。

【功用】补心滋肾、益智安神。用于心悸怔忡、肾亏腰酸。

【注】糖尿病患者忌服。

36. 参桂养荣酒

【组成】生晒参100g、桂圆肉200g、玉竹100g、白糖200g、白酒10kg。

【功用】补气养血，益肺生津。用于气血两亏之神疲乏力。

【注】糖尿病患者忌服。

37. 木瓜酒

【组成】红花15g、秦艽15g、羌活25g、陈皮25g、当归25g、玉竹30g、千年健15g、桑寄生15g、川牛膝15g、独活25g、香加皮25g、木瓜35g、栀子50g、白糖300g、白酒10kg。

【功用】祛风活血。用于风湿痹痛、筋脉拘挛、四肢麻木、关节不利。

【注】糖尿病患者忌服。

38. 风湿骨痛酒

【组成】老鹳草100g、丁公藤60g、桑枝60g、豨莶草100g、白酒10kg。

【功用】祛风除湿、通痹止痛。用于风寒湿痹之四肢麻木、腰膝酸软。

39. 延寿酒

【组成】黄精100g、天冬50g、松叶20g、枸杞150g、苍术20g、白糖100g、白酒5kg。

【功用】补中气、益精血、滋肺阴、祛风湿。用于体虚食少、乏力、脚软、眩晕等症。

【注】糖尿病患者忌服。

40. 参茸酒

【组成】鹿茸20g、生晒参50g、怀牛膝50g、熟地100g、五味子20g、肉苁蓉50g、菟丝子20g、制附子20g、当归50g、黄芪100g、白酒10kg。

【功用】补气壮阳、益血生津、补益肝肾、强壮筋骨。用于气血不足、阴阳两亏所致神疲气短、腰酸腿痛、手足寒冷、盗汗失眠、心悸乏力等症。

第八章
中药处方临方炮制与汤剂制备

第一节 中药饮片临方炮制

炮制是药物在应用或制成各种制剂之前的加工处理方法和技术。由于中药多属生药，其中大部分药材必须经过特定的炮制处理，才能符合用药要求和治疗的需要。

炮制方法是否得当及炮制技术的好坏直接影响到药效，而某些毒性或烈性药的合理炮制更是确保用药安全的重要措施。

中药门市部对某些药物进行"临方炮制"是炮制的一个重要组成部分。临方炮制虽属医师特殊要求，但所用辅料及操作必须符合《药典》和《中药饮片炮制规范》的规定。为了保证疗效，调剂人员应严格按照医嘱进行炮制，如因故不能加工，应征得医师或患者的同意，决不能该炮制的不制。

中药饮片临方炮制是对于医师处方涉及的销量很小或特殊要求的炮制品。药店在无储备的情况下，必须临时按医师处方要求进行炮制。中药炮制的方法很多，根据有关规定和要求，选择常见方法简述如下：

一、清炒法

药物置锅内加热，直接翻炒至所需程度的方法。包括炒黄、炒焦、炒炭三种。

1. 炒黄

药物用文火炒至表面微黄或黄色，或较原色稍深、发泡或爆裂，透出固有气味。其主要目的是使药物质脆易粉碎，利于成分煎出，增强疗效；降低毒性和缓和药性；矫味臭和保存药效。如炒芡实、炒牵牛子、炒白果、炒花椒、炒九香虫等。

2. 炒焦

药物用中火加热，炒至外表呈焦褐色，内部呈黄色，并具有焦香气味。其目的主要是增强药物消食健脾的功能，或减少药物的刺激性，缓和药性。如谷芽、麦芽、六曲、栀子、槟榔、川楝子等常炒焦用。

3. 炒炭

药物用武火或中火加热，炒至外表焦黑色或黑褐色，内部焦褐或焦黄色。其目的主要是使药物增强或产生止血、止泻作用，或满足临床特殊用药要求。如丹皮、乌梅、贯众、黄芩、槐花等常炒炭用。

二、加辅料炒

药物与固体辅料入锅内同炒的方法。包括麸炒、米炒、土炒、砂炒、滑石粉炒等。

1. 麸炒

是指药物与麦麸或制麦麸拌炒至黄色或老黄色，并透出香气的方法。其主要目的是增强疗效、缓和药性、矫味矫臭。如白芍、薏苡仁、苍术、枳壳、桑螵蛸、僵蚕等。

2. 米炒

是指药物与大米同炒的方法。炒至药物呈微黄色或焦黄色，具香气。其主要目的是增强健脾止泻，或降低毒性，或矫味臭的作用。如党参、斑蝥等。

3. 土炒

是指药物与灶心土拌炒的方法。炒至药物挂土色并透出香气。其主要目的是增强药物健脾和止泻的作用。如白术、山药等。

4. 砂炒

是指药物与热油砂拌炒的方法。炒至药物发泡鼓起，外表黄色，质地酥脆，或趁热醋淬。其主要目的是使药物质地酥脆易碎，利于成分溶出，或降低毒性、矫味臭等。如干姜、骨碎补、鳖甲、马钱子等。

5. 蛤粉、滑石粉炒

是指药物与蛤粉或滑石粉拌炒的方法。炒至药物发泡、鼓起，外表黄色，冷后质地酥脆。其主要目的是使药物质地酥脆易粉碎，或降低腻滞性、矫味臭等。如阿胶、地龙、狗肾等。

三、炙法

药物加入定量的液体辅料拌润后文火加热处理的方法（一般炒至近干或炒干，取出放晾，未干者应进一步低温干燥）。主要有酒、醋、盐、姜、蜜炙等方法。

1. 酒炙

药物加入适量黄酒或白酒拌润后置锅内加热处理的方法。其主要目的是引药上行，增强药物疗效，矫味臭。如牛膝、白芍、当归、川芎、常山等。

2. 醋炙

药物加入适量米醋拌润后加热处理的方法。其主要目的是引药入肝，增强疗效，降低毒副作用，矫味臭。如柴胡、青皮、艾叶、甘遂等。

3. 盐炙

药物加入定量的盐水拌润后加热处理的方法。其主要目的是引药入肾，增强药物疗效，缓和药性。如知母、小茴香、益智仁、巴戟天等。

4. 姜炙

药物加入定量的姜汁拌润后加热处理的方法。其主要目的是增强和胃止呕作用，缓和药性。如竹茹、黄连、草果等。

5. 蜜炙

药物加入定量稀释后的炼蜜拌润后加热处理的方法。其主要目的是增强药物疗效，缓和药性，矫味。如前胡、远志、百合、马兜铃等。

四、两味同炒、同拌

应用两味药物入锅加热共炒的方法称同炒。同拌是将两种药物或辅料拌和均匀入药的方法。现将同炒、同拌药物举例如下：

1. 吴茱萸炒黄连

取吴茱萸煎汁，加入黄连片中拌润，文火炒至微干，取出，晾干。目的是抑制黄连的苦寒性，增强治胃热呕吐或清气分湿热之功。

2. 木香炒枳实

取木香煎水，加入枳实中拌润后，文火炒至近干，取出，晾干。目的是抑制枳实破气之性，增强行气消胀的作用。

3. 小茴香炒当归

取小茴香入锅内炒至微有爆鸣声时，加入当归片急炒，至小茴香发泡、鼓起，当归呈黄色、散发香气时取出，放晾。目的是增强行气散寒、活血止痛、疗疝的功效。

4. 蒲黄炒阿胶珠

取蒲黄置热锅内，加热炒至微变色，投入阿胶丁，炒至阿胶鼓起呈圆球形、内无溏心时取出，筛去蒲黄，放晾。目的是降低滋腻之性，矫味臭，增强止血安络的作用。

5. 砂仁拌熟地

取净砂仁捣碎，均匀撒入熟地片中入药。目的是降低熟地的滋腻之性。

6. 朱砂拌茯苓、远志

将药物湿润后加入定量的水飞朱砂细粉拌匀、晾干。目的是增强宁心安神的作用。

7. 青黛拌灯心草

方法与朱砂拌相同。目的是增强清热凉肝的作用。

8. 柴胡拌鳖血

取净柴胡片加热，加入定量新鲜鳖血及适量冷开水拌匀，闷润后文火炒至近干，取出，放晾。目的是抑制柴胡的升浮之性，增强清肝退热、截疟的功效。

第二节　中药汤剂的制备

一、汤剂的概念、分类与用途

1. 汤剂的概念

汤剂，又称为汤液。系指将中药饮片用煎煮或浸泡去渣取汁的方法制成的液体剂型。

汤剂是我国应用最早、最广泛的一种剂型。汤剂最适用于中医辨证施治，可对方剂进行随症加减。除制备简单易行、溶媒来源广泛、无刺激性和副作用外，还具备液体药剂吸收快、药效发挥迅速的优点。汤剂多为复方，药物在制备过程中能相互促进、相互制约，达到增强疗效、缓和药性的目的，能充分发挥中医方剂中各药物的配伍作用。

2. 汤剂的分类

汤剂按其制备方法的不同可分为四类：

（1）煮剂：是应用一般的加热温度和加热时间，将药物煎煮去渣所得的液体剂型。煮剂浓度适中，具有吸收快、发挥药效迅速、作用强的特点。

（2）煎剂：是将经过煎煮去渣的药液再经加热浓缩所得的液体剂型。煎剂加热时间比较长，药液浓度较高，能降低药物的毒副作用。

（3）泡剂：是药物用沸水浸泡一定的时间后去渣所得的液体剂型。沸水泡药，频频饮之，又称饮剂。沸水泡药温度低、时间短，药液味薄气清，常用于清泄热邪、保健饮品之类。

（4）煮散：是药物粗颗粒与水共煮后去渣取汁而制成的液体药剂。煮散具有节省药物、便于煎服等优点。

3. 汤剂的用途

汤剂的用途较广泛，可分内服和外用两种情况。

（1）内服：主要是口服，药液进入胃肠后直接吸收，产生作用比较快，从而提高疗效。

（2）外用：多用于洗浴、熏蒸、含漱。具有治疗、保健作用，应用较广泛。

①洗浴是用药液浸洗人体全身或局部，用于治疗疮疹溃疡，能使药液直达病处，产生清热解毒、生肌止痒的作用。或用于治疗风湿疼痛或保健。如用防风、苦参、千里光等煎汤外洗；用黄连、金银花、黄柏等煎汤外洗。

②熏蒸是用药液趁热熏蒸肢体，使药物通过肌肤渗入筋骨，发挥祛风、散寒、除湿的作用。如桂枝、川乌、苍术等煎汤熏蒸患处。

③含漱是用药液作用于口腔一定时间，然后漱出，常用于治疗热毒引起的口腔、咽喉疾病。药液不经胃肠吸收，直接作用于患病部位，发挥清热解毒的作用。如黄连、硼砂、芒硝制成的含漱剂。

二、汤剂制备工作制度

煎药是制备中药汤剂的一项专业操作技术。汤剂的质量不仅与煎药器具、煎药热源、饮片规格、加水量、煎煮次数、煎煮时间等有直接的关系，而且与汤剂制备人员的工作责任心及专业技术水平有关。汤剂的质量对药物的疗效有着重要影响。为了保证汤剂的质量，必须建立完善的汤剂制备操作规程及工作制度。

1. 汤剂制备人员应具备一定的中药专业知识，熟悉汤剂制备操作技能和操作常规，经培训后在药师指导下上岗工作。

2. 汤剂制备人员必须身体健康，无传染病、精神病、皮肤病，每年必须进行一次健康检查并建立健康档案。

3. 汤剂制备人员在操作时应穿工作服、戴工作帽。所用制备器具应随时刷洗干净，保持清洁，经常保持制备室内外环境卫生整洁。

4. 汤剂制备人员必须严格遵守汤剂制备操作规程，认真执行核对、记录及交接手续，避免差错事故的发生。

5. 汤剂制备的容器宜选择化学性质稳定、传热均匀、较牢固的器皿。家庭制备汤剂可选择砂锅，医疗单位或药品经营企业宜选用较牢固的搪瓷器皿或不锈钢器皿等。目前有采用煎药机制备汤剂者，但必须严格按照汤剂的制备方法和要求进行，以确保汤剂制备的质量。汤液应避免直接接触铁、铝和有害塑料制品，避免发生化学反应而影响疗效或污染药液。汤液瓶必须洗净，不宜使用回收的旧瓶。

三、中药汤剂制备操作常规

1. 汤剂制备人员收到待制备的药物后，应与处方药味、剂数、重量核对，查看是否有需要特殊煎煮的饮片；核对瓶签所记科别、患者姓名、日期、取药号或病床号等，是否与处方内容相符。发现疑问应及时与医师或调剂人员联系，确认无误后方可加水煎煮。

2. 群药按一般煎煮法煎煮，需特殊煎煮的饮片按特殊煎煮法处理。注意经常搅动并随时观察煎液量，使饮片充分煎煮，避免出现煎干、煎糊现象。如发现煎干、煎糊现象时，应另行调配，重新煎煮。

3. 每剂药煎好后应及时趁热滤出煎液，以免温度降低后影响煎液滤出及有效成分的含量。

4. 核对药瓶标签上科别、患者姓名及取药号或病床号，准确无误后方可发出。

四、一般汤剂制备方法和特殊煎服法

1. 一般汤剂制备方法

(1) 汤剂制备用水及加水量：使用符合国家标准的饮用水制备汤剂，如自来水、矿泉水、纯净水等，不宜使用热水浸泡饮片，以免饮片组织细胞内的蛋白质遇热凝固而不利于有效成分的溶出。加水量的多少受饮片的重量、体积、吸水能力及煎煮时间等因素制约，一般以浸泡后水面高出饮片 2～3cm 或每次煎出汤液 100～200ml 为宜，煎煮滋补药或解表药等应酌情加减水量，用于小儿的汤剂可适当减少加水量。

(2) 浸泡时间：根据饮片的性质、大小、厚度，加水后应浸泡 20～30 分钟或 1 小时，使水分充分浸入饮片组织，利于煎出有效成分。

(3) 煎煮火候、时间及汤液量：一般先用武火（大火）煮沸后改用文火（小火）煎煮，保持微沸状态。每剂药煎煮 2 次。

一般药物第一煎煮沸后再用文火煎煮 20～30 分钟。发表药、攻下剂煎煮时间宜短些，一煎为沸后约 15 分钟，二煎为沸后 10 分钟即可。滋补药宜煎煮时间长些，一煎为沸后 30～35 分钟，趁热滤取煎煮汤液约 100～200ml，第二煎加水煮沸后再用文火煎煮 15～20 分钟，趁热滤取煎煮汤液约 100～200ml。注意第二次煎煮后应挤榨药渣，避免煎煮汤液的损失。两次煎煮汤液合并混匀后一般分 2 次使用（要求顿服或其他要求的除外）。

2. 汤液制备的特殊处理方法

（1）先煎：需先煎的饮片经武火煮沸，改用文火煎煮保持微沸 10～15 分钟后加入群药，再按一般煎煮法煎煮。

（2）后下：在其他群药文火沸腾煎煮 15～20 分钟后，再放入需后下的饮片煎煮沸腾 5～10 分钟即可。

（3）包煎：将需包煎的饮片装入白色纱布袋内，扎紧袋口与群药同煎。

（4）另煎：将需另煎的饮片单独煎煮 30～40 分钟后，药渣并入群药同煎，滤取的煎液兑入群药的煎液同服。动物角质类及有毒药物一般煎 2～3 小时。

（5）烊化：将需烊化的饮片置锅内加水适量，加热熔化或隔水炖化后再兑入群药煎液中同服。

（6）冲服：将药物细粉用温开水或群药的汤液冲服。

（7）兑服：将液体药汁兑入群药汤液中同服。

3. 煎煮汤液的服法

（1）服药时间：一般宜在饭后 30～60 分钟内服药。补益药宜早晚空腹服，饭前 1 小时服药易于吸收；润肠或泻下药宜饭前 1 小时空腹时服，有助于其发挥润肠荡涤作用；病在下焦的用药宜饭前服；消食药宜饭后 1 小时服，以助消化；发散解表药或对肠胃刺激性较大的药物以及病在上焦的用药宜饭后服；驱虫药、祛湿利水药宜早晨空腹时服；镇静安神药宜在睡前 1 小时服；治疗疟疾的药物宜在发作前 2 小时服。

（2）服药方法：一般药宜温服，忌大热或过冷。解表药宜热服，服药后应避风寒；祛寒药宜热服，有助于温通；清热解毒药及治疗热性病证的药物宜冷服；止吐药的服法是寒吐者宜热服，热吐者宜冷服，并注意少量多次服用。此外，根据病情轻重及病人体质强弱可采用以下服药方法：①分服：对一般较轻的疾病或慢性病，分 2～3 次服；②顿服：急症病人用药则不拘时间迅速煎服；危重病人常将一剂两煎汤剂一次服下，甚至一日可服 2～3 剂，以保持药力；③频服：不拘时间和次数，少量多次服用，以减轻胃的负担。

（3）服药禁忌：俗称"忌口"，指服药期间不宜同时进食与药性相反或影响治疗效果的食物，注意服药与调养相结合。服药时宜少食豆类、肉类、生冷及其他不易消化的食物，原则上忌饮浓茶。服清热药时不宜吃辛辣助热类的食物；服解表透疹药宜少食生冷酸味食物；服温中祛寒药时不宜吃生冷助寒类的食物；服健脾消食药时不宜吃油腻类不易消化的食物；服镇静安神药时不宜吃辛辣、酒、浓茶等刺激和兴奋性的食物；服解毒、收敛药时不宜吃"发物"，如姜、椒、酒、鲤鱼等类的食物；服用滋补药宜少饮茶。此外，服用某些药物时有特殊忌口，如薄荷忌鳖肉，茯苓忌醋，蜂蜜忌葱，甘草、桔梗、黄连忌猪肉，紫苏、天冬、麦冬忌鲤鱼、鲫鱼，地黄、何首乌忌葱、蒜、萝卜和血类食物等。

五、影响汤剂质量的因素和质量要求

1. 影响汤剂质量的因素

汤剂在制备过程中影响其质量的因素很多，除煎煮方法外，主要有如下因素：

（1）饮片规格、类型或粉碎粒度

饮片规格、类型直接影响煎出效率。一般来说，在相同条件下，薄片较厚片煎出效率高；1～2mm 较 2～4mm 的规格煎出效率高。从理论上讲，药物粉碎度与成分煎出效率有密切关系，即粉碎度越大煎出效率越高。但由于中药的质地、性质各不一样，应从实际出发，否则会影响汤液的过滤、澄明度等。据研究认为应遵循三种情况：①对全草、花、叶及质地疏松的药物，粉碎度对煎出效率影响不大；②质地坚硬、组织结构致密的药物，颗粒状的煎出率高于片状；③含黏液质较多的药物，采用片状煎煮效果较好。这是因为颗粒煎煮时大量的黏液质浸出，增加药液的黏度，对药物其他成分扩散不利。

（2）加水量与汤液的量

煎药时的加水量是一个重要问题，药多水少则成分不能充分溶出；药少水多则给服用带来困难。因此，加水量应根据煎煮时间的长短、水分蒸发量、药物吸水性能及汤液的量等因素来确定。实验证明，一般掌握每分钟平均蒸发量为 15～20ml 较适宜，但必须在一定的容器和温度下进行操作。

汤液量应根据每剂总药量来确定。一般煎液量与煎出率呈正比，但汤液量受服用量限制。有人通过实验发现：当煎液量为 1∶4 时，两次煎液可以达到 70%～80%的煎出率，如将此煎液再浓缩成 1∶2 时，即可便于服用。

（3）煎煮次数

据实际调查与实验证明，汤剂煎煮 2 次可提取有效成分 80%以上。但中药所含化学成分复杂，性质各异，对于水溶性成分两煎效果较好。但非水溶性成分或难溶性成分以水作溶媒煎煮 2 次则存在一定的局限性。

2. 中药汤剂制备的质量要求

（1）调配中药汤剂的药物必须符合药品标准规定和要求。

（2）严格按照中药汤剂制备的操作常规和制备方法进行。煎煮后的残渣不得有硬心，应充分煮透，使药效成分溶出而发挥疗效。

（3）制备汤剂时应认真负责，控制好煎煮火候和时间。煎煮后的药物不得烧焦糊化，否则影响汤液的质量。

（4）煎煮后应充分过滤，药物残渣挤出的残液量一般不得超过残渣的 20%。

（5）每种汤剂制备后应具有原方剂中药物的特征气味，不得有焦煳或其他不正常的霉腐异味。

（6）每种汤剂制备后应具有相应的色泽，汤液应澄明，少量沉淀物经振摇后能均匀分散。汤液中不得有异物。

第九章

中成药调剂

随着我国医药体制改革的进一步深化，药品分类管理制度的逐步实行，以及广大人民群众的自我保健意识不断提高，加之中成药具有历史悠久、应用广泛、用之有效、服用方便、不良反应少等特点，中成药的销售在整个药品销售行业中所占比例也就越来越大。因此，中成药的调剂工作在药品调剂工作中也越来越显得重要。

第一节 包装、标签及说明书的有关规定

人们对某种中成药的功能主治、用法用量等内容的了解是通过理解该药品的包装、标签或说明书上的内容而知。对于占大多数的非医药专业的患者来说，大多不能完全理解药品的包装、标签及说明书的有关内容，还需要在医药专业人员的指导下购买和使用中成药。因此，作为指导患者使用药品的医药专业人员，更应该正确理解和熟悉药品的功能主治、用法用量等有关内容。

学习和掌握药品包装、标签及说明书的有关规定，有利于帮助药品调剂、养护人员更好地调剂和贮藏药品，更好地正确指导患者合理用药。另外，若发现有药品的包装、标签或说明书不符合国家有关规定的，也可作为判断其是否属于假冒伪劣药品的简单方法之一。

为了保证药品的质量，保障药品使用方便和人体健康安全，我国药品监督管理部门不断加强了对药品包装、标签及说明书的监督管理，出台了一系列有关法规，对原有规定进行了清理和修订。国家药品监督管理局于 2000 年 4 月以"局令第 21 号文件"公布了《药品包装用材料、容器管理办法（暂行）》；于 2000 年 10 月以"局令第 23 号文件"公布了《药品包装、标签和说明书管理规定（暂行）》。此后，国家药品监督管理局又根据修订后的《药品管理法》第六章"药品包装的管理"中的有关规定，于 2001 年 6 月以"国药监注［2001］294号文件"公布了《药品说明书规范细则（暂行）》；于 2001 年 11 月以"国药监注［2001］482 号文件"公布了《药品包装、标签规范细则（暂行）》。

由于以上规定的部分内容与修订后的《药品管理法》的有关内容表述不一致，为配合2002 年进行的统一换发药品批准文号工作，国家药品监督管理局又于 2002 年 1 月以"国药监注［2002］32 号文件"下发了《关于做好统一换发药品批准文号工作的补充通知》。该通知规定：药品包装、标签和说明书中的【生产批号】修改为【产品批号】；【禁忌证】修改为【禁忌】；中成药的【主要成分】项，凡列出全部药味者，该项写为【成分】；【功能与主治】修改为【功能主治】；【用法与用量】修改为【用法用量】等。

有关中成药包装、标签和说明书的主要规定具体有：

一、总体要求

1. 药品包装、标签及说明书必须按照国家药品监督管理部门规定的要求印制，其文字及图案不得加入任何未经审批同意的内容。

2. 凡在中国境内销售、使用的药品，其包装、标签及说明书所用文字必须以中文为主，并使用国家语言文字工作委员会公布的现行规范化汉字（不得用繁体字及不规范的字体等）。

3. 民族药可增加其民族文字。企业根据需要，在其药品包装上可使用条形码和外文对照；获我国专利的产品亦可标注专利标记和专利号，并标明专利许可的种类。

4. 提供药品信息的标志及文字说明字迹应清晰易辨，标示清楚醒目，不得有印字脱落或粘贴不牢等现象，并不得用粘贴、剪切的方式进行修改或补充。

5. 2002 年 1 月统一换发药品批准文号工作时规定：药品包装、标签及说明书中的药品品名文字在字体、字形、大小及颜色上均应一致，且需在同行或同列排列。

6. 麻醉药品、精神药品、医疗用毒性药品、放射性药品等特殊管理的药品及外用药品、非处方药品在其包装、标签和说明书上必须印有符合规定的标志；对贮藏有特殊要求的药品，必须在包装、标签的醒目位置和说明书中注明。

7. 药品包装、标签上印刷的内容对产品的表述要准确无误，除表述安全、合理用药的用词外，不得印有各种不适当宣传产品的文字和标识，如“国家级新药”、“中药保护品种”、“GMP 认证”、“进口原料分装”、“监制”、“荣誉出品”、“获奖产品”、“保险公司质量保险”、“公费报销”、“现代科技”、“名贵药材”等。

8. 同一企业同一药品的相同规格品种（指药品规格和包装规格两种），其包装、标签的格式及颜色必须一致，不得使用不同的商标。同一企业的相同品种如有不同规格，其最小销售单元的包装、标签应明显区别或规格项应明显标注。

9. 进口药品的包装、标签除按本细则规定执行外，还应标明进口药品注册证号或医药产品注册证号、生产企业名称等；进口分包装药品的包装、标签应标明原生产国或地区企业名称、生产日期、批号、有效期及国内分包装企业名称等。

二、药品包装

（一）内包装

1. 内包装系指直接与药品接触的包装（如安瓿、注射剂瓶、铝箔等）。内包装应能保证药品在生产、运输、贮藏及使用过程中的质量，并便于医疗使用。

2. 药品内包装分为Ⅰ、Ⅱ、Ⅲ三类，分类目录由国家食品药品监督管理局制定、公布。

3. 内包装须经药品监督管理部门注册并获得《药包材注册证书》后方可生产和使用。Ⅰ类药包材注册须经国家药品监督管理局批准注册，并发给《药包材注册证书》。Ⅱ、Ⅲ类药包材注册报省级药品监督管理部门审批核发《药包材注册证书》。使用未经批准的内包装属于劣药。

4. 国家食品药品监督管理局于 2004 年 7 月 20 日以"局令第 13 号文件"公布并实施了《直接接触药品的包装材料和容器管理办法》，该办法规定：药品内包装必须符合由国家食品药品监督管理局制定的药包材国家标准。

（二）外包装

1. 外包装系指内包装以外的包装，按由里向外分为中包装和大包装。

2. 外包装应根据药品的特性选用不易破损的包装，以保证药品在运输、贮藏、使用过程中的质量。

3. 药品包装内不得夹带任何未经批准的介绍或宣传产品、企业的文字、音像及其他资料。

4. 药品的每个最小销售单元的包装必须按照规定印有或贴有标签并附有说明书。

三、药品标签

药品的标签分为内包装标签与外包装标签。

1. 内包装标签与外包装标签内容不得超出国家食品药品监督管理局批准的药品说明书所限定的内容；文字表达应与说明书保持一致。

2. 内包装标签可根据其尺寸的大小，尽可能包含药品名称、适应证或者功能主治、用法用量、规格、贮藏、生产日期、产品批号、有效期、生产企业等标示内容，但必须标注药品名称、规格及产品批号。

3. 中包装标签应注明药品名称、主要成分、性状、适应证或者功能主治、用法用量、不良反应、禁忌证、规格、贮藏、生产日期、产品批号、有效期、批准文号、生产企业等内容。

4. 外包装标签注明药品名称、规格、贮藏、生产日期、产品批号、有效期、批准文号、生产企业以及使用说明书规定以外的必要内容，包括包装数量、运输注意事项或其他标记等。

5. 由于尺寸原因，中包装标签不能全部注明不良反应、禁忌、注意事项的，均应注明"详见说明书"字样。

6. 经国家食品药品监督管理局批准作为商品名使用的注册商标，可印刷在包装、标签的左上角或右上角，其字体不得大于通用名的用字。

四、中成药说明书

药品说明书包含了有关药品的安全性、有效性等基本科学信息，是医药人员和病人用药的依据，具有法律意义，必须十分重视。药品调剂人员应认真阅读理解药品说明书的内容，并以此指导患者使用和贮藏药品。如果对药品说明书一知半解，不但不能达到指导患者用药的目的，还有可能导致患者服药发生错误，轻者影响疾病的治愈，重者还可能危及患者的生命。

（一）总体要求

1. 中成药说明书格式中所列的【药品名称】、【性状】、【功能主治】、【用法用量】、【规格】、【贮藏】项的内容，均应按各品种的国家药品标准的规定书写。

2. 中成药说明书格式中所列的【药理作用】、【不良反应】、【禁忌】、【注意事项】项的内容，可按药品实际情况客观、科学地书写。若其中有些项目缺乏可靠的实验数据，则可以不写，说明书中不再保留该项标题。

3. 中成药说明书应列有以下内容：药品名称（通用名、汉语拼音）、主要成分、性状、药理作用、功能主治、用法用量、不良反应、禁忌、注意事项（孕妇及哺乳期妇女用药，儿童用药，药物相互作用和其他类型的相互作用，如烟、酒等）、规格、贮藏、包装、有效期、批准文号、生产企业（包括地址及联系电话）等内容。如某一项目尚不明确，应注明"尚不明确"字样；如明确无影响，应注明"无"。

（二）各项内容书写要求

1. 药品名称

（1）品名：即通用名称，需采用国家药品监督管理部门批准的法定中文名称。民族药可增加相应的民族文字名称。

（2）汉语拼音：按该品种的国家药品标准中的格式书写。

2. 主要成分

系指处方中所含的主要药味、有效部位或有效成分。中药复方制剂主要药味的排序要符合中医君臣佐使组方原则，要与功能主治相符。现国家药品标准已收载的品种，由国家药典委员会组织专家讨论后，确定各品种药味的取舍与排序。

国家药品监督管理局在2002年1月统一换发药品批准文号时规定：凡列出全部中药药味的，此项名称改为【成分】；只列出部分药味者，写为【主要成分】。

3. 性状

系指药品的形态、颜色、质地、气味等。书写应符合各品种国家药品标准的规定。

4. 药理作用

系指药物的作用机理，包括临床药理和药物对人体作用的有关信息，也包括体外实验或动物实验的结果。此项内容应经国家主管部门审核，确认与功能主治相关的主要药理作用方可写入，否则说明书中不再保留该项标题。

5. 功能主治

系以中医药理论为指导，参照临床经验，对药品的效用与主要适应证的概括和总结，并在临床实践的基础上适当增加新用途。该项内容的书写应符合各品种国家药品标准的规定（西药的该项内容为"适应证"，用现代医学理论来阐述。这是判断某药品是西药还是中药的重要标志）。

6. 用法用量

用法用量是安全、有效用药的重要基础，本项内容既要尽量详细，又要有较高的可读性及可操作性。一般按各品种的国家药品标准的规定书写。应详细准确、浅显易读。在用法上有特殊要求的，可按实际情况在说明书中详细说明，甚至具体到饭前或饭后服用等。

格式为"一次×（或×～×）克（或毫克等）"、"一次×（或×～×）毫升"；而不采用"×（或×～×）克（或毫克等）/次（日）"、"×（或×～×）毫升/次（日）"的表示方法。

片剂、胶囊剂、丸剂、颗粒剂、口服液、栓剂、膜剂及小剂量注射剂等剂量可以通过简单计数的药品，则需以相应的数量来表示，其格式为"一次××（或××～××）片（或粒、包、支、瓶等）"，而不采用"一次××（或××～××）毫升（或克等）"的方法，中成药大多属这种情况。

7. 不良反应

系指在常规剂量下出现的与治疗无关的副作用、毒性和过敏反应。可按其严重程度、发生的频率或症状的系列性列出。此项内容应按药品实际情况客观、科学地书写。若缺乏可靠的实验数据，则可以不写，说明书中不再保留该项标题。

8. 禁忌

系指列出忌用、禁用该药品的人群或疾病情况。此项内容应按药品实际情况客观、科学地书写。若缺乏可靠的实验数据，则可以不写，说明书中不再保留该项标题。

9. 注意事项

系指使用药品时必须注意的问题。如服药期间的饮食禁忌，需要慎用的情况，用药过程中需要观察的情况，用药对临床检验的影响等。此项内容应按药品实际情况客观、科学地书写。若缺乏可靠的实验数据，则可以不写，说明书中不再保留该项标题。

10. 规格

按各品种的国家药品标准的规定书写。无此项内容的不再保留该项标题。单剂量包装的药品规格系指药品最小包装内药物的数量，如：×毫升/瓶（支）、×克/包（袋）；多剂量包装的药品规格系指每单位药品中所含的重量或有效成分的含量，如：每片（粒）重×克、每片（粒）含×（成分）×克（或毫克）等。

11. 贮藏

系指对药品贮藏与保管的基本要求，一般以避光、密闭、密封、阴凉处、凉暗处、冷处等名词表示。此项内容应按各品种国家药品标准的规定书写。

12. 包装

包括包装规格和包装材料。包装规格系指小包装的规格。包装材料系指小包装的材质。

13. 有效期

药品必须规定有效期。有效期系指药品被批准的使用期限。其含义是药品在一定贮存条件下能够保证质量的期限。药品有效期是药品稳定性和使用安全性的标识，因此，必须在药品说明书中予以标注。新修订的《药品管理法》明确规定，药品说明书未标明有效期或更改有效期的按劣药论处。过去一些生产企业在药品说明书中沿用的"失效期"、"使用期限"、"厂方负责期"等不规范的表示方法均应予以废止。药品有效期一般可按年月顺序表示为：有效期至某年某月，或用数字表示，如有效期至 2006 年 10 月，或有效期至 2006.10、2006/10、2006-10 等形式。年份用 4 位数表示，月份用 2 位数表示（1～9 月前加 0）。

包装和标签上的有效期一般按上述格式中的年月顺序表示，生产时根据药品具体的批次，在相应的"【有效期】至"字样后临时盖印数字；而药品说明书上的有效期，均用"【有效期】×年（月）"来表示，在印制说明书时已标有，无需在不同批次的药品生产中再临时加盖。

14. 批准文号

系指国家批准的药品生产文号。药品的批准文号是判断药品生产合法性的标志。2002年1月，国家药品监督管理局印发的《关于统一换发并规范药品批准文号格式的通知》中，对药品批准文号格式做出了新规定。

药品批准文号新的格式为："国药准字"＋1位字母＋8位数字。试生产药品批准文号格式为："国药试字"＋1位字母＋8位数字。化学药品使用字母"H"，中药使用字母"Z"，通过国家药品监督管理局整顿的保健药品使用字母"B"，生物制品使用字母"S"，体外化学诊断试剂使用字母"T"，药用辅料使用字母"F"，进口分包装药品使用字母"J"。数字第1、2位为原批准文号来源代码，其中"10"代表原卫生部批准的药品，"19"、"20"代表2002年1月1日以前国家药品监督管理局批准的药品，其他使用各省行政区划代码前两位的为原各省级卫生行政部门批准的药品。第3、4位为换发批准文号之公元年号的后两位数字，但来源于卫生部和国家药品监督管理局的批准文号仍使用原文号年号的后两位数字。数字第5至第8位为顺序号。现举例说明各类药品批准文号如下：

（1）原卫生部核发的化学药品标准文号：如"卫药准字（1996）X－01（1）号"，现改为"国药准字 H10960001"，其中"H"为化学药品，"10"表示原卫生部核发的批准文号，"96"为原批准文号年份的后两位数字，"0001"是顺序号。

（2）原省级卫生行政部门核发的中成药批准文号：如原某药品的批准文号是"ZZ-1234-京卫药准字（1996）第000001号"，其中"ZZ"代表准字号中成药，"1234"为该药品在卫生部药品标准中的编号，后面的"京卫药准字（1996）第000001号"是指由北京市卫生局于1996年批准生产的第000001号药品。

该药品的批准文号现改为"国药准字 Z11020001"，其中"Z"为中成药，"11"为北京市的行政区划代码前两位，"02"为核发之年2002年的后两位数，"0001"为新的顺序号。

以此类推，其余各类药品如试字号、中药保健药品、生物制品、进口药品等，批准文号与上相同，只是药品类别的字母代号不同。

由此可知，批准文号为"国药准字 Z20030001"的药品，是指由国家药品监督管理局于2003年批准生产的第1号中成药。

15. 生产企业

包括企业名称、地址、邮政编码、电话和传真号码及网址。企业名称和地址需与《药品生产许可证》中的内容一致。若无网址则可不写。

第二节 我国药品分类管理制度

药品是用于预防、诊断、治疗人类疾病的特殊商品。药品分类管理是根据药品安全有效、使用方便的原则，依其品种、规格、适应证、剂量及给药途径的不同，分别按处方药和非处方药（非处方药简称OTC）进行管理。处方药必须凭执业医师或执业助理医师处方才可调配、购买和使用；非处方药不需要凭执业医师或执业助理医师处方即可自行判断、购买和使用（处方药和非处方药的概念参见第二章第一节）。

将药品分别按处方药和非处方药建立相应法规和管理规定并实施监督管理是药品监督管理的一项重要内容，也是国际普遍采用的药品管理模式，目前全世界已有100多个国家和地区对药品实行了分类管理。

一、发展概况

（一）背景

在实行药品分类管理之前，我国上市的药品中除医疗用毒性药品、麻醉药品、精神药品、放射性药品和戒毒药品实行特殊管理外，其他药品在社会零售药店基本处于自由销售状态，对药品在大众媒体的宣传也没有明确的限制。许多在国外是作为处方药使用的，在我国的社会药店却可以随意购买，如抗生素、催眠药等。

经我国不良反应监测中心报告，1990年至1994年26家医院的717份不良反应报告统计表明，抗感染类（以抗生素为主）药物的不良反应构成比例最高，占总数的41.28%。在引起严重不良反应的47种药物中，如果按后来公布的第一批《国家非处方药目录》划分，处方药为42种，非处方药为5种，占总数的比例分别为89.4%和10.6%。在实行药品分类管理后，我国药品不良反应监测中心在2003年收到的3万多份药品不良反应病例报告中，处方药不良反应占了97.4%，这也再次证明处方药的不良反应发生率和严重程度都远远高于非处方药。

在实施药品分类管理以前，一方面由于对处方药的管理不严格，导致消费者在没有足够专业知识的情况下自我购买、不合理使用处方药，给群众的身体健康和生命安全造成极大威胁；另一方面，由于对非处方药的管理不够规范，多数药品包装、标签、说明书的内容，以及流通、使用的管理都是针对医药专业人员设定的，既不方便公众使用，也容易导致消费者误用。因此，全面推进药品分类管理对保障人民群众用药安全有效、促进医药卫生事业健康发展都具有极其重要的作用。

随着我国社会和经济的发展，人民物质文化生活水平的不断提高，人们自我保健意识逐渐增强，对安全有效、方便合理用药的要求也越来越高，这为建立我国药品分类管理制度提供了重要的社会基础；医疗卫生体制、医疗保险制度等各项改革的不断深入，为建立并完善药品分类管理制度提供了政策依据；统一的药品监督管理机构的成立为建立并完善新的药品监督管理法规体系提供了组织保证；政府高度重视、各部门之间的协作和社会各界的积极参与，为顺利实施药品分类管理奠定了工作基础。到上个世纪末，我国实施药品分类管理的时机已基本成熟。

为保障人民用药安全有效、使用方便，根据1997年1月《中共中央、国务院关于卫生改革与发展的决定》，国家药品监督管理局、卫生部、国家中医药管理局、劳动和社会保障部、国家工商行政管理局共同研究，提出了我国实施处方药与非处方药分类管理的若干意见。

党中央、国务院决定在我国建立并完善处方药与非处方药分类管理制度，这是医药卫生事业发展、医疗卫生体制和药品监督管理深化改革的一件大事，对促进我国药品监督管理模式与国际接轨，保障人民用药安全有效，增强人们自我保健、自我药疗意识，合理利用医疗卫生与药品资源，为实现我国到 2000 年"人人享有初级卫生保健"的目标，产生了重大作用。

（二）实行药品分类管理的意义

1. 有利于保证人民用药安全

将市场销售药品分为处方药和非处方药两类管理；对不利于自我药疗的品种实行处方制度，在医生监督下使用，减少药品的滥用，促进合理用药，提高医疗质量，有利于保证人民用药安全。

2. 有利于推动医疗保险制度的改革

实行非处方药管理制度能够节约药品资源，降低医疗费用，减轻国家在公费医疗方面的财政负担。国家根据国情，规定某些常见病、多发病的用药可报销，对某些药品则不能报销，医疗费用实行大病统筹、小病自负的原则，逐步由国家、单位和个人合理分担，从而减少大处方、人情方及开不必要的贵重药的现象，这对推动医疗保险制度将起到重大的作用。

3. 有利于提高人民自我保健意识

随着人们物质文化生活水平的提高，自我保健意识也不断增强，大病去医院、小病进药店的现象开始出现。因此，为大众提供质量可靠、安全有效的非处方药，以保证患者能够支付的费用额，必将会有助于人们自我保健意识的提高。

4. 促进医药行业与国际接轨

处方药与非处方药分类管理给医药企业发展带来了良好的机遇。我国是世界上最有潜力的非处方药的大市场，对于我国医药企业来说机会与挑战并存。因此，我国应尽快实施非处方药制度，促进国内企业以市场为前导，研制、开发、生产国产非处方药，尽快占领国内市场，并打入国际市场。

（三）我国实施药品分类管理的指导思想、目标及基本原则

1. 指导思想

从保证人民用药安全、有效和提高药品管理水平出发，坚持以监督管理为核心，充分考虑国情，建立科学、合理的管理思路。在制定法规和政策时要先原则、后具体，先综合、后分类，实施工作要建立在充分调查研究的基础上，既要积极，又要做细，按照分步实施、逐步到位的方式进行。

2. 目标

争取从 2000 年开始，初步建立起符合社会主义市场经济体制，要求处方药与非处方药分类管理制度和与之相适应的新的药品监督管理法规体系，再经过若干年的时间，建成一个完善、具有中国特色的处方药与非处方药分类管理制度。

3. 基本原则

根据我国社会和经济发展的实际，采取积极稳妥、分步实施、注重实效、不断完善的方针，保证社会安定和社会秩序，严格处方药管理，规范药品市场，彻底改变目前的药品自由销售状况，确保人民用药安全有效，加强依法监督，加大执法力度，做好宣传、普及和培训工作。

我国实施药品分类管理制度的核心是：严格处方药监督管理，规范非处方药监督管理，保障人民用药安全有效；要充分结合我国国情，按照"积极稳妥，分步实施，注重实效，不断完善"这十六字方针来逐步推行、实施。

（四）药品分类管理工作进展

1. 建立了工作机构

卫生部于 1995 年 5 月决定在我国开展制定和推行处方药与非处方药分类管理的工作，1996 年 2 月确定了国家非处方药领导小组，成立了国家非处方药办公室，办公室设在中国药学会科技开发中心，成立了秘书组、政策研究组、生产流通组、广告组、教育宣传组、药物审批组、药物遴选组及中药组等小组。1998 年国家将组织制定非处方药的工作划归国家药品监督管理局（2003 年 4 月 16 日正式更名为国家食品药品监督管理局）负责，具体由药品安全监督管理司负责。

2. 明确了非处方药的遴选原则

（1）应用安全：①根据文献和长期临床使用证实安全性大的药品；②药物无潜在毒性，不易引起蓄积中毒；中药中重金属限量不超过国内或国际公认标准；③按说明书规定的用法用量用药基本无不良反应；④不引起依赖性，无"三致"作用；⑤抗肿瘤药、毒麻药、精神药物不能列入，个别用于复方制剂者例外；⑥组方合理，无不良相互作用；中成药处方中无"十八反"、"十九畏"。

（2）疗效确切：①药物针对性强，功能主治明确；②不需经常调整剂量；③连续应用不产生耐药性。

（3）质量稳定：①质量可控；②在规定条件下性质稳定。

（4）应用方便：①用药时无需作特殊检查和试验；②以口服、外用、吸入等剂型为主。

根据以上遴选原则，下列情况不能作为非处方药：

（1）监测期内的药品；

（2）用于急救和其他患者不宜自我治疗疾病的药品。如用于肿瘤、青光眼、消化道溃疡、精神病、糖尿病、肝病、肾病、前列腺疾病、免疫性疾病、心脑血管疾病、性传播疾病等的治疗药品；

（3）消费者不便自我使用的药物剂型。如注射剂、埋植剂等；

（4）用药期间需要专业人员进行医学监护和指导的药品；

（5）需要在特殊条件下保存的药品；

（6）作用于全身的抗菌药、激素（避孕药除外）；

（7）含毒性中药材，且不能证明其安全性的药品；

（8）原料药、药用辅料、中药材、饮片；

（9）国家规定的医疗用毒性药品、麻醉药品、精神药品和放射性药品，以及其他特殊管理的药品；

（10）其他不符合非处方药要求的药品。

3. 确定了非处方药的遴选分类

（1）西药非处方药分类：参照《国家基本药物目录》，根据非处方药遴选原则与特点划分为：解热、镇痛药；镇静助眠药；抗过敏药与抗眩晕药；抗酸药与胃黏膜保护药；助消化药；消胀药；止泻药；胃肠促动力药；缓泻药；胃肠解痉药；驱肠虫药；肝病辅助药；利胆药；调节水、电解质平衡药；感冒药；镇咳药；祛痰药；平喘药；维生素与矿物质类药；皮肤科用药；五官科用药；妇科用药；避孕药共 23 类。

（2）中成药非处方药分类：参照国家中医药管理局发布的《中医病症诊断疗效标准》，将其中符合非处方药遴选原则的 38 种病症归属为内科、外科、骨伤科、妇科、儿科、皮肤科、五官科共 7 个治疗科。

4. 制定和公布实施了系列法规

国家药品监督管理局于 1999 年 6 月 18 日公布了《处方药与非处方药分类管理办法（试行）》，自 2000 年 1 月 1 日起施行；1999 年 11 月 19 日公布了《非处方药专有标识及管理规定（暂行）》，制定了《处方药与非处方药流通管理暂行规定》，并制定了与之相适应的药品监督管理法规规定，初步建立起药品分类管理的法规体系。例如，进行了非处方药说明书的修订和规范，建立了非处方药的审核登记制度等。

5. 分批公布了国家非处方药目录及专有标识

（1）1999 年 7 月 22 日公布了第一批国家非处方药目录，共 325 个品种，其中西药 165 个，中成药 160 个，每个品种含有不同剂型，第一批公布的品种全部按甲类非处方药管理。从第二批开始，非处方药分甲类和乙类管理，其中第一批的部分品种转为乙类管理。一般乙类品种的安全性比甲类品种更可靠。截止到 2004 年 4 月，已先后公布了 6 批共 4326 个非处方药制剂品种。

（2）1999 年 11 月 19 日公布了非处方药专有标识及其管理规定。非处方药专有标识图案为椭圆形背景下的"OTC"三个大写英文字母（见图 9-1），OTC 是国际上对非处方药的习惯称谓。非处方药专有标识图案的颜色分为红色和绿色，甲类非处方药专有标识为红色，乙类非处方药专有标识为绿色，绿色非处方药专有标识还可用作指南性标志。非处方药专有标识只允许已列入《国家非处方药目录》并通过药品监督管理部门审核登记的非处方药使用，作为药品标签、说明书和包装的专有标识，也可作为经营非处方药企业的指南性标识。

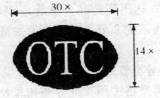

图 9-1　非处方药专有标识

6. 加大了处方药的监管力度

（1）加大零售药店处方药凭医师处方销售的推进步伐，分批公布必须凭医师处方销售的处方药的品种，加大对处方药的监管力度。规定 2001 年 10 月 1 日起，零售药店所有注射剂必须凭医师处方才能销售，要求自 2004 年 7 月 1 日起未列入非处方药目录的抗菌药物凭医师处方销售。

（2）规定自 2002 年 11 月 30 日起一律不得在大众媒介发布处方药广告。

（五）发展动向

1. 开展处方药与非处方药转换评价工作

从 2004 年 4 月起，对符合规定的一些处方药转换评价为非处方药，或对目前一些应用不太安全、疗效不太确切或质量不甚稳定的非处方药转换评价为处方药。对非处方药目录实行动态管理。

2. 开展非处方药注册工作

从 2004 年起，国家食品药品监督管理局将按照《药品注册管理办法》的规定，制定《非处方药注册审批的补充规定》，开始非处方药注册审批工作。

3. 阶段性目标

国家食品药品监督管理局于 2004 年 6 月公布的《实施处方药与非处方药分类管理2004—2005 年工作规划》所明确的阶段性目标为：在 2005 年 12 月 31 日前，基本实现处方药凭医师处方购买，在执业药师或从业药师、药师指导下销售和使用。

4. 将加快药品分类管理立法步伐，完善药品监督管理配套法规

（1）国家食品药品监督管理局已经将《处方药与非处方药分类管理条例》列入立法计划，争取在 2005 年列入国务院立法计划，这将积极推进药品分类管理工作向前发展。

（2）将发布《执业药师法》，修订《药品流通监督管理办法》《药品说明书和包装标签管理规定》，制定《处方药与非处方药转换评价管理办法》《国家药品标准管理办法》等部门规章。国家食品药品监督管理局也将积极协调国务院有关部门尽快出台或修订与药品分类管理相关的政策和法规。

5. 积极推进零售药店的分类管理，促进零售企业达到药品分类管理要求

按照流通领域药品分类管理工作要求，将药品分类管理工作落实情况与药品零售企业 GSP 认证和《药品经营许可证》发证工作结合起来，对零售药店分类进行管理。

第一类：2005 年底之前，经原发证部门审查，符合药品分类管理要求的零售药店可以继续销售处方药与非处方药，发给处方药定点销售标志。

第二类：2006 年 1 月 1 日后，达不到药品分类管理要求的零售药店只能销售甲类非处方药和乙类非处方药，或只能销售乙类非处方药。由原发证部门按规定核减企业《药品经营许可证》中的经营范围。

6. 加大对流通领域实施药品分类管理的查处力度

（1）各级药品监督管理部门将严格按照《处方药和非处方药分类管理办法》和《处方药与非处方药流通管理暂行规定》中有关药品分类摆放的要求，对零售药店的执行情况进行检

查；

（2）将按照有关规定监督检查零售药店驻店执业药师或从业药师配备的情况和在岗情况，检查用药咨询、指导情况和处方审核签字制度的落实情况；

（3）对已经明确必须凭医师处方销售的药品，将定期检查零售药店是否执行凭处方销售，对未按要求凭处方销售的，要按照有关规定予以处理；

（4）将按照《非处方药专有标识管理规定》要求，检查药品零售企业店内专有标识的规范情况，以及生产企业所生产的非处方药的包装、标签及说明书的印制是否符合有关规定。

二、药品分类管理的有关规定

（一）处方药的包装、标签和说明书

在处方药的包装或药品说明书上应有相应的警示语："凭医师处方销售、购买和使用！"。包装、标签和说明书的其他有关规定参见本章上节内容。

（二）非处方药的包装、标签和说明书

1. 非处方药标签和说明书除符合药品包装、标签和说明书的有关规定外，用语应当科学、易懂，便于消费者自行判断、选择和使用。非处方药的标签和说明书必须经国家药品监督管理局批准。

2. 通过药品监督管理部门审核登记的非处方药的标签、说明书、内包装、外包装上必须印有国家指定的非处方药专有标识（见图9-1），必须符合质量要求，方便贮存、运输和使用。每个销售基本单元包装必须附有标签和说明书。

3. 使用非处方药专有标识时，药品的说明书和大包装可以单色印刷，标签和其他包装必须按照国家食品药品监督管理局公布的色标（红色和绿色）要求印刷。用单色印刷时，非处方药专有标识下方必须标示"甲类"或"乙类"字样。

4. 非处方药专有标识应与药品标签、使用说明书、内包装、外包装一体化印刷，其大小可根据实际需要设定，但必须醒目、清晰，并按照国家食品药品监督管理局公布的坐标比例（宽：高＝30：14）使用。

5. 非处方药的标签、说明书和每个销售基本单元包装印在中文药品通用名称（或商品名称）的一面（侧），其右上角是非处方药专有标识的固定位置。

6. 非处方药品规格和用法用量中的药品重量或容量单位一律使用汉字而不用字母表示，如：用汉字"克、毫克或微克"等表示重量，而不采用其字母"g、mg、μg"；用汉字"升、毫升"表示容量，而不采用其字母"L、ml"表示。

7. 中药非处方药的【主要成分】项，若处方中药味超过13味者，则按规定的顺序列出前13味，再加"等"字结束；若没有超过13味者，则须按规定的顺序全部列出，该项改写为【成分】，后面不加"等"字结束。

8. 须用黑体字醒目地印有警示语和提示语：

（1）在包装、标签和说明书的正面最上端须醒目地印有警示语："请仔细阅读药品说明

书并按说明使用或在药师指导下购买和使用！"。若标签尺寸不够，则须印有"请按药品说明书购买和使用！"字样。

（2）在说明书的最下端须醒目地印有提示语："如有问题可与生产企业直接联系"。

9. 在说明书和中包装标签等的【注意事项】内容需用粗体字印制，应较其他项的内容醒目。另外，每种非处方药的【注意事项】内容一般均须含有以下条款：

（1）当本品性状发生改变时禁用。

（2）儿童必须在成人的监护下使用。

（3）请将此药品放在儿童不能接触的地方。

（三）销售规定

1. 总体规定

（1）销售处方药和甲类非处方药的零售药店必须具有《药品经营企业许可证》，且必须配备驻店执业药师或药师以上药学技术人员。《药品经营企业许可证》和执业药师证书应悬挂在醒目易见的地方。执业药师应佩戴标明其姓名、技术职称等内容的胸卡。

（2）处方药、非处方药应当分柜摆放。

（3）处方药、非处方药不得采用有奖销售、附赠药品或礼品销售等销售方式，暂不允许采用网上销售方式。

（4）零售药店必须从具有《药品经营企业许可证》《药品生产企业许可证》的药品批发企业、药品生产企业采购处方药和非处方药，并按有关药品监督管理规定保存采购记录备查。

2. 处方药的销售规定

（1）药品生产、批发企业不得以任何方式直接向病患者推荐、销售处方药。

（2）处方药必须凭执业医师或执业助理医师处方销售、购买和使用。执业药师或药师必须对医师处方进行审核、签字后依据处方正确调配、销售药品。对处方不得擅自更改或代用。对有配伍禁忌或超剂量的处方应当拒绝调配、销售，必要时经处方医师更正或重新签字方可调配、销售。零售药店对处方必须留存 2 年以上备查。

（3）处方药不得采用开架自选销售方式。

3. 非处方药的销售规定

（1）甲类非处方药、乙类非处方药可不凭医师处方销售、购买和使用，但病患者可以要求在执业药师或药师的指导下进行购买和使用。

执业药师或药师应对病患者选购非处方药提供用药指导或提出寻求医师治疗的建议。

（2）普通商业企业（如商场、超市等）不得销售处方药和甲类非处方药。在药品零售网点数量不足、布局不合理的地区，普通商业企业可以销售乙类非处方药，但必须经过当地地市级以上药品监督管理部门审查、批准、登记。具体实施办法由省级药品监督管理部门制定。

（3）普通商业企业的乙类非处方药销售人员及有关管理人员必须经过当地地市级以上药品监督管理部门适当的药品管理法律、法规和专业知识培训，考核并持证上岗。

（4）普通商业企业销售乙类非处方药时，应设立专门货架或专柜，并按法律法规的规定摆放药品。

（5）普通商业企业必须从具有《药品经营企业许可证》《药品生产企业许可证》的药品批发企业、药品生产企业采购乙类非处方药，并按有关药品监督管理规定保存采购记录备查。

（6）普通商业连锁超市销售的乙类非处方药必须由连锁总部统一从合法的供应渠道和供应商采购、配送，分店不得独自采购。

（7）销售乙类非处方药的普通商业连锁超市，其连锁总部必须具备与所经营药品和经营规模相适应的仓贮条件，并配备1名以上药师以上技术职称的药学技术人员，负责进货质量验收和日常质量管理工作。

第三节 中成药非处方药分类介绍

我国目前将中成药非处方药分为内科用药、外科用药、妇科用药、儿科用药、五官科用药、骨伤科用药及皮肤科用药等七类。

一、内科用药

1. 感冒用药

感冒为感受外邪所导致的外感疾病，临床表现以鼻塞、流涕、喷嚏、咳嗽、头痛、恶寒发热、全身不适为主要特征。普通感冒全身症状不重，病情变化较小，中医称"伤风"。流行性感冒有较强的传染性，全身症状较重，病情变化较大，一般应去医院诊治。中医根据其证候表现常分为风寒表证、风热表证、暑湿表证等。

（1）风寒表证：症见恶寒重，发热轻，头身疼痛，无汗或有汗，鼻塞流涕，咳嗽，苔薄白，脉浮紧等。常用药剂如风寒感冒颗粒剂、荆防颗粒剂、参苏丸、朴感片、感冒清热颗粒剂等。

（2）风热表证：症见发热重，恶寒轻，头痛，咽喉疼痛，咳嗽，吐痰，口渴，苔薄黄，脉浮数等。常用药剂如风热感冒颗粒剂、羚翘解毒丸、桑菊感冒片、银翘解毒片、银柴颗粒、双黄连口服液、板蓝根颗粒、感冒灵颗粒剂、感特灵胶囊、维C银翘片等。

（3）暑湿表证：症见头昏脑涨、恶寒发热，鼻塞流涕，无汗或少汗，胸闷，苔黄腻，脉濡数等。临床可见体虚挟湿、挟滞等兼证。常用药剂如藿香正气水、六合定中丸、香石双解袋泡剂、十滴水等。

体质虚弱，易反复感冒者；感冒病情重者；感冒病程中出现并发症者；慢性疾病患者感冒；儿童、老年人、孕妇和哺乳期妇女感冒，均不适于自己选择用药，宜在医师指导下选择用药或去医院进行诊治。

2. 咳嗽类药

咳嗽是一个常见临床症状，它既是一种保护性的生理反射，因受到刺激而诱发，又是多种疾病的病理表现，甚至是主要的临床表现。临床上将其分为外感咳嗽和内伤咳嗽。

外感咳嗽一般可分为风寒、风热和风燥三种。内伤咳嗽一般可分为痰湿、痰热及肺阴亏损三种。痰病的种类较多，就其性质而言，可分为湿痰、热痰、燥痰、寒痰等。

（1）湿痰证：症见咳吐稠痰，胸脘痞闷，恶心，眩晕，肢重，食少，苔白腻，脉缓等。常用药剂如橘红片、苏子降气丸等。

（2）热痰证：症见咳吐黄痰，咯吐不利，胸痛，眩晕，苔黄腻，脉滑数等。常用药剂如止咳定喘口服液、二母宁嗽丸、蛇胆川贝胶囊、川贝枇杷颗粒剂等。

（3）燥痰证：症见咯痰不爽，或痰中带血，胸闷胸痛，口鼻干燥，苔干，脉涩等。常用药剂如百合固金丸、养阴清肺膏、雪梨膏等。

（4）寒痰证：症见咳吐白痰，胸闷脘痞，气喘哮鸣，畏寒肢冷，苔白腻，脉弦滑等。常用药剂如半夏止咳糖浆、桂龙咳喘宁胶囊、芒果止咳片等。

慢性支气管炎、慢性阻塞性肺病、支气管扩张合并感染；肺炎及肺脓疡；肺结核、肺癌、咳嗽型哮喘；心力衰竭等病人；儿童、老年人、孕妇和哺乳期妇女咳嗽者，均不适于自己选择用药，宜在医师指导下选择用药或去医院进行诊治。

3. 哮喘类药

哮病是一种慢性发作性的疾病，其主要临床表现为呼吸困难，喘息或胸闷，常在夜间和凌晨时加重，其发作与接触或吸入某些刺激物、变应原或运动有关。可分为急性发作期和缓解期。非处方药多适用于缓解期，根据临床辨证施治选择应用。常用药剂如安嗽糖浆、百花定喘丸、参贝北瓜膏、喘咳宁片、蛤蚧定喘胶囊等。

哮病急性发作期，儿童、老年人、孕妇和哺乳期妇女哮病不适于自己选择用药，宜在医师指导下选择用药或去医院进行诊治。

4. 中暑类药

中暑是指暑天感受暑热或暑湿之邪，出现身热，头晕，大渴引饮，饮不解渴，咽痛喉燥，小便短赤，或出现身热，胸闷，头晕胀，渴不多饮，恶心，吐泻等证候表现。中暑类非处方药多适用于症状较轻者，或预防高温暑热致病。应用时应注意辨别暑病的本证、兼证及主次轻重。常用药剂如广东凉茶、藿香正气水、清暑解毒颗粒剂、清暑益气丸、六一散、六合定中丸、十滴水、仁丹、清凉油等。

症状较严重者；素有高血压、心脏病、肝病等慢性疾病者发生中暑，服药后无缓解；儿童、老年人、孕妇或正在接受其他治疗的中暑患者，均不适于自己选择用药，宜在医师指导下选择用药或去医院进行诊治。

5. 呕吐类药

呕吐系因胃失和降、胃气止逆而出现以胃内容物从口中吐出为主要临床表现的病症。引起呕吐的原因是多方面的，临床以寒邪犯胃、食滞肠胃、痰饮停胃、肝气犯胃、脾胃虚寒、胃阴亏虚等证辨证施治。目前非处方药有止吐六味散。

6. 伤食类药

伤食是指因饮食不节、暴饮暴食或脾虚导致饮食难消所引起的病症。临床主要表现为胃脘胀满，疼痛拒按，恶心厌食，嗳腐吐馊，或肠鸣腹痛，或大便秘结，舌苔厚腻，脉滑或弦滑。常用药剂如保和丸、大小楂丸、木香顺气丸、香砂枳术丸、和中理脾丸、神曲茶、香砂六君丸、四君子颗粒、开胃健脾丸等。

身体虚弱，反复伤食；伤食病情严重者；儿童、老年人及孕妇伤食，均不适于自己选择用药，宜在医师指导下选择用药或去医院进行诊治。

7. 胃痞类

胃痞是指以胃脘部满闷不舒，或食后加重，或伴胀痛等为主要临床表现的病症。临床按照肝胃不和、脾胃虚弱、脾胃湿热、胃阴不足、胃络瘀血等证候类型辨证施治。非处方药治疗的对象主要是慢性胃炎、胃肠动力减弱、胃肠神经功能不调所致者。常用药剂如开胃山楂丸、保济丸、舒肝片、沉香化滞丸、开胸理气丸、消食健脾丸、益气六君丸、胃脘舒颗粒剂等。

消化系统肿瘤病人、虚弱人群、老年人及孕妇等表现有胃痞症状者不适于自己选择用药，宜去医院进行诊治。

8. 胃脘痛类药

胃脘痛是指上腹胃脘部经常发生疼痛为主要表现的病症。症见胸脘痞闷、恶心呕吐、大便稀薄或便秘等症。按照中医证候类型分为：

（1）寒邪型：症见遇寒加剧，遇暖缓解，恶寒，口不渴。常用药剂如温胃舒胶囊、香砂养胃丸、仲景胃灵片等。

（2）饮食停滞型：症见胃脘胀满，嗳腐吐酸，吐后缓解。常用药剂如香砂平胃颗粒、胃复宁胶囊等。

（3）肝气犯胃型：症见胃脘胀痛，嗳气，大便不畅等。常用药剂如香砂养胃丸、气滞胃痛颗粒、胃苏颗粒剂、加味左金丸等。

（4）肝胃郁热型：症见胃脘灼热疼痛，烦躁易怒，吐酸，口苦等。常用药剂如胃舒片、养胃舒胶囊、六味安消散等。

（5）瘀血停滞型：症见胃脘疼痛拒按，或有针刺感。常用药剂如胃太平胶囊、胃疡安胶囊、健胃消炎颗粒、丹桂香颗粒等。

（6）脾胃虚寒型：症见胃脘隐痛，喜温喜按，食后痛减，呕吐清水，手足不温，大便稀薄等。常用药剂如宝宝乐、胃疡灵颗粒、小建中颗粒等。

长期慢性胃病体弱者；上消化道溃疡胃脘痛，出现大便潜血或排出柏油样黑色稀便者；自选药物服用4～5天无效者；以及儿童、老年人、体弱者、孕妇均不适于自己选择用药，宜在医师指导下选择用药或去医院进行诊治。

9. 泄泻类药

泄泻是指因感受外邪或饮食内伤所致，临床主要表现为大便次数增多，粪便不成形，呈溏软、稀薄状或稀水状，或带黏液脓血的病症。按照中医证候类型分为：

（1）食滞胃肠型：症见腹痛肠鸣，泻后痛缓，便中挟有食物，腹胀，厌食等。常用药剂如胃立康片、养胃片等。

（2）脾胃虚弱型：症见大便不成形或腹泻，进食油腻则加重，腹胀食少，面黄肢倦等。常用药剂如补脾益肠丸、健脾资生丸、止泻灵颗粒、资生丸等。

（3）肾阳虚弱型：症见五更泻，腹痛肠鸣，泻后则安，形寒肢冷，腰膝酸软。常用药剂如固本益肠片。

（4）感受外邪型：感受风寒而腹泻，多为水样，腹痛肠鸣，脘闷食少，或兼恶寒发热、肢体酸痛。治疗应解表散寒、芳香化湿，临床应辨证后选择药剂，如正气片、调胃消滞丸。若感受湿热而腹泻，多泻下急迫，或泻而不爽，便黄腥臭，肛门灼热，烦热口渴，小便色黄等。常用药剂如葛根芩连片、克泻胶囊、香连片等。

体质虚弱，反复泄泻者；病情严重者；泄泻病程中出现并发症者；慢性泄泻长期不愈者；儿童、老年人、孕妇及哺乳期妇女均不适于自己选择用药，应到医院进行诊治。

10. 便秘类药

便秘是指以大便次数减少，间隔时间长，排便困难和大便形状改变等为主要临床表现的病症。

中医治疗便秘一般分为热秘和虚秘两种证候类型。

（1）热秘：症见大便干结，排便间隔时间延长，小便短赤，或腹胀腹痛，口干口臭等。常用药剂如龙荟丸、大黄通便颗粒、番泻叶颗粒、清宁丸、麻仁丸等。

（2）虚秘：症见大便不硬，但排便困难，便后乏力，此为气虚便秘，可选用便秘通、益气润肠膏等；症见大便秘结，数日一次，兼头晕目眩、心悸等，此为血虚便秘，可选用五仁润肠丸、常通舒颗粒剂等；症见大便秘结，兼腰膝酸软、耳鸣等，此为肾虚便秘，可选用苁蓉通便口服液。

伤寒、热病及各种器质性病变引起的便秘；经非处方药治疗3～5天，疗效不但不明显，反而出现症状加重者，均不适于自己选择用药，宜去医院进行诊治。

11. 实火证类药

实火证是指人体感受外邪或阴阳失衡而出现的热毒证，俗称"上火"。临床上以目赤胀痛，口干，口苦，口臭，牙龈肿痛，口舌生疮，或伴有大便秘结、小便短赤等为主要临床表现。

根据中医脏腑辨证可分为如下证候类型：

（1）心火：虚证可见低热，盗汗，心悸，心烦，失眠，口干等。选择泻火药剂时，应注意滋阴补虚；实证可见反复口腔溃疡，口干，小便短赤，心烦易怒，舌尖红等。常用药剂如牛黄清胃丸、导滞散等。

（2）肺火：症见干咳无痰或少痰，潮热盗汗，手足心热，失眠，口干舌燥，声音嘶哑等。可选择泻火药剂如京制牛黄解毒片、栀子金花丸等。但应注意滋阴润肺。

（3）胃火：实火症见多食善饥，上腹不适，口苦口干，大便干硬等。常用药剂如复方牛黄清胃丸、黄连清胃丸、清胃黄连丸、栀子金花丸等。

（4）肝火：症见血压升高，头痛，头晕，眼干，口苦，胁痛，烦躁易怒等。常用药剂如当归龙荟丸、黄连上清丸、清心明目上清丸等。

（5）肾火：症见头晕耳鸣，牙齿松动，膝腿酸痛等。常用药剂如知柏地黄丸。

一些体质虚弱或长期反复发作者；素有高血压、心脏病、肝病、糖尿病、肾病等严重慢性病者发生实火证；患者服药后效果不明显或出现其他并发症者；婴幼儿、年老体虚及孕妇或正在接受其他治疗的实火证者均不适于自己选择用药，宜在医师指导下选择用药或去医院进行诊治。

12. 头痛类药

头痛可见于多种急、慢性疾病。引起头痛的原因很多，中医一般分为外感和内伤两类。

(1) 外感头痛：症见感冒，外感风寒可选用川芎茶调颗粒剂；外感风热可选用黄连上清丸、牛黄上清丸等。

(2) 内伤头痛：原因复杂，可根据临床辨证选用，如活血止痛的地丁三味汤散，活血平肝的天舒胶囊，养血祛风的天麻头痛片等。

此外，头痛外用药剂如红花油、瑞草油、叶绿油等可涂搽患处。

体质虚弱反复头痛者；头痛剧烈者；头痛过程中出现其他症状者；儿童、老年人、孕妇及哺乳期妇女头痛均不适于自己选择用药，宜在医师指导下选择用药或去医院进行诊治。

13. 郁病类药

郁病是指临床表现为精神抑郁，胸胁满闷或疼痛，或乳房、小腹胀痛，大便不调，嗳气，饮食停滞，呕吐酸水，月经失调，舌苔薄，脉弦的病症。中医临床辨证分为多种证候类型，选择药剂时应综合考虑。如肝气郁结可选用柴胡舒肝丸；气郁化火可选用丹栀逍遥片；忧郁伤神可选用舒神灵胶囊等。

胃及食道烧灼样疼痛、嗳气、吐酸水者；年老体弱的患者均不适于自己选择用药，应去医院进行诊治。

14. 不寐类药

不寐又称失眠，临床表现轻重不一，轻者入寐困难，或寐而易醒，或醒后不能再寐，亦有时寐时醒等，严重者则整夜不能入寐。中医临床辨证分虚、实两种证候。

(1) 实证：症见不寐，急躁易怒，不思饮食，口渴喜饮，口苦，大便干，小便黄等。常用药剂可选用清心沉香八味丸、酸枣仁糖浆、泻肝安神丸等。

(2) 虚证：症见头晕目眩，疲乏无力，入眠困难，心烦，心悸等。用于不寐类的非处方药大多属于此类，如养血安神丸、安神补脑液、枣仁安神颗粒、人参珍珠口服液、复方枣仁胶囊等。

慢性疲劳综合征；感染、中毒、颅脑创伤及一些慢性疾病诱发该病的；严重精神分裂症、抑郁症等及儿童、老年人、孕妇和哺乳期妇女不适于自己选择用药，宜去医院进行系统诊治。

15. 眩晕类药

眩晕是指眼花、头晕，患者轻者闭目即止，重者如坐车船，旋转不定，不能站立，或伴有恶心、呕吐、汗出，甚至晕倒。中医临床根据该病的病因及表现，一般分为肝阳上亢、气血亏虚、肾精不足、痰浊中阻等证候类型。非处方药适用于症状较轻者，如肝阳上亢可选用脑立清丸；平肝熄风可用全天麻胶囊；散风清热可用清眩丸；虚证可选用脑心舒口服液等。

中枢性、颈性、药物中毒性眩晕；前庭系统疾病患者；严重高血压者；儿童、老年人、孕妇及哺乳期妇女不适于自己选择用药，宜在医师指导下选择用药或去医院进行系统诊治。

16. 虚证类药

虚证是指由于多种原因所致的以脏腑亏损、气血阴阳不足为主要病机的多种慢性衰弱证候的总称。也称虚劳、虚损。

（1）气虚证：症见自汗，眩晕，少气懒言，神疲倦怠，消化不良等。常用药剂如补中益气丸。

（2）血虚证：症见面色萎黄无华，口唇、指甲色淡，眩晕，心悸，失眠，月经量少等。用于气血两虚可选用药剂如八珍丸、十全大补丸、人参养荣丸、人参归脾丸、阿归养血颗粒、阿胶补血颗粒等。

（3）肾气虚：症见腰酸腿软，遗精早泄、阳痿不育等。常用药剂如龟鹿二仙膏、五子衍宗丸等。

（4）肾阳虚：症见腰膝酸软、阳痿早泄、肢冷尿频等。常用药剂如附桂地黄丸、参竹精颗粒、敖东壮肾丸、巴桑母酥油丸等。

（5）肾阴虚：症见腰膝酸软、遗精盗汗、头晕耳鸣等。常用药剂如六味地黄丸、知柏地黄丸等。

（6）脾气虚：症见体倦乏力、食少便溏、胃脘不适、不思饮食等。常用药剂如参苓白术散、人参健脾丸。

（7）脾阳虚：症见脘腹冷痛、肢冷便溏等。常用药剂可选用附子理中丸。

虚证患者合并外感、内科疾病或伴消耗性疾病；病情严重患者；儿童、老年人、孕妇和哺乳期妇女不适于自己选择用药，宜在医师指导下选择用药或去医院进行诊治。

二、外科用药

可分为虫螫伤类药、冻伤类药、疖肿类药、手足皲裂类药、水火烫伤类药和痔疮类药。

1. 虫螫伤类药

虫螫伤是指被虫类叮咬、螫伤后接触其毒液或虫体的毛粉而引起的皮肤疾病，临床上以皮肤起丘疹、风团、斑点、水疱、瘙痒发热、红肿疼痛等为其特征。人体被虫咬伤后可内治与外治相结合，内治用清热解毒法；外治用外搽、外敷、外洗法等。常用外用药剂如风油精、和兴白花油、黄花油、桉绿油等。

2. 冻伤类药

冻伤是因受寒邪侵袭，引起局部血液凝滞，皮肤肌肉损伤的疾患。临床以手背、足背、耳廓、面颊等处局部受冻后出现发凉红肿、瘙痒疼痛，甚至皮肤紫暗、溃烂为其特征。治疗可以内治与外治相结合，外治冻伤的非处方药常用的有冻疮未溃膏、冻疮消酊、治冻灵等。

3. 疖肿类药

疖是指浅表肌肤的急性化脓性疾病。临床表现为局部色红、灼热、疼痛，肿胀限于局部、突出浮浅为其特征。中医内治多用清热解毒利湿法，外治可用外搽、外贴法。内服常用药剂如小败毒膏、消炎解毒丸等。外用药剂如疮疖灵软膏、如意金黄散、三黄膏、泻毒散等。

4. 手足皲裂类药

手足皲裂是一种由多种原因引起，手、足皮肤弹性消失或减弱而导致皲裂的常见多发皮肤病。临床表现以手掌、足底部皮肤增厚、干燥、粗糙，甚至出现皲裂、出血、疼痛为其特征。防治皲裂首先是加强劳动保护，皲裂一旦发生，可先用热水泡洗后用尿素脂或水杨酸软膏涂擦，或用紫归治裂膏涂贴。

5. 水火烫伤类药

水火烫伤即为烫伤和烧伤。临床上以伤处红、肿、热、痛、起水疱、结焦痂为主要表现。中医内治强调辨证施治，外治注重分期治疗，非处方药多用于小面积轻度水火烫伤的早、中期治疗，外用药剂如复方紫草油、京万红、烧伤喷雾剂、烧烫伤膏、烧伤肤康液等。

6. 痔疮类药

痔是指直肠末端黏膜下和肛管皮肤下的静脉血管丛发生迂曲扩张所形成的一个或多个柔软静脉团块（痔核）。可分为内痔、外痔和混合痔。中医治疗有内治和外治法，内治口服药剂如地榆槐角丸、肛康穆库利片、脏连丸、痔炎消颗粒等。外用药剂如复方消痔栓、九华痔疮栓、马应龙麝香痔疮膏、痔疮外洗药等。

三、妇科用药

1. 月经不调类药

月经不调是月经周期、月经量以及持续时间发生异常改变的一组妇科病的总称。中医辨证分为气滞血瘀、血热妄行、肝郁气滞、气血两虚和血虚等证候类型。

（1）气滞血瘀证：症见月经错后，胸胁胀痛，小腹冷痛，白带增多，月经量少，经闭，痛经或产后瘀血腹痛等。常用药剂如益母草膏、七制香附丸、活血调经丸、得生片等。

（2）血热妄行证：症见月经量多、赤白带下等。常用药剂可选用止血片。

（3）肝郁气滞证：症见头晕目眩，胸胁胀痛，食欲减退，月经不调，心烦易怒等。常用药剂如逍遥丸。

（4）血虚证：症见月经量少色淡，面色萎黄，眩晕心悸，闭经痛经等。常用药剂如当归红枣颗粒、当归片等。

（5）气血两虚证：症见月经不调，经行腹痛，腰膝酸痛，头晕目眩，体虚乏力，经期错后、量少色淡或产后失血过多等。常用药剂如八珍益母丸、乌鸡白凤丸、驴胶补血颗粒、当归养血丸等。

平素体虚有贫血史者；在治疗过程中出现其他并发症者；有慢性病的患者均不适于自己选择用药，宜在医师指导下选择用药或去医院进行诊治。

2. 痛经类药

凡在经期或经行前后出现周期性下腹疼痛为主要症状者，称为痛经。中医认为痛经由情志所伤、六淫为害或素体不足所致。临床辨证分为气滞血瘀、寒湿凝滞、气血两虚、肝肾亏损等证候类型。

（1）气滞血瘀证：症见经期或经前小腹胀痛，行经量少，经血紫暗，乳房发胀，经后疼痛减轻。常用药剂如妇科得生丸、元胡止痛片、痛经灵颗粒等。

（2）寒湿凝滞证：症见经期或经前小腹冷痛，遇热痛减，经血量少，畏寒便溏，苔白腻等。常用药剂如妇康片、妇康宝口服液、四物合剂、痛经丸等。

（3）气血两虚证：症见经期或经后小腹疼痛，按之痛减，面色苍白，精神倦怠，舌淡苔薄白，经色淡等。常用药剂可参照月经不调类选用。

（4）肝肾亏损证：症见经后小腹隐痛，经少色淡，腰背酸痛，头晕耳鸣等。常用药剂可参照月经不调类选用。

未明确诊断者；严重患者；伴有其他疾病者；哺乳期妇女；希望生育者及服药无效者均不适于自己选择用药，宜在医师指导下选择用药或去医院进行诊治。

3. 绝经前后诸症类药

绝经前后诸症是部分妇女在绝经前后出现的一组症候群。主要表现为月经紊乱，潮热多汗，烦躁易怒，头晕耳鸣，精神疲乏，心悸失眠，食少口干等。中医辨证分为肝肾阴虚、肾阳亏损等证候类型。

（1）肝肾阴虚证：症见行经先期，量多色红，或淋漓不尽，五心烦热，腰膝酸软，头晕耳鸣等。常用药剂如更年乐片、坤宝丸、更年舒片等。

（2）肾阳亏损证：行经错乱，行则量多，色淡或淋漓不止，神倦肢冷，头晕目眩，腰酸尿频，舌淡苔薄等。可选用药剂如妇宁康片。

精神症状严重者；合并内科疾病者及有阴道出血者不适于自己选择用药，宜在医师指导下选择用药或去医院进行诊治。

4. 带下病类药

当带下量明显增多，色、质、气味异常者，称为带下病。临床常见有白带、黄带、赤带、五色带等。中医辨证分为脾虚湿困、肾阴亏虚、肾阳亏虚、湿热下注等证候类型。

（1）脾虚湿困证：症见分泌物色白或淡黄，量多如涕，恶心纳少，腰酸神倦，苔白腻等。常用药剂如白带净片、止带片、除湿白带丸等。

（2）肾阴亏虚证：症见分泌物色黄或赤，五心烦热，腰酸耳鸣，头晕心悸，舌红苔少等。常用药剂可选用千金止带丸或参照补虚类药物。

（3）肾阳亏虚证：症见分泌物量多，清稀如水，腰酸腹冷，小便频数，舌淡，苔薄白等。常用药剂可参照补虚类药物选用。

（4）湿热下注证：症见分泌物量多，色黄，质稠，小便短赤，舌红，苔黄腻等。常用药剂如妇炎康复胶囊、盆炎净颗粒等。

反复发作者及孕妇和哺乳期妇女不适于自己选择用药，宜在医师指导下选择用药或去医院进行诊治。

四、儿科用药

1. 小儿感冒类药

感冒是小儿时期最常见的外感疾病，由于小儿的生理特点与成人不同，感冒后病情以热证、实证为多，寒证、虚证较少，夹痰、夹食、夹惊等兼证为常见。中医辨证分为风寒感冒及暑湿感冒、风热感冒等证候类型。

（1）风寒感冒：症见发热恶寒，鼻塞流涕，喷嚏，咳嗽，或伴有呕吐、腹泻、惊厥等。非处方药用于感冒初起症状较轻者，常用药剂如解毒清肺丸、七星茶、小儿感冒宁糖浆等。

（2）风热感冒：症见发热较重，头痛，鼻塞，流稠涕，喷嚏，或咳嗽、口渴、咽红等。常用药剂如儿感退热宁口服液、小儿风热清口服液、小儿感冒颗粒、小儿热速清口服液等。外用药剂如双黄连栓、复方小儿退热栓等。

（3）暑湿感冒：症见发热无汗，困倦，恶心，食欲不振，或腹泻，鼻塞，流涕，咳嗽等。常用药剂如小儿暑感宁糖浆。

有惊厥史，出现并发症或重症的患儿；以及慢性病患儿感冒时不适于自己选择用药，宜在医师指导下选择用药或去医院进行诊治。

2. 小儿咳嗽类药

咳嗽是小儿呼吸系统的常见病症。小儿咳嗽以实证、热证多见，寒证、虚证少见。中医辨证常分外感（风寒、风热）咳嗽和内伤（痰湿、痰热及阴虚燥咳）咳嗽。非处方药用于咳嗽初起。

（1）风寒咳嗽：症见咳嗽频繁，痰白稀薄，伴鼻塞流涕、恶寒无汗、发热头痛等。常用药剂如解肌宁嗽丸。

（2）风热咳嗽：症见咳嗽不爽，痰稠，口渴咽痛，流浊涕，或伴发热、头痛、恶风、微汗出等。常用药剂如健儿清解液、小儿咳喘灵颗粒、小儿止嗽金丸等。

（3）痰湿咳嗽：症见咳嗽痰多，色白而稀，胸闷纳呆，神疲困倦等。常用药剂如儿童咳液、小儿止咳糖浆等。

（4）痰热咳嗽：症见咳嗽痰多、黏稠，口渴，面红唇赤，烦躁，纳呆，大便秘结，小便色黄等。常用药剂如儿童清肺口服液。

气管异物、急性喉炎、肺炎患者出现咳嗽；慢性咳嗽患者均不适于自己选择用药，宜在医师指导下选择用药或去医院进行诊治。

3. 肠道寄生虫类药

肠道寄生虫病是指各种虫类寄生于人类肠道所引起的疾病。种类很多，小儿时期以蛔虫病、蛲虫病等最为多见。虫积肠道，轻者可无症状，或脐周阵发性腹痛，夜卧不安，寐中磨牙，流涎，鼻痒，有时排出虫体。常用驱蛔虫内服药剂有七叶酸藤果丸；驱蛲虫外用药剂有蛲虫药膏。

4. 积滞类药

积滞是指小儿内伤乳食，停聚不化，脾胃受损而引起的胃肠疾病。临床以不思乳食，食而不化，腹部胀满，呕吐，大便不调等症状为其特征。中医临床多以健脾和胃、消食化积法治疗。常用药剂如小儿化滞散、健脾消食丸等。

病程久而不愈者；病情重、并发症多者；婴幼儿出现积滞者均不适于自己选择用药，宜在医师指导下选择用药或去医院进行诊治。

5. 小儿泄泻类药

小儿由于外感时邪，或内伤乳食，或进食不洁以及不易消化的食物，导致脾胃健运失调，消化不良，引起大便次数增多，性质改变，或呈水样的薄稀便，中医称之为泄泻或腹泻。中医辨证分为伤食泻、风寒泻、寒湿泻、脾虚泻、脾肾阴虚泻等五种证候类型。非处方药多用于症状较轻者，常用于脾胃虚弱的内服药剂如宝儿康糖浆、小儿腹泻宁、小儿参术健脾丸等。外敷药剂如宝儿康散、小儿腹泻外敷散等。

6. 厌食类药

厌食是指由脾胃失调所引起的不思饮食或拒食。一般以1～6岁儿童为多见，表现为面色少华，形体偏瘦，但精神状态一般较好。中医治疗厌食分为积滞不化、胃阴不足和脾胃气虚等证候类型。

（1）积滞不化证：症见不思饮食，或食之无味，或拒食，形体偏瘦，二便正常，精神尚可。常用药剂如肥儿散、小儿健脾丸、小儿胃宝丸、小儿增食丸等。

（2）胃阴不足证：症见口干多饮而不思进食，皮肤干燥少润泽，大便干结等。常用药剂如儿宝膏、小儿健胃糖浆等。

（3）脾胃气虚证：症见精神较差，面色萎黄，厌食、拒食，或大便不成形，易出汗等。常用药剂如儿康宁糖浆、健儿膏、童宝乐片等。

对于发育、营养不良或生长缓慢、久泻，服药3～10天后症状未改善或病情较重者，须到医院诊治。

7. 遗尿类药

遗尿是指幼童不能自主控制排尿，经常入睡后尿床者。对于器质性病变引起的夜尿症，或每晚遗尿1～2次，须到医院诊治。非处方药用于轻症患儿，可选用夜尿宁丸。

五、五官科用药

1. 鼻病类药

鼻病临床根据病因及特征分为鼻窒、鼻渊、鼻鼽。

（1）鼻窒：以长期持续鼻塞，或间歇性鼻塞，鼻涕量多为主要症状，或伴有头昏、记忆力减退、失眠、耳鸣、耳内闭塞等。主要指慢性鼻炎。常用内服药剂如辛夷鼻炎丸、鼻炎康等；外用药剂如鼻通宁滴剂。

（2）鼻渊：以大量黏性或脓性鼻涕，伴头痛、头昏为主要症状。急性鼻渊伴发热及全身不适。主要指急、慢性鼻窦炎。常用内服药剂如鼻窦炎口服液、藿胆片、香菊胶囊、辛芳鼻炎胶囊等；外用药剂如鼻炎滴剂。

（3）鼻鼽：以阵发性鼻痒，连续喷嚏，鼻塞，鼻涕清稀量多为主要症状，伴行失嗅、眼痒、咽喉痒等。主要指过敏性鼻炎，常用口服药剂如鼻炎康、千柏鼻炎胶囊等。

儿童、老年人、孕妇和哺乳期妇女患该病者；鼻中隔偏曲、鼻息肉患者均不适于自己选择用药。

2. 耳鸣耳聋类药

耳鸣是指自觉耳内鸣响；耳聋是指不同程度的听力减退。临床上可单独出现，亦可同时出现。中医辨证分为肝火上扰、痰火郁结、肾精亏损、脾胃虚弱等证候类型。虚证结合临床辨证，综合考虑选用相应的虚证药剂，非处方药可选用耳聋左慈丸、益气聪明丸配合治疗。实证一般症状较轻者可选用清肝泻火利湿的耳聋通窍丸、龙胆泻肝丸、泻青丸等。

突发性耳聋及对自身病情不了解者不适于自己选择用药，宜去医院进行诊治。

3. 喉痹类药

喉痹可分为急性和慢性，急性者以咽喉痛、喉黏膜肿胀为主要症状，主要指急性咽炎。重者可有声音嘶哑甚至呼吸困难；慢性者主要表现为咽干，咽部不适，微痛，常有"吭"、"咯"的动作，主要指慢性咽炎。

（1）中医辨证将急性喉痹分为风寒、风热外袭、肺胃实热证。常用药剂可选用板蓝根茶、穿心莲片、复方鱼腥草片、喉痛灵颗粒、利咽解毒颗粒、清喉利咽颗粒、金银花颗粒剂、银黄颗粒等。

（2）中医辨证将慢性喉痹分为阴虚肺燥、肺脾气虚、痰热蕴结等证候类型。常用药剂可选用铁笛丸、藏青果颗粒剂、清咽丸、复方青果颗粒剂、黄氏响声丸、金果饮咽喉片等。

儿童、老年人、孕妇及哺乳期妇女患有此病时不适于自己选择用药，宜在医师指导下选择用药或去医院进行诊治。

4. 牙痛类药

牙痛为多种牙周疾病的常见症状之一。临床辨证分为风火牙痛、胃火牙痛、虚火牙痛等证候类型。症状较轻者一般可选用治胃火牙痛的内服药剂，如唇齿清胃丸等；治风火牙痛的内服药剂齿痛消炎灵颗粒。外用可选用牙痛药水、白清胃散。

牙痛原因不明；慢性牙痛；牙痛剧烈；儿童、老年人、孕妇和哺乳期妇女不适于自己选择用药，宜在医师指导下选择用药或去医院进行诊治。

5. 口疮类药

口疮是指以口腔局部黏膜发生浅表溃疡，呈圆形或椭圆形，灼热样疼痛为特征的病症。中医辨证分为心脾积热、阴虚火旺、气血亏虚等证候类型。一般性口腔溃疡可选用药剂如口腔溃疡散、爽口托疮膜。用于阴虚火旺的内服药剂可选用口炎清颗粒。

反复发作者；儿童、老年人、孕妇和哺乳期妇女不适于自己选择用药，宜在医师指导下选择用药或去医院进行诊治。

6. 眼病类药

眼病可分为沙眼、时复症、针眼、眼内翳障、迎风流泪、视疲劳等多种眼疾。

（1）沙眼：沙眼是由沙眼衣原体感染引起的传染性结合膜炎及角膜炎。中医辨证分为风热雍盛、湿热蕴结、血热瘀滞等证候类型。可根据辨证选用含服药剂如拨云复光散、拨云锭。外用药剂如拨云眼膏、风火眼药、马应龙八宝眼膏、清凉眼药膏、特灵眼药等。

孕妇禁用。小儿须在医师指导下应用。用药3天后症状无改善者须到医院诊治。

（2）时复症：时复症是指发病时白睛红赤，奇痒难忍，畏光、流泪，呈周期性反复发作的眼病。多见于儿童及青少年，常双眼发病。中医辨证分为风热挟湿、湿热雍盛的证候类型。非处方药有小儿明目丸。

用药3天眼部症状无改善，甚则加重，须停药到医院诊治。

（3）视疲劳视疲劳是指以久视眼睛疲劳，视物模糊昏花为主要症状的眼病。中医辨证分为气血不足、肝肾两虚的证候类型。常用内服药剂如杞菊地黄丸、黄连羊肝丸等；外用药剂如珍珠明目滴眼液、复天无眼药水等。

小儿、老年人须在医师指导下应用。用药症状无改善须到医院诊治。

（4）迎风流泪：迎风流泪是因下眼睑皮肤松弛，眨眼时眼轮匝肌无力压迫泪囊，不能将眼泪送入鼻腔所致的病症。中医辨证分为肝肾亏虚、风热侵扰等证候类型。常用内服药剂用于肝肾阴虚证的有明目地黄丸；清热散风的有明目蒺藜丸、明目上清丸、熊胆丸等。外用药剂如珍珠八宝眼药、向敬宇眼药、蚕茧眼药等。

孕妇、小儿、老年人须在医师指导下应用。用药后症状无改善须到医院诊治。

（5）眼内翳障：眼内翳障是指晶珠混浊，视力下降，眼内呈银白色翳障，视力障碍的眼病。中医辨证分为肝肾阴虚、脾肾阳虚、气血两虚、脾虚湿热等证候类型。非处方药可经辨证选用内服药剂如拨云退翳丸、消朦片、障眼明片等。外用药剂如麝香明目滴眼液、退障眼膏等。

孕妇禁用。用药症状无改善者须到医院诊治。

（6）针眼：针眼是指眼睑边缘生小硬结，红肿疼痛，形如麦粒的眼病。中医辨证分为风热外袭、热毒炽盛、热毒内陷、脾虚湿热等证候类型。常用非处方药外用药剂如五黄膏、眼敷膏等。

小儿在医师指导下应用。用药 3 天症状无改善或加重者须到医院诊治。

六、骨伤科用药

治疗骨质疏松以及急、慢性软组织扭挫伤、颈肩痛、腰腿痛等的药物都属于骨伤科用药的范围。

1. 骨质疏松症

骨质疏松症是指骨内的钙质游离出来，骨密度降低，导致骨质疏松的全身性骨骼代谢性疾病。常用内服药剂有骨疏康颗粒等。

2. 急性软组织扭挫伤

是因机械性原因导致皮肤、皮下组织、肌肉组织等结构损伤和功能障碍。受伤局部表现为红、肿、热、痛及功能障碍等。严重者有全身反应及骨折，应及时去医院诊治。非处方药用于治疗较轻的损伤，常用内服药剂如独圣活血片、龙血竭胶囊、舒筋定痛酒等。外用药剂如关节止痛膏、红花油、云南白药酊、外伤如意膏、伤乐气雾剂、跌打扭伤散等。

3. 慢性软组织扭挫伤

表现为损伤局部长期疼痛，或轻微酸痛或胀痛，劳累后加重，局部体征不明显。常用药剂如消炎镇痛膏。

4. 颈肩痛

是指以颈部或肩胛疼痛为主要症状，伴有头、眼、耳、四肢等症状的病症。中医辨证分为风寒、风热、湿热、瘀血、气虚疼痛等。常用内服药剂如颈复康颗粒、颈痛灵药酒、妙济丸、活络止痛丸、三两半药酒、史国公药酒等。外用药剂如风湿伤痛膏、复方热敷散、红药气雾剂、王回回狗皮膏、驱风油等。

5. 腰腿痛

是指下肢、腰部、臀部等处的疼痛，伴有压痛或反射痛。常用内服药剂如大风丸、独活寄生合剂、冯了性风湿跌打药酒、黄金波药酒、风湿（骨）痛药酒、活络止痛丸、木瓜酒、史国公药酒等。外用药剂如驱风油、伤湿止痛膏、代温灸膏、桂龙药膏等。

七、皮肤科用药

治疗痱子、粉刺、风瘙痒、脚湿气、风疹块、荨麻疹、雀斑、湿疹等药物都属于皮肤科用药范围。

1. 痱子

是因气温高，湿度大，汗出过多，使表皮角质层浸渍，汗腺导管闭塞，汗液潴留，内压增高而发生破裂，汗液渗入周围组织引起刺激汗孔处发生丘疹的现象。临床上分为红痱、白痱和脓痱三种。常用非处方药有冰霜痱子粉。

2. 粉刺

是指发生在面部，以丘疹、脓疱、结节，有时可挤出白色碎米样粉汁为特征的皮肤病。中医辨证分为肺经风热、湿热蕴结、痰湿凝结等证候类型。常用内服药剂如当归苦参丸、金花消痤丸、清热暗疮丸等。

3. 风瘙痒

是指一种以皮肤瘙痒难忍，抓后引起血痂、皮肤肥厚等皮损为特征的病变。中医辨证分为风热血热和血虚肝旺两种证候类型。常用内服药剂有肤痒颗粒、乌蛇止痒丸等。

4. 脚湿气

是指以足丫白斑湿烂，或足跖趾间起水疱为特征的足部皮肤病。临床分为水疱型、糜烂型、脱屑型。中医辨证分为湿热下注、血虚风燥两种证候类型。常用内服药剂有百癣夏塔热片。外用药剂有脚气散、愈裂贴膏、珊瑚癣净等。

5. 荨麻疹

是指皮肤出现鲜红色或苍白色皮疹，时隐时现的一种皮肤病。中医辨证分为风热、风寒、肠胃实热、气血两虚等证候类型。常用内服药剂如荨麻疹丸、皮敏消胶囊、防风通圣丸等。

6. 雀斑

是一种好发于面、颈等部位的褐色小斑点。又称夏日斑（因日光或紫外线照射后黑色素迅速增多而显黑）。属染色体显性遗传病，临床多见于女性。常用内服药剂有化瘀祛斑胶囊。

7. 湿毒疮（湿疹）

是由多种内外因素引起的一种常见皮肤病，临床上具有明显的渗出倾向和多种形态的皮疹，由急性瘙痒向慢性转化，反复发作。中医辨证分为湿热、风湿、湿阻、血热、血燥等证候类型。常用内服药剂有二妙丸、十味乳香丸等；外用药剂有皮肤康洗液、松花散等。

第四节　中成药调剂常规

中成药是中医药学的重要组成部分，它的合理应用必须坚持辨证施治的基本思想，切忌不区分证候类型，仅凭药名想像用药。

调剂中成药仍应遵从本书第四章和第六章中药饮片调剂操作工作的有关制度，严格按收方、审方、计价、调配、复核和发药程序进行。整个操作过程要执行"三查"（即审查处方、调配、发药），"七对"（对姓名、性别、年龄、药名、规格、剂量和用法）制度。

应熟悉常用中成药的主要组成、剂型特点、功能主治、用法用量及注意事项，特别是对孕妇（妊娠禁用或慎用的中成药目录参见第四章第三节内容）、高龄老人和婴幼儿的用药应该引起充分的重视。当患者在药店自行购买非处方中成药时，执业药师或药师对患者负有指导选用安全有效药物的责任。

中成药的调剂还应注意药品的有效期问题。药品的包装、标签上必须印有"有效期"。《药品管理法》第四十九条规定：未标明有效期或者更改有效期的，以及超过有效期的药品均属于劣药。超过有效期的药品一般疗效会降低或毒性增加，都不能继续使用。因此，药品调剂人员应熟悉药品有效期的判断方法。例如，某药品的有效期至 2006 年 10 月，是指该药品可使用到 2006 年 10 月 31 日，2006 年 11 月 1 日以后则超过有效期，不能再使用，应及时报损处理。

为了防止药品存放时间长而过期，确保用药安全有效，调剂人员应加强管理，定期检查。在调剂出售时应先将更接近有效期的药品出售；对在有效期内的药品也要注意检查药品的包装和外观性状，发现异常也要及时适当处理。对在有效期内变质的药品一律不得调剂、销售和使用。

第十章

中药的不良反应

第一节 药品不良反应的监测

一、药品不良反应的定义

世界卫生组织（WHO）对药品不良反应（ADR）的定义是："为了预防、诊断或治疗，给人使用一定剂量的药品后发生的任何有害的和非预期的效应。"

怀疑而未确定的不良反应称为可疑药品不良反应。有下列情况之一者为严重药品不良反应：①导致死亡或威胁生命的；②导致持续性的或明显的残疾或机能不全的；③导致先天异常或分娩缺陷的。新的药品不良反应是指药品说明书或有关文献资料上未收载的不良反应。药品不良反应不能单纯认为只是由主要产生效应的药品引起，它与制造药物时所含的杂质、附加剂、溶剂或该药品的降解产物等因素也有关。

二、药品不良反应监测的概念和意义

药品不良反应监测是对合格药品在正常用法、用量时出现与用药目的无关的或意外的有害反应进行的监督和考察。

随着药物品种数量的增多，合并用药和长程疗法不断增加，药物不良反应的发生率和严重性日益被人们所认识。建立药品不良反应监测报告制度是在法律上维护人民用药安全的一种切实可行的重要措施。此制度可为评价、清理、改进或淘汰药品提供重要的科学依据；为临床用药提供信息；促进中药新药研制；促进临床合理用药；提高药物治疗和医疗质量；有利于国际药品信息的交流。

三、我国药品不良反应监测管理和报告制度

国家药品监督管理局、卫生部于 1999 年 11 月 25 日发布了《药品不良反应监测管理办法（试行）》。这标志着我国正式开始实施药品不良反应监测报告制度。

国家食品药品监督管理局主管全国药品不良反应监测工作，省、自治区、直辖市食品药品监督管理局主管辖区内的药品不良反应监测工作，各级卫生行政部门负责医疗预防保健机构中的药品不良反应监测工作。

国家鼓励和保护报告药品不良反应的单位和个人。我国《药品管理法》第七十一条对药

品不良反应作出的有关规定是："国家实行药品不良反应报告制度。药品生产企业、药品经营企业和医疗机构必须经常考察本单位所生产、经营、使用的药品质量、疗效和反应。发现可能与用药有关的严重不良反应，必须及时向当地省、自治区、直辖市人民政府药品监督管理部门和卫生行政部门报告。具体办法由国务院药品监督管理部门会同国务院卫生行政部门制定。对已确认发生严重不良反应的药品，国务院或者省、自治区、直辖市人民政府的药品监督管理部门可以采取停止生产、销售、使用的紧急控制措施，并应当在五日内组织鉴定，自鉴定结论作出之日起十五日内依法作出行政处理决定。"

四、药品不良反应监测方法

1. 志愿报告系统

也称自愿呈报制度，是一种自愿而有组织的报告制度。医师在诊治病人过程中，认为患者某些症状可能为某种药品所致时，即可填写 ADR 报告表，通过一定程序呈报给监测机构。通过将大量分散资料的收集、积累、分析、反馈，对各种药品的安全性有较全面的认识，从而及早提出警告，指导临床合理用药。

2. 医院集中监测系统

是以医院为单位，由医师、护士、药师共同合作，在一定时间内根据研究目的详细记录药品的使用情况、ADR 的发生情况，有目的地针对某种（或某类）药品的 ADR 发生率、频度分布、易致因素等进行的监测。

医院集中监测可分一般性全面监测和重点监测。

（1）一般性全面监测：在一定时间内对所有住院病人进行 ADR 的全面监测，可以得到各种药品的 ADR 情况及其发生率。

（2）重点监测：是对某种肯定的或不能肯定的 ADR 进行重点监测，目的是为查清药品是否存在着某种 ADR 及其发生率。

五、我国药品不良反应的监测报告范围

1. 上市 5 年以内的药品和列为国家重点监测的药品，须报告该药品引起的所有可疑不良反应。

2. 上市 5 年以上的药品主要报告该药品引起的严重、罕见或新的不良反应。

3. 中药不良反应监测除对上市药品 ADR 监测外，还应对应用中药材引起的人体伤害进行监测。目前我国尚未对中药饮片实行批准文号制度，并且中药材的药效及毒性品种、产地、种植条件及农药残留等因素的影响较大，所以不良反应监测的难度较大，问题较复杂，应注意引起不良反应的药材品种、基原和产地。

六、药品不良反应的监测工作程序和要求

1. 药品不良反应监测工作程序

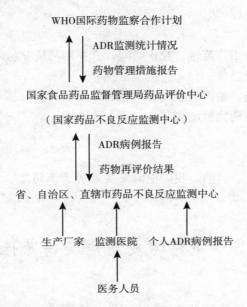

WHO国际药物监察合作计划

ADR监测统计情况

药物管理措施报告

国家食品药品监督管理局药品评价中心

（国家药品不良反应监测中心）

ADR病例报告

药物再评价结果

省、自治区、直辖市药品不良反应监测中心

生产厂家　监测医院　个人ADR病例报告

医务人员

2. 药品不良反应监测工作要求

（1）国家对药品不良反应实行逐级、定期报告制度，严重或罕见的药品不良反应必须及时报告，必要时可以越级报告。

（2）药品生产、经营企业和医疗预防保健机构必须严格监测本单位生产、经营、使用的药品的不良反应发生情况。一经发现可疑不良反应，须进行详细记录、调查，按要求填写不良反应报表，并向所在省、自治区、直辖市药品不良反应监测专业机构集中报告。对其中严重、罕见或新的不良反应病例，须用有效方式快速报告，最迟不超过 15 个工作日。

（3）防疫药品、普查普治用药品及预防用生物制品出现的不良反应群体或个体病例，要随时向所在地卫生厅（局）、食品药品监督管理局、药品不良反应监测专业机构报告，并于10 个工作日内向卫生部、国家食品药品监督管理局、国家药品不良反应监测专业机构报告。

（4）省级药品不良反应监测专业机构收到严重、罕见或新的不良反应病例报告，要进行调查、分析，并提出关联性评价意见，于 72 小时内向国家药品不良反应监测机构报告，同时抄报所在地省级食品药品监督管理局和卫生厅（局）。其他药品不良反应病例按季度向国家药品不良反应监测机构集中报告。

（5）个人发现药品引起的可疑不良反应，应向所在省级药品不良反应监测专业机构或食品药品监督管理局报告。

国家食品药品监督管理局不定期通报药品不良反应监测情况，公布药品再评价结果。未经公布的统计资料，各级药品不良反应监测专业机构不得向国内外机构、组织、学术团体或个人提供或引用。

七、药品不良反应报告填写要点

按药品不良反应监测中心统一印制的《药品不良反应报告表》的要求，逐项认真填写。内容主要有：

1. 病人的一般情况。
2. 病人的用药情况，用药剂量，起止时间，合并用药情况。
3. 不良反应的表现及过程。
4. 病人原有疾病情况，是否因原有疾病引起并发症。
5. 患者本人及家族的药物过敏史。
6. 处理情况。
7. 不良反应结果。
8. 因果关系分析评价。目前，我国把因果关系分为不可能、可疑、可能、很可能、肯定五级。

第二节　中药不良反应及药源性疾病

一、中药不良反应及药源性疾病（DID）的概念

1. 中药不良反应

中药不良反应是指合格中药在正常用法、用量时出现与用药目的无关的或意外的有害反应，即在预防、诊断、治疗疾病或调节生理功能过程中，人接受正常剂量药物时出现的任何有伤害的和与用药目的无关的反应，包括中成药和中药饮片引起的不良反应。不良反应包括毒性作用、副作用、后遗效应、过敏反应、继发反应、特异性遗传因素等。

2. 中药药源性疾病

中药药源性疾病是指因中药不良反应致使机体某（几）个器官或局部组织产生功能性或器质性损害而出现的一系列临床症状或体征。包括在正常用法用量情况下所产生的中药不良反应，也包括因超量、超时、误服、错用以及不正常使用中药所引起的疾病。

二、中药不良反应的分类

1. 毒性作用

指药物引起的生理生化机能异常和结构的病理变化。可在各机能系统内发生。毒性反应一般是在用药剂量过大或用药时间过长时才发生，有时也可因医疗差错或意外事故而发生。超极量所致立即发生的毒性反应称急性中毒反应。长时间用药蓄积中毒逐渐发生的称为慢性中毒反应。

2. 副作用

在治疗剂量下，伴随药物的治疗作用而发生的一些与防治目的无关的作用。因药物出现

的作用往往是多方面的，按用药意图不同，有些作用不是治疗所需要出现的便成为副作用。所以，中药的副作用有时是难以避免的，是属于固有的效应，应用时要尽量注意。

3. 过敏反应

过敏反应又称变态反应，指少数易致敏的病人对某些药物所发生的抗原抗体结合反应。这是因为机体接受抗原物质刺激后产生了抗体，当药物再次进入机体后就发生抗原抗体结合反应，造成组织损伤或生理功能紊乱。

过敏反应的病理变化和临床症状多种多样，最常见的是皮肤病变，如荨麻疹、斑丘疹或紫癜等，也可引起呼吸困难、消化功能紊乱、发热、白细胞减少及过敏性休克等。

4. 特异质反应

是指少数人应用某药物后发生与药物的作用完全无关的反应。目前医学认为特异质反应大多是由于个体酶缺陷所致，且多与遗传有关。

5. 致畸作用

指在妊娠期药物作用于胎儿而影响其正常发育，又称为胎儿毒性或妊娠毒性。具有致畸作用的物质称为致畸因子或致畸原，而致畸原被认为是对发育阶段正常细胞分裂引起干扰的物质。上世纪最大的药害——"反应停"事件，就是因早期孕妇服用"反应停"后，引起数以万计的婴儿发生四肢短小，形如海豹肢。因此，妊娠期间用药必须严加注意，特别是妊娠早期3个月内是胎儿器官发育时期，胎儿最容易受影响。

6. 致癌作用

可以引起人体发生癌症的物质称为致癌因子。致癌因子一般可分为遗传因子和环境因子两大类。其中环境因子主要是由化学因素引起的。化学因素包括：①医药品和环境化学物质；②食品及嗜好品处理不当；③天然存在的致癌物质。

7. 成瘾性

某些药物经长期重复应用，停药后产生心理上的渴求，一般危害不大。但有些药物停用后会产生病理表现，除具有强烈的心理上的渴求外，还有生理上的依赖性，通常称为成瘾性，而且停药后会出现"戒断症状"，如罂粟壳等麻醉中药。

三、中药药源性疾病的临床表现

1. 消化系统

表现为恶心、呕吐、食欲不振、腹痛、腹泻，甚至呕血、便血等胃肠道病变；对肝脏的损害表现为肝功能异常、血清转氨酶升高、肝肿大、黄疸等肝脏病变。

2. 神经系统

表现为口唇麻木或全身麻木、眩晕、头痛、失眠或嗜睡，严重时出现意识模糊、语言不清或障碍，甚至抽搐、惊厥、昏迷、呼吸抑制等；有的致幻或导致精神失常、行为障碍等。可导致神经系统的损害或精神疾病。

3. 心血管系统

主要表现有心悸、胸闷、面色苍白、四肢厥冷、心率加快或减慢、心律不齐、血压下降或升高、传导阻滞及心电图异常等，可导致心血管系统病变。

4. 呼吸系统

表现为呼吸急促、咳嗽、血痰、呼吸困难、紫绀，甚至发生急性肺水肿、呼吸衰竭或麻痹。

5. 泌尿系统

表现为尿量减少、尿频或尿闭，甚至出现蛋白尿、血尿、管型尿、腰痛、肾区叩击痛、浮肿等肾功能损害的表现；严重时出现氮质血症、酸中毒、电解质平衡紊乱以至尿毒症而导致死亡。

6. 造血系统

表现为颗粒性细胞缺乏症、溶血性贫血、血小板减少性紫癜、出血时间延长或再生障碍性贫血。

四、引起中药不良反应的原因

1. 临床应用因素

（1）误用：因误用中药而引起的不良反应有如下情况：①拘于古方而不了解中药品种或基原。如木通能通乳，为木通科木通，用量可大些；而误用马兜铃科的关木通超过 10g 则可引起中毒。②误诊误治。辨证不准，药性不明，用药不对症。③药名近似，或同名异物、异名同物，造成配方时错配。如将漏芦作藜芦，泽漆作泽泻等。④药物形态相似，误用异名，如将天仙子作菟丝子，莽草实作茴香等。

（2）滥用：由于多方面的原因，药物质量下降，医师处方盲目增加用量，或增加处方用药数量，或病人不遵医嘱，或患者擅自服药等。

（3）用药途径：给药途径不同，药物的吸收、分布则不同，也影响药物作用发挥的快慢、强弱和维持时间。一般来说，引起不良反应的可能性从大到小依次为静注、肌注、口服、外用。

（4）用药时间：长时间用药易发生中药不良反应，甚至引起蓄积中毒。尤其是某些慢性疾病长期服用有毒性的药物，如心悸用朱砂等。

（5）配伍因素：药物不良反应的发生率可随用药总数量的增加而增加。中药种类繁多，治疗范围不断扩大，除前人提出的"十八反"、"十九畏"的配伍禁忌外，对有些中药配伍禁忌的认识还不够深入。特别是随着中药制剂的发展，品种、数量、剂型不断增加，用药途径不断扩大及中西药联用等情况引起的不良反应应当受到重视。

（6）炮制因素：对中药进行炮制是安全用药的可靠保证。特别是有毒中药或药性强烈的药物，如果未经炮制或炮制不当，均可引起不良反应。

2. 药物因素

（1）药理作用：不同的药物所含活性成分不同，其药理作用则不同。如朱砂致头发变红，雄黄致砷角化症等。从药物功能来看，抗肿瘤中药对造血系统毒性较大，泻下药对消化系统副作用大，活血药对妊娠的影响较大，强心药对心脏、肝脏毒性较大。

（2）化学成分：中药所含化学成分或成分性质不同，所引起的不良反应也不同。如马钱子所含的番木鳖碱可兴奋脊髓，引起肌肉强直和呼吸抑制；曼陀罗所含莨菪碱能阻断节后胆碱能神经所支配的效应器上的毒覃碱样胆碱能受体，可出现阿托品中毒样反应。

（3）药物品质：同一药物，因来源、产地、采收季节、药用部位等不同，其所含成分存在差异，如云南的腾冲附片毒性比四川附片大近 20 倍。寄生药物因寄主不同，所含成分则不同，如寄生在有毒植物上，则含有相应的毒性成分。蜂蜜若是采自有毒植物的花而酿制的，则会含有相应有毒植物的毒性成分。

3. 机体因素

（1）性别：一般女性对药物的敏感性较男性大，故用药剂量宜减小，特别是女性月经期、妊娠期和哺乳期，对许多药物的反应与一般情况不同。

（2）年龄：儿童对药物较成人敏感，特别是某些毒麻中药，小剂量便可能引起中毒。老年人因体质较差，对药物的吸收、代谢能力降低，特别对作用于心血管系统的药物、泻下药、催吐药等较敏感。

（3）个体差异：不同个体对同一药物的相同剂量可产生不同的反应，属正常的"生物学差异"现象。但如果反应强烈，对机体机能造成损害，这就是不良反应。如前所述的过敏反应和特异质反应即是个体差异的表现。由于个体差异的原因，不同的人对药物的耐受性也不同。

（4）病理状态：病理状态可影响机体的各种功能，因而也影响药物的作用。在病理状态下，人的体质下降，免疫能力较差，对物质的吸收、代谢功能降低，使用药物时容易产生不良反应。

第三节 常见的中药中毒反应及其救治基本原则

1. 乌头类及含乌头类的中成药

如川乌、草乌、附子、天雄、雪上一枝蒿、铁棒槌等。复方制剂如舒筋活络丸、追风丸、活络丹、附子理中丸、金匮肾气丸、木瓜丸、右归丸、正天丸、三七伤药片等。

（1）基本毒理：这类药物含乌头类生物碱，主要毒性成分是乌头碱，致死量为 2.5mg，对心脏毒性大。其中毒机理主要为乌头碱对中枢神经的强烈兴奋作用，先兴奋后抑制和对心肌的直接作用，从而提高了心肌的应激性。用量稍大即可导致心律失常，甚至引起室颤、呼吸中枢麻痹而死亡。

（2）临床中毒表现：唇、舌、颜面、四肢麻木，流涎，烦躁呕吐，肌肉强直，早期瞳孔缩小后放大，心跳过缓或过速，心律失常，房室传导阻滞，甚至阿斯综合征，呼吸痉挛、窒息、呼吸衰竭而死亡。

（3）中毒解救：①清除药物，如洗胃、导泻、灌肠、大量饮水、口服活性炭、输液等处理，加速毒物的排泄。②同时给氧，西药对症治疗，根据临床表现制定治疗方案，可选用阿托品治疗心动过缓、传导阻滞至心跳及瞳孔恢复正常；或用利多卡因治疗异位心律失常（室早、室速）；呼吸抑制或麻痹者可做人工呼吸或给氧，注射可拉明、洛贝林等。③中药治疗：甘草 60g、绿豆 30g 或生姜、银花、甘草各 15g 煎汤饮用，中医对症治疗。

2. 洋地黄类药物

如夹竹桃、万年青等。

（1）基本毒理：主要是兴奋延髓中枢，使迷走神经亢进，从而使心率减慢，心肌紧张力递增，导致心律不齐，传导阻滞，心跳骤停。刺激胃肠、子宫收缩，引起恶心、呕吐、流产等；增加血管收缩，使毛细血管充血以至出血，尤其是内脏。

（2）临床中毒表现：恶心呕吐、腹痛、腹泻、少尿。各种类型的心律失常并存或先后出现，如心动过速或过缓、早搏、二联率、心室颤动、各级房室传导阻滞，严重者可导致死亡。

（3）中毒解救：①清除药物，如洗胃、导泻等。②支持疗法及对症治疗，如给氧，并根据病情选用口服或静滴氯化钾，或静滴阿托品、苯妥英钠、利多卡因、溴苄胺等治疗。③中药治疗：甘草、绿豆煎汤饮用，中医对症治疗。

3. 蟾酥及含蟾酥的中成药

如蟾酥、蟾皮。含蟾酥的中成药制剂有六神丸、六应丸、喉症丸、蟾酥丸等。

（1）基本毒理：主要是通过兴奋迷走神经中枢或末梢，可直接作用于心肌，引起心率缓慢，心律不齐，甚至产生房室传导阻滞及心室颤动，最后出现循环、呼吸衰竭而死亡。

（2）临床中毒表现

①蟾酥：对心脏的毒性作用类似洋地黄中毒。可见胸闷、心悸、心律不齐、脉缓慢无力，严重时面色苍白、四肢厥冷、口唇发绀、手足心及额汗出等，并可出现血压下降、休克，甚至心脏骤停而死亡。

此外，蟾酥尚可引起消化系统的中毒症状，如呕吐、腹痛、腹泻、口唇、四肢发麻等。

②六神丸：为含蟾酥、雄黄的毒性药物，中毒可出现蟾酥中毒症状，如心律失常、心悸、脉弱缓不规则，胃肠道可见上腹部不适、恶心、呕吐、腹泻等现象。呕吐、腹泻可致脱水、循环衰竭，亦可出现抽搐、昏迷、呼吸衰竭而死亡。临床上所报道六神丸中毒不少为新生儿或小儿滥用且过量服用所致，故应加强对六神丸使用的管理及宣传、教育，严格掌握用药指征及剂量，不可滥用。新生儿应忌用，小儿应慎用。

（3）中毒解救：①清除毒物，如洗胃、灌肠、导泻等。或口服蛋清、大量饮水及浓茶。②静脉输液、吸氧。西药用阿托品、氯化钾，以及对症治疗。③中药：甘草、绿豆煎汤饮用，中医对症治疗。

4. 马钱子及含马钱子的中成药

含马钱子的中成药如九分散、山药丸、疏风定痛丸、疏络养肝丸、伤科七味片、治伤消瘀丸、九转回生丹、舒筋丸等。

（1）基本毒理：马钱子含番木鳖碱（即士的宁），毒性大，成人一次 5～10mg 则中毒，30mg 致死。中毒时首先兴奋中枢神经系统，引起脊髓强直性痉挛，继而兴奋呼吸中枢及血管运动中枢，并能提高大脑感觉中枢的机能。可因呼吸肌强直性收缩而引起窒息或呼吸麻痹而死亡。

（2）临床中毒表现：初期出现头晕、头痛、烦躁不安、瞳孔缩小、呼吸加快，咽下困难，胸闷，全身发紧，进而伸肌与屈肌同时极度收缩，发生典型的士的宁惊厥症状，从痉挛到强直呈角弓反张，可因呼吸肌痉挛窒息或心力衰竭而死。

（3）中毒解救：①病人周围环境保持安静，避免声音、光线刺激（因外界刺激可引发惊厥痉挛）。②吸氧，西药静脉输液促进毒物排泄并使用中枢抑制药制止惊厥（如戊巴比妥钠、安定），对症治疗。③中药治疗：甘草 100g、绿豆 30g 煎汤饮用，中医对症治疗。

5. 雷公藤及多苷片

（1）基本毒理：二萜类成分主要损伤心、肝、胃肠道及骨髓。生物碱主要损害肝脏，并可破坏红细胞，引起贫血，甚至诱发肾小管缺氧性损害，吸收后损害中枢神经系统，可致严重营养不良性改变。

（2）临床中毒表现：首先出现胃肠道刺激症状，如口涩、舌麻、恶心呕吐、腹痛、腹泻；对肝和心、肾等脏器可造成损害，可引起肝肿大、肝功能异常甚至肝衰竭。长期服用可引起肝硬化腹水而死亡。雷公藤还可损害中枢神经，肾衰及休克是雷公藤中毒致死的主要原因。

（3）中毒解救：①清除毒物，如催吐、洗胃、导泻等。②对症治疗及支持疗法。③中药治疗：甘草 60g、绿豆 30g 煎汤饮用，萝卜或白菜捣烂取汁加糖频服，中医对症治疗。

6. 黄药子、壮骨关节丸及含黄药子的其他制剂

（1）基本毒理：主要是对肝、肾的损害，是直接或其代谢产物干扰细胞代谢的结果。

（2）临床中毒表现：恶心呕吐、头昏、腹痛、腹泻，长期或大量服用对肝脏造成损害，出现黄疸、肝功能异常、肝硬化、肝昏迷等，严重时可引起死亡。对循环系统可引起心悸、胸闷气短、心律失常，严重时血压急剧下降，导致心源性休克。对肾脏损害的报道也较多，可能是药物对肾脏的直接毒性作用。口服中毒出现胃肠道刺激症状，部分有发热，逐渐开始出现肾损害症状，并有酸中毒及电解质紊乱表现，肾衰和休克是引起死亡的主要原因。

（3）中毒解救：①清除毒物，如催吐、洗胃、导泻等；内服鸡蛋清、活性炭等；大量饮水，静脉输入葡萄糖注射液等。②西药治疗：对症治疗。③中药治疗：甘草、绿豆煎汤饮用，生姜汁、米醋、甘草煎液混合饮用，中医对症治疗。

7. 朱砂、轻粉、红粉等及其复方制剂

中成药如牛黄清心丸、牛黄抱龙丸、抱龙丸、朱砂安神丸、苏合香丸、人参再造丸、安宫牛黄丸、牛黄至宝丹、牛黄千金散、牛黄镇惊丸、紫雪丹、天王补心丹、安神补脑丸、大活络丹、蟾蚧定喘丸、月白珍珠散等。

（1）基本毒理：汞是一种原浆毒，在体内，汞对各种酶的巯基具有特异性结合力，能与肠、血液及其他内脏组织形成松散的蛋白化合物，从而使细胞发生各种营养不良性改变，甚至坏死。进入体内的汞主要分布在肝、肾等脏器中，引起肾小球近曲小管和肝细胞的坏死。尤其对肾脏损害较为突出，导致汞中毒性肾病。汞在脑组织中蓄积，造成中枢神经和植物神经功能紊乱。

（2）临床中毒表现：为汞中毒症状，如恶心呕吐，口中有金属味，口腔黏膜充血，齿龈肿胀、溢血，腹泻，肾脏损害，肌肉震颤，心、肾、肝、小脑等脏器损伤。严重时可因全身极度衰竭而死亡。

（3）中毒解救：①清除毒物，如催吐、洗胃、导泻、口服牛奶、生鸡蛋清等。②西药治疗：静脉输液，纠正水和电解质平衡紊乱，应用二巯基丙醇类、硫代硫酸钠等，抗休克、肾透析等对症治疗。③中药治疗：甘草60g、绿豆30g煎汤饮用，中医对症治疗。

8．雄黄以及含砷、砒霜等制剂

中成药如牛黄解毒丸（片）、六神丸、牛黄抱龙丸、牛黄清心丸、牛黄镇惊丸、安宫牛黄丸、三品一条枪、砒枣散等。

（1）基本毒理：此类药物中所含三氧化二砷有剧毒，主要是砷进入体内后与细胞酶蛋白的巯基结合，影响细胞正常代谢，最先使神经系统发生病变，随后出现毛细血管病变和组织营养改变。

（2）临床中毒表现：口干、烧灼感，口中有金属味，流涎，剧烈恶心呕吐，腹痛，腹泻，严重时似霍乱，引起多发性神经炎、七窍流血、心肌受损、血压下降等，多死于出血、肝肾功能衰竭、呼吸中枢麻痹。

（3）中毒解救：①清除毒物，如催吐、洗胃、导泻、口服牛奶、豆浆、生鸡蛋清、活性炭等。②西药治疗：静脉输液，纠正水和电解质平衡紊乱，应用二巯基丙醇类，抗休克、肾透析等对症治疗。③中药治疗：甘草60g、绿豆30g、防风30g、大青叶30g煎汤饮用，中医对症治疗。

9．含铅类药物

如黄丹、密陀僧、樟丹、红丹、黑锡丹等。

（1）基本毒理：铅及其化合物进入人体后，在细胞内易与细胞器及蛋白质的巯基结合，抑制含巯基酶的活性，使机体的代谢发生障碍及影响细胞的氧化和呼吸，甚至可导致细胞变性、坏死。主要损害造血系统、神经系统、消化系统和肾脏，急性中毒可损害肝脏。

（2）临床中毒表现：口内有金属味，食欲不振，恶心呕吐，腹痛，腹泻或便秘，常有中毒性肝病症状及贫血，严重者出现中毒性脑病、肾病症状，如头痛、烦躁、惊厥、昏迷、尿少等，终因循环衰竭而死亡。

（3）中毒解救：①催吐、洗胃，口服蛋清、牛奶，导泻等排铅。②西药治疗：依地酸二钠钙或二巯基丁二酸钠静脉注射。对症及支持疗法。③中药治疗：甘草60g、绿豆30g煎汤饮用。

10．斑蝥及其制剂

如斑蝥素片、羟基斑蝥胺片（针剂）、斑蝥酸钠、甲基斑蝥胺、去甲基斑蝥素等。青娘虫、红娘虫中毒的处理参照斑蝥。

（1）基本毒理：内服可引起胃肠炎症、黏膜坏死；吸收后可引起肾小球变性、肾小管出血及上皮浊肿；心肌出血、浊肿；肝细胞浊肿、脂肪变、肝淋巴纤维性损伤和肝细胞坏死；对毛细血管、神经系统也有毒害作用。

（2）临床中毒症状：口服可出现消化系统症状，如咽、喉、食道及胃有灼痛感，吞咽困难，恶心呕吐，流涎，腹痛，腹泻，大便水样或便血等；泌尿系统症状如持续性腰痛，尿道烧灼感和排尿困难，甚至出现血尿、尿少、尿闭及急性肾功能衰竭等；神经系统症状如头痛、头晕、多汗、视物不清；循环系统症状如血压增高、心律不齐等；皮肤局部烧灼感，出现红斑或水疱。

（3）中毒解救：①洗胃、服牛奶、蛋清或 10％氢氧化铝凝胶等。②西药治疗：输液，硫酸镁导泻，镇静等对症治疗。③中药治疗：绿豆 30g、甘草 10g 水煎服。

11．半夏、天南星、白附子及其中成药

中成药如藿香正气水（口服液、丸、胶囊等）、参苏丸、通宣理肺丸、如意金黄散、玉真散、小活络片（丹）、五虎丹等。

（1）基本毒理：该类中药含生物碱类毒性成分及刺激性苷。生品有强烈的麻辣味，对局部组织及口腔、咽喉、消化道黏膜均有强烈的刺激作用；对心脏有抑制作用，能麻痹运动中枢，严重者可致喉头痉挛、呼吸中枢麻痹。

（2）临床中毒症状：初起口、舌、咽喉灼痛水肿，声音嘶哑，吞咽困难，味觉消失；继而言语不清，流涎，恶心呕吐；严重者呼吸困难，喉头痉挛，最后因呼吸中枢麻痹而死亡。

（3）中毒解救：①内服中毒用稀醋或鞣酸液或浓茶洗胃，硫酸钠 25～30g 导泻，饮用蛋清、牛奶等。对症治疗及支持疗法。②中药治疗：生姜 30g、防风 60g、甘草 15g 煎服。

12．含马兜铃酸及其相应成分的中药饮片和中成药

如关木通、青木香、广防己、马兜铃、天仙藤、冠心苏合丸、纯阳正气丸、龙胆泻肝丸、排石颗粒、小儿金丹片、止咳化痰丸、导赤丸等。

（1）基本毒理：马兜铃酸为一种较强的肾毒性物质，可因慢性蓄积中毒，引起机体内脏发生毛细血管病变，形成出血灶并水肿，破坏肾脏，甚至使肾小管坏死，引起肾功能衰竭、尿毒症而死亡。

（2）临床中毒表现：上腹不适，恶心呕吐，腹痛、腹泻等消化道症状。颜面及全身水肿，少尿或无尿，肾区叩击痛，血尿素氮升高，CO_2 结合力降低，高血钾，尿中出现蛋白、红细胞等肾功能损害表现。神经系统有突然出现神志不清、头痛、嗜睡、昏迷等表现。此外，马兜铃对心、肺、造血系统也可引起损伤。

（3）中毒解救：①立即停药，服牛奶、蛋清。②对症及支持疗法。③肾透析。

13．巴豆

（1）基本毒理：巴豆含巴豆毒素（毒蛋白）及巴豆油。巴豆毒蛋白是一种细胞原浆毒，能溶解红细胞，并使局部细胞坏死；巴豆油系一种峻泻剂，对胃肠道黏膜具有强烈的刺激和腐蚀作用。口服巴豆油半滴至一滴即产生口腔、咽及胃部灼热感，并有催吐作用。巴豆油至肠内遇碱性肠液水解后释放出巴豆酸，刺激肠黏膜，使之发炎，增加分泌，促进肠蠕动而产生剧烈腹泻，伴有腹痛和里急后重。

（2）临床中毒表现：内服可引起恶心、呕吐、腹痛、腹泻，严重者出现米泔样便。剧烈腹痛、腹泻，甚至急性肾功能衰竭、休克、抽搐、昏迷。外用可产生急性接触性皮炎，局部出现红斑、烧灼感，甚至发生水肿、水疱。

（3）中毒解救：①温水洗胃，口服冷牛奶、蛋清或豆浆。②西药治疗：抗休克、止痉、止呕等对症治疗。③中药治疗：甘草 30g、绿豆 30g 煎汤服。

14．商陆

（1）基本毒理：含商陆毒素，对交感神经有刺激作用，促进胃肠道蠕动，并可刺激肠黏膜，引起腹痛、腹泻等；能兴奋延脑运动中枢，引起中枢神经麻痹、呼吸运动障碍；大剂量则引起惊厥，并可抑制心肌，可因心肌麻痹、呼吸、循环衰竭而致死。

（2）临床中毒表现：初见恶心、呕吐、腹痛、腹泻；继而发热，头晕，头痛，言语不清，呼吸急促，心率增快，血压升高，甚则神志模糊，躁动，站立不稳；严重者昏迷抽搐，瞳孔散大，对光反射消失，血压下降，呼吸衰竭而死亡。

（3）中毒解救：①食醋 150ml 服用后催吐，洗胃、输液，服鸡蛋清。对症治疗。②中药治疗：生甘草 30g、绿豆 500g 煎汤服。

15. 藜芦

（1）基本毒理：含藜芦碱、胚芽儿碱及红藜芦碱等。其毒理作用与乌头碱相似，主要属神经毒。对神经系统的作用是先兴奋后麻痹，对胃肠道黏膜有极强的刺激性。

（2）临床中毒表现：上腹部灼痛，恶心呕吐，流涎，出汗，四肢麻木，视物模糊；严重者昏迷、抽搐、休克、心律失常、呼吸抑制，最后多因呼吸中枢麻痹而死亡。

（3）中毒解救：①洗胃、导泻。支持疗法及对症处理。②中药治疗：紫草 60g 或甘草 30g、绿豆 100g 煎汤服。

16. 洋金花

（1）基本毒理：主要含阿托品、莨菪碱等生物碱。中毒机理主要为抗 M—胆碱能反应。对周围神经则为抑制副交感神经机能，对中枢神经先兴奋后抑制。

（2）临床中毒表现：皮肤潮红，烦躁，头晕，口干发麻，呕吐，言语不利，瞳孔扩大；中毒严重者出现高烧、昏迷、大小便失禁、阵发性抽搐等。

（3）中毒解救：①洗胃、导泻、输液。可用毛果芸香碱或新斯的明解毒；对症治疗。②中药治疗：金银花 30g、连翘 15g、甘草 20g、绿豆 50g 水煎服。

17. 全蝎

（1）基本毒理：含蝎毒素，系一种类似蛇毒的神经毒，为毒性蛋白，主要作用为麻痹呼吸及对心脏、血管、骨骼肌的兴奋。

（2）临床中毒表现：头痛，头晕，肌痛，恶心呕吐，血压升高，且有溶血作用，出现心悸、心慌。严重时血压突然下降，呼吸困难，发绀，昏迷，最后因呼吸中枢麻痹而死亡。

（3）中毒解救：①洗胃、导泻、输液。②可注射硫酸阿托品，并补充钙剂；对症治疗。③中药治疗：金银花 30g、半边莲 10g、土茯苓 15g、绿豆 15g、甘草 10g 煎汤服用。

18. 甘遂

（1）基本毒理：含大戟树脂，大戟树脂的主要成分是多种三萜醇的复合体，具有类似巴豆酸和斑蝥素的作用。对肠黏膜刺激强烈，引起炎症性充血和蠕动增加，产生峻泻及腹痛等症状，并有凝集、溶解红细胞及麻痹呼吸、血管运动中枢的作用。

（2）临床中毒表现：腹痛、腹泻、水样大便、里急后重等，内服较多可腐蚀肠壁，出现霍乱样米汤状大便、恶心、大量呕吐、头晕、头痛、心悸、血压降低、脱水、呼吸困难、脉搏细弱、体温下降、谵语、紫绀，最后发生呼吸及循环衰竭而死亡。

（3）中毒解救：①洗胃、导泻、输液。②腹痛剧烈时，肌肉注射盐酸吗啡 15mg，佐以 0.6mg 硫酸阿托品；对症治疗。③中药治疗：大青叶 30g，黑豆 15g，水煎至 300ml，1 次顿服。

19. 芫花

(1) 基本毒理：含有芫花素和刺激性油状物等，能刺激胃黏膜，引起胃神经反射性麻痹，大量胃液分泌，导致急性胃扩张。

(2) 临床中毒表现：可见一系列消化系统症状，如口干、胃部烧灼感、恶心、呕吐、腹泻等，神经系统症状如头痛、头晕、耳鸣、四肢疼痛等。服用剂量过大时，中毒后很快出现口腔灼痛、恶心、剧烈呕吐，继则腹痛、腹泻，重者可见出血性腹泻、脱水、肌肉痉挛，终则血压下降而昏迷。

(3) 中毒解救：①立即用 0.5% 高锰酸钾溶液重复漱口、洗胃，让其随势呕吐。②输液。③服黏膜保护剂，如蛋清水、牛奶、藕粉、浓米汤、阿拉伯胶浆等。④对症治疗。

20. 蜈蚣

(1) 基本毒理：含有溶血蛋白质，服用剂量过大能引起溶血作用，或引起过敏性休克。少量能兴奋心肌，大量能使心肌麻痹，并能抑制呼吸中枢。大量服用还可引起周身红色斑片。

(2) 临床中毒表现：可出现恶心、呕吐、腹痛、腹泻、全身乏力、不省人事、心悸及脉搏缓慢，呼吸困难，体温及血压下降等。

(3) 中毒解救：①迅速冲服制马钱子粉末 0.6g，以后根据病情 3 小时后重复给药 1 次。②出现休克应升压、输液以改善微循环。心衰应强心，呼吸衰竭用呼吸兴奋剂。③中药治疗：轻度中毒用凤尾草 100g、金银花 100g、甘草 20g 煎服。脉搏缓慢、呼吸困难者用人参 9g、附子 12g、五味子 9g、甘草 9g 煎服。

21. 苦杏仁

(1) 基本毒理：含有苦杏仁苷，可水解生成氢氰酸，人致死量（氢氰酸）大约为 50mg。1g 苦杏仁可产生 2.5mg 氢氰酸。口服大剂量苦杏仁后首先作用于延脑的呕吐、呼吸、迷走神经及血管运动等中枢，引起兴奋，随后进入昏迷、惊厥，继而整个中枢神经系统麻痹而死亡。

(2) 临床中毒表现：可出现眩晕、头痛、呼吸急促、呕吐、心悸、紫绀、昏迷、惊厥等。

(3) 中毒解救：①立即吸入亚硝酸异戊酯 0.2ml，每隔 2 分钟吸入 1 次，每次 30 秒，再用 1%～3% 亚硝酸钠静脉注射，再给 25%～50% 硫代硫酸钠溶液 50ml 缓慢静脉注射。②洗胃，用 5%～10% 硫代硫酸钠溶液催吐、导泻。③对症治疗。④中药治疗：用甘草、黑大枣各 120g 煎服，或新鲜萝卜 1.5～2.0kg 洗净后捣烂取汁内服。

第十一章

中药的合理应用

药物是人类防治疾病、维护健康的物质基础和重要工具。药物对人体的效应具有两重性，即治疗作用和不良反应。医药工作者的责任是使药物最大限度地发挥治疗作用，尽可能降低或避免药物不良反应的发生。要做到这一点，关键是合理用药。随着我国社会主义市场经济的高速发展和人民物质、文化生活水平的日益提高，我国医疗卫生保健改革的深入，药品分类管理制度的实行，对于每一个中药工作者，无论是在医院药房，还是在中药经营超市、药房、诊所，都必须熟练地掌握有关合理用药的知识，以便胜任自己的工作，指导医师和患者合理用药。

第一节 合理用药的概念、目的与意义

一、合理用药的基本概念

合理用药是指运用医药学综合知识及管理学知识指导用药，在充分了解疾病和药物的基础上，安全、有效、简便、经济地使用药物，达到以最小的投入，取得最大的医疗和社会效益。合理是一种以客观实际或科学知识为基础的，与经验论相对应的更高层次的思维过程。用药必须合法，任何违法使用药物，如滥用兴奋剂、糖皮质激素，吸食麻醉、精神药品等，其行为是必须禁止和严惩的。

二、合理用药的目的与意义

合理用药的目的是发挥药物最大的效能，防止或减少不良反应，使患者用最少的支出得到最好的治疗效果，有效地利用卫生资源，减少浪费，减轻患者的经济负担，方便患者使用药物。

合理用药是在充分考虑患者用药后获得的效益与承担的风险的基础上所作的最佳选择。其意义在于药效得到充分发挥的同时，不良反应降至最低水平，药品费用更为合理。合理用药涉及广大群众的切身利益，是用药安全、有效、简便、经济的保障或原则。可以充分有效地利用卫生资源，取得最大的医疗和社会效益，避免浪费。

三、不合理用药的表现

不合理用药是相对合理用药而言的。在医疗实践中，不合理用药现象屡见不鲜，甚至普

遍存在，严重者酿成事故，造成社会性的药物灾害，给患者或社会带来无法弥补的损失或不良后果。目前临床用药主要存在的问题有以下几方面：

1. 诊断失准，用药指征不明确

临床医师接诊病人单凭经验，缺乏辅助检测手段而误诊，或辨证不准，使用药物不对症而延误最佳治疗时间。

2. 重复、滥用药物

不是根据治疗需要和药物性能设计合理的给药方案，而是单纯追求经济效益，或因对药物性能不熟悉，不适当地重复合并使用同类药物，或滥用贵重药品，浪费医药资源。

3. 违反或淡化用药禁忌或规定

有些医药人员对药物的组成成分、药代动力学性质、不良反应、药物的相互作用等方面的知识了解不够，或责任心不强，违反配伍禁忌、妊娠禁忌、特殊病人的饮食禁忌和证候禁忌，或淡化药品使用的有关规定。

4. 用药剂量或疗程失准

表现在：① 因畏惧药物的不良反应，预防性用药而剂量太小，或以为病情减轻而过早停药致疗程过短；② 给病人使用药物受个人经济利益的驱使，不顾病人利益，违反治疗原则开大处方，给轻症的病人用重药，联合用药过多，以致用药剂量过大或疗程过长，导致产生药物不良反应，甚至药源性疾病。

5. 给药途径、时间不适宜

医师应根据患者的病情缓急、用药目的及药物的性质，选择适当的给药途径和给药时间。但有的医师不论病情缓急，动辄静脉滴注给药；药师指导用药不力，在发药时未向病人书面或口头说明用药要求；护士未正确执行医嘱要求给药或遗漏给药等情况时有发生。

第二节　合理用药的基本指导内容与方法

一、合理用药的指导内容

1. 正确辨证，合理用药

中医治疗疾病的特点是辨证施治。运用"阴阳"、"五行"学说等辨别疾病的不同属性及其变化规律，通过"四诊"搜集病人的各种病情资料，应用"八纲"、"脏腑"，结合病因进行归纳分析，作出正确诊断，称为中医辨证。根据辨证定出治病法则、处方、用药，即辨证施治。因此，合理应用中药或中成药必须根据正确的辨证。

2. 针对患者具体情况，合理选用药物及制定给药剂量

根据患者的病情及其年龄、性别、病理生理状态和联合用药情况，合理选用药物及确定剂量。因以上情况以及患者的生活习惯和个体差异的不同，对药物的反应也不同，均影响临床用药的有效性和安全性。儿童、老人因对药物代谢能力不同，机体耐受性较差，易发生药物蓄积，引起毒性反应。患者的营养状况、健康水平、脏器功能、是否妊娠等均影响对药物的代谢能力和耐受能力，以及毒性反应的发生与严重程度。同时还有经济承受能力问题，故还要从药物经济学方面考虑。因此，要针对病情及患者具体情况综合考虑，合理选用药物，并确定合适的给药剂量。

3. 针对病情选择合理的给药途径

根据病情缓急、用药目的以及药物性质选择适宜的给药途径和用药方案。一般病情口服有效，多采用口服给药方法；危重病人、急症病人宜用静注或静滴；皮肤及阴道疾病常用外治法，也可用口服给药方法；气管炎、哮喘病人等可用口服给药方法，也可采用气雾剂吸入疗法等。一般而言，能口服有效的则不考虑注射，避免中药注射剂引起不良反应，而且可使病人少受痛苦。

4. 针对病情制定合理给药时间及疗程

根据病情轻重缓急，确定给药时间，充分发挥药物的作用，减少不良反应的发生。一般中药口服药每日服2～3次，于早、晚或早、中、晚各1次。健脾药、补益药、止泻药等宜饭前服；驱虫药可于清晨空腹或睡前服；镇静安眠药多在睡前1～2小时服用；解表药宜及时服用，以免病邪由表入里；治疗哮喘的药物宜晚上服用。

用药还应掌握疗程，防止因药物蓄积造成对人体的伤害，尤其是有毒中药或含有毒性成分的中成药不宜长期服用，以免产生不良反应或药源性疾病。

5. 合理配伍组方

配伍是指有选择地将两种以上的药物配合应用。

合理的配伍组方可以起到协调药物偏性，增强药物疗效，降低药物毒性，减少不良反应发生等作用。反之，配伍不当可造成药效降低甚至毒性增大而产生不良反应的后果。

古代医家把各种配伍关系概括为单行、相须、相使、相畏、相杀、相恶、相反七种情况，称为配伍"七情"。

（1）单行：指仅一味药物单独应用的方剂。

（2）相须：是将两味以上功效相近的药物配伍使用，发挥其协同作用，以增强疗效，称为相类性配伍，或相从性配伍。

（3）相使：以增强主药之治疗作用为目的而相互配合的药物，其性味可同可异，称为相使性配伍。

（4）相畏：两种药物合用之后，一种药物可以抑制或减轻另一种药物的烈性或毒性，以减少不良反应，属相制性配伍。

（5）相杀：指一种药物能降低或消除另一种药物的毒性或不良反应，属相制性配伍。

（6）相恶：指两种药物合用后能互相抑制，使药效降低或消失，属配伍禁忌之列。

（7）相反：指两种药物合用后会产生毒性或增加毒性作用，属配伍禁忌之列。

七情中除单行外，都说明药物配伍关系。相须、相使是属于相辅相成、提高疗效的配伍方法；相畏、相杀是临床上用以减少或消除药物毒副作用的相反相成的配伍方法，是有益的配伍方法；相恶、相反属配伍禁忌之列。

现代研究表明，配伍可能引起下列结果：

（1）药理作用相互影响：相加、协同或相乘作用；拮抗作用。

（2）物理化学方面的相互作用：影响有效成分的浸出及变化。

（3）药代动力学相互作用：药物吸收、代谢、排泄的相互影响。

因此应充分考虑药物间的相互作用，避免不合理配伍。除中药之间的配伍应符合中医理论外，还应注意中西药的合理配伍。

6. 注意用药禁忌

用药禁忌包括配伍禁忌、妊娠禁忌和服药禁忌。

（1）中药的配伍禁忌：历代医药学家在总结临床经验的基础上，把常用的相恶、相反的配伍禁忌药物归纳成歌诀，即"十八反"、"十九畏"。

（2）妊娠禁忌：某些具有损害胎儿生长发育或有致畸作用，以及堕胎流产等作用的中药明确规定为"妊娠禁忌"。（中药"十八反"、"十九畏"及"妊娠禁忌"详见第四章第三节）

（3）服药禁忌：服药期间一般忌食生冷、油腻等不易消化的食物及有刺激性的食物，如热证忌食辛辣、油腻；寒证忌食生冷；疮疡及某些皮肤病忌食鱼虾等。

7. 指导患者合理用药

合理制定治疗方案后，应对患者详细说明用药方法、用药剂量及注意事项，使患者能遵从医嘱用药。

应权衡患者应用药物所获得的收益与承受的伤害以及费用效益关系，确定最佳治疗方案，减少药物不良反应的发生，最大限度地提高患者的生命质量，降低发病率，控制医疗保健费用的过度增长，使全社会获得最大的收益。

二、合理用药的指导方法

1. 制定用药目录、处方管理制度等各项管理制度。

2. 进行处方分析，指出不合理用药的情况。

3. 开展药物信息咨询工作。对患者进行合理用药的知识宣传教育，如进行药品介绍宣传、出版药讯等。

4. 深入开展药物利用研究，指导合理用药。如对给药方式、药物剂量、使用频度、使用成本、治疗进展的研究，确定药物治疗的安全性、有效性和经济性。

5. 进行配伍研究，指导临床合理用药。

6. 加强药物不良反应监测，指导合理用药。

7. 对同类药品分析，根据药物经济学研究结果作出选择。同一品种不同厂家生产的药品根据其质量、疗效、不良反应情况及价格等决定取舍。

合理用药主要涉及两个方面，一是医务工作者，即医师正确选用药品，护士正确给药，药师正确调剂并向患者解释药品的用法；二是患者是否依从指导，配合治疗。

第三节　中西药合理配伍联用

近年来，我国中西药配伍复方制剂的种类日益增多，治疗范围也越来越广。中西药组方的目的在于有的中西药合用可产生协同作用，效果比单用好，故这类制剂中的中药或西药一般用量均比单用时小；有的西药单用时具有一定的毒、副作用，与某些中药配伍后可降低其毒、副作用，安全性大。

一、协同增效

中西药联用的协同作用是临床用药所追求的。事实上，许多中西药联用后均能使疗效提高，有时是呈现很显著的协同作用。例如：

1. 舒心散

由三七 1g、赤芍 15g、郁金 31g、乳酸心可定 45mg 组成。方中中药三七、赤芍能增加冠状动脉血流量，扩张冠脉，强心、降压、降血脂；郁金行气破瘀，降脂，预防或减轻动脉粥样斑块的形成；西药乳酸心可定为冠脉扩张药，其效专力速，但作用时间短暂。中西药配伍取长补短，增强疗效，临床治疗冠心病、心绞痛总有效率达 87%。

2. 珍菊降压片

本品由珍珠粉、野菊花、槐花米、盐酸可乐定及双氢氯噻嗪等组成。有较好的降压及改善症状作用，对各期高血压均适用。临床结果表明，本品较单纯盐酸可乐定加双氢氯噻嗪在降压和改善高血压自觉症状方面有效率明显提高。

3. 痛必止注射液

本品系用中药汉防己、白屈菜、延胡索配以少量巴比妥、苯甲醇和丙二醇制成。经镇痛实验证明，镇痛强度仅次于吗啡，比一般非麻醉性镇痛剂（如安痛定等）强 20 倍，且无明显的成瘾性及其他副作用。处方中的巴比妥对总生物碱的增效作用是明显的，其增效机理除表现为提高痛阈外，尚有消除机体紧张状态，使之对疼痛的耐受力增强等。经临床观察1500 例证明，对恶性肿瘤、类风湿及外伤性疼痛有显著作用，其结果与药理实验基本一致。

4. 清热解毒药与抗生素联用

如金银花、蒲公英、大青叶、鱼腥草等与抗生素联用治疗细菌感染性疾病可增强疗效。因清热解毒中药不仅单纯杀菌或抑菌，且能增强机体免疫功能。如金银花与青霉素合用具有协同作用，金银花能增强青霉素对耐药金黄色葡萄球菌的抑制作用，从而增强青霉素的疗效。再如将蒲公英与甲氧苄氨嘧啶（TMP）配伍制成复方注射液，研究证明对枯草杆菌、金黄色葡萄球菌等抑制效果均大于单方蒲公英和单方 TMP，临床用于青霉素过敏者以及扁桃体炎、气管炎效果较好。

5. 槟榔与呋喃丙胺合用

两者合并用于治疗血吸虫病。实验研究结果表明：槟榔促使小鼠体内血吸虫肝移，其机制可能是槟榔碱麻痹血吸虫的运动功能，从而使原来存在于肠系膜下静脉中的血吸虫被带到呋喃丙胺分布浓度较高的门静脉及其分支，使宿主体内血吸虫无遗漏地遭到呋喃丙胺的打击，提高灭虫率。槟榔碱加呋喃丙胺已试用于临床，治疗慢性血吸虫病，服药期间反应轻，停药后病人劳动能力恢复快，治疗 6 个月后复查粪孵化全部阴性。

6. 复方氟尿嘧啶片

该片由 5-氟尿嘧啶、鲨肝醇、环磷酰胺、奋乃静、白及粉及海螵蛸粉组成。其中 5-氟尿嘧啶与环磷酰胺是抗肿瘤药，由于常产生呕吐、恶心等胃肠道反应，故以往没有口服剂型，只能作注射。中药海螵蛸粉及白及粉既能止血消肿又能保护胃黏膜，防止出现严重的消化道反应。该片已用于临床治疗胃、食道、结肠等部位的癌症，有较好疗效。

7. 逍遥散或三黄泻心汤等与西药催眠镇静药联用，既可提高对失眠的疗效，又可逐渐摆脱对西药的依赖性。中药药酒中所含的乙醇可增强催眠药的作用。

8. 石菖蒲、地龙与苯妥英钠等抗癫痫药联用能提高抗癫痫的效果；大山楂丸、灵芝片、癫痫宁（含马蹄香、石菖蒲、甘松、牵牛子、千金子等）与苯巴比妥联用，治疗癫痫有协同增效作用。

9. 芍药甘草汤与西药解痉药联用，可提高疗效。

10. 补中益气汤、葛根汤等具有免疫调节作用的中药与抗胆碱酯酶药联用，治肌无力疗效较好。

11. 木防己汤、茯苓杏仁甘草汤、四逆汤等与强心药地高辛等联用，可以提高疗效和改善心功能不全患者的自觉症状。

12. 苓桂术甘汤、苓桂甘枣汤等与心得安类抗心律失常药联用，既可增强治疗作用，又能预防发作性心动过速。

13. 钩藤散、柴胡加龙骨牡蛎汤等与抗高血压药甲基多巴、巯甲丙脯酸等联用，有改善老年高血压病的治疗作用。

14. 苓桂术甘汤、真武汤等与血管收缩药甲磺酸二氢麦角胺联用，可增强对体位性低血压的治疗作用。

15. 桂枝茯苓丸、当归四逆加吴茱萸生姜汤等与血管扩张药联用可增强作用，其中的中药方剂对于微循环系统的血管扩张特别有效。

16. 黄连解毒汤、大柴胡汤等与抗动脉粥样硬化、降血脂剂联用，可增强疗效。

17. 木防己汤、真武汤、越婢加术汤、分消汤等与西药利尿药联用，可增强利尿效果；猪苓、泽泻与双氢克尿塞、速尿合用可协同增效。

18. 枳实与庆大霉素联用，枳实能松弛胆道括约肌，有利于庆大霉素进入胆道，增强抗感染作用。

19. 小青龙汤、柴朴汤等与氨茶碱、色苷酸钠等联用，可提高对支气管哮喘的疗效。

20. 麦门冬汤、滋阴降火汤等对老年咳嗽的镇咳作用优于磷酸可待因，若酌情选择联用可提高疗效。

21. 具有抗应激作用的中药如柴胡桂枝汤、四逆散、半夏泻心汤等与治消化性溃疡的西药（H_2受体拮抗剂、制酸剂）联用，可增强治疗效果；甘草、白芍、冰片与丙谷胺合用，治消化性溃疡有协同作用。

22. 具有保护肝脏和利胆作用的茵陈蒿汤、茵陈五苓散、大柴胡汤等与西药利胆药联用，能相互增强作用。

23. 茵陈蒿及含茵陈蒿的复方与灰黄霉素联用可增强疗效。这是因为茵陈蒿所含的羟基苯丁酮能促进胆汁的分泌，而胆汁能增加灰黄霉素的溶解度，促进其吸收，从而增强灰黄霉素的抗菌作用。

24. 甘草与氢化可的松在抗炎抗变态反应时同用有协同作用。因甘草甜素有糖皮质激素样作用，并可抑制氢化可的松在体内的代谢灭活，使其在血液中浓度升高，从而使疗效增强。

25. 丹参注射液与强的松合用于治疗结节性多动脉炎有协同作用。

26. 炙甘草汤、加味逍遥散等与甲巯咪唑等联用，可使甲状腺功能亢进症的各种自觉症状减轻。四逆汤与左旋甲状腺素联用，可使甲状腺功能低下症的临床症状迅速减轻。

27. 延胡索与阿托品制成注射液，止痛效果明显增加；若再加少量氯丙嗪、异丙嗪，止痛效果更优；洋金花与氯丙嗪、杜冷丁等制成麻醉注射液，用于手术麻醉不仅安全可靠，而且术后镇痛时间长。

28. 清肺汤、竹叶石膏汤、竹茹温胆汤、六味地黄丸等与抗生素类药联用，可增强抗生素治疗呼吸系统反复感染的疗效。这些中药方剂具有抗炎、祛痰、激活机体防御功能的效果，尤其是含人参、柴胡或甘草的方剂效果更佳。有些单味中药如黄连、黄柏、葛根等具有较强的抗菌作用，如与抗生素类药物联用，可增强抗菌作用。

29. 麻黄与青霉素联用治疗细菌性肺炎有协同增效作用；黄连、黄柏与四环素、痢特灵、磺胺脒联用，可增强治疗菌痢的效果；香连化滞丸与痢特灵联用可增强治疗细菌性痢疾的效果；碱性中药与苯唑青霉素、红霉素同服，可防止后者被胃酸破坏，增强肠道吸收，从而增强抗菌作用。

30. 扶正方药与化疗药物联用既可杀死大量癌细胞，还能有效地增强化疗耐受力。十全大补丸、人参汤可抑制丝裂霉素 C 所致的白细胞减少和体重减轻的副作用。用黄芪、山豆根、夏枯草、白术、丹参、全瓜蒌、苡仁、香橼等组成的抗癌灵，与 MTX 配伍用以治疗食道癌，显效率从单用化疗的 22% 提高到 55%。

31. 止血药与三黄泻心汤合用治疗上消化道大出血，与单纯西药组进行比较，中西药配伍对消化道溃疡合并大出血的治疗有显著的加速止血作用。

32. 山莨菪碱与人参、麦门冬、五味子、丹参注射液合用治疗病态窦房结综合征，既可适度提高心率，又可改善血液循环，缓解缺血缺氧，从而收到标本兼治、相辅相成的功效。

33. 绿原酸、黄芩、安乃近三者组成的小儿解热栓具有退热快、效果稳定、无回升现象、无副作用、应用安全方便的优点。

34. 天麻注射液与镇静剂苯巴比妥钠、水合氯醛合用，可延长睡眠时间，与硫喷妥钠也呈协同效应。

二、降低西药的不良反应

中西药联用时，在临床上有目的地加以选择，可以使其相互制约，降低毒副作用。在西医诊断治疗及中医辨证施治的基础上，取两种医药学理论体系之长选用药物。例如：

1. 柴胡桂枝汤是具有抗癫痫作用的中药复方，与西药抗癫痫药联用，可减少抗癫痫药的用量及肝损害、嗜睡等副作用。

2. 六君子汤与抗震颤麻痹药联用，可减轻后者的胃肠道副作用，但也可能影响其吸收、代谢和排泄。

3. 抗抑郁药与相应的中药方剂联用，可减少口渴、嗜睡等副作用的产生。

4. 芍药甘草汤等与解痉药联用，在提高疗效的同时，还能消除腹胀、便秘等副作用。

5. 小青龙汤、干姜汤、柴朴汤、柴胡桂枝汤等与抗组胺药联用，可减少西药的用量和嗜睡、口渴等副作用。

6. 木防己汤、真武汤、越婢加术汤、分消汤等与西药利尿药联用，可减轻因应用西药利尿药而导致的口渴等副作用。但排钾性利尿药不宜与含甘草类的中药复方联用，以避免乙型醛固酮增多症。

7. 桂枝汤类、人参类方剂与皮质激素类药联用，可减少西药用量和副作用。

8. 六味地黄丸、济生肾气丸、人参汤等中药与降血糖药联用，可使糖尿病患者的神经功能障碍和肾功能障碍减轻。

9. 黄芪、人参、女贞子、刺五加、当归、山茱萸等与西药化疗药联用，可降低患者因化疗药而导致的白细胞降低等不良反应。

10. 黄连、黄柏、葛根等具有较强抗菌作用的中药与抗生素类药联用，可减少抗生素的不良反应。

11. 黄精、骨碎补、甘草等与链霉素联用，可消除或减少链霉素引发的耳鸣、耳聋等不良反应。

12. 逍遥散有保肝作用，与西药抗痨药联用，能减轻西药抗痨药对肝脏的损害。

13. 用含麻黄类中药治疗哮喘，常因含麻黄素而导致中枢神经兴奋，若与巴比妥类西药联用，可减轻此副作用。

14. 小柴胡汤、人参汤等与丝裂霉素C联用，能减轻丝裂霉素对机体的副作用。

15. 甘草与呋喃坦丁合用可减轻后者的胃肠道反应；与链霉素合用可降低链霉素对脑神经的毒性，使原来不能坚持链霉素治疗的患者可以完成治疗。

16. 环磷酰胺与女贞子、石韦、补骨脂、山茱萸等配伍使用能减少注射环磷酰胺后白细胞减少症的发生。

17. 甘草中含有的甘草甜素对水合氯醛、破伤风毒素、组胺、蚊毒、白喉毒素均有一定的解毒能力。

此外，中西药联用还能促进药物的吸收，如木香、砂仁、黄芩等对肠道有明显抑制作用，可延长维生素 B_{12}、灰黄霉素、地高辛等在小肠上部的停留时间，从而有利于药物吸收。

第四节　中西药配伍禁忌

不合理联用中西药会产生种种问题，如产生沉淀，降低疗效；或产生络合物，妨碍吸收；或产生毒性，引起药源性疾病甚至危及生命等，临床应注意避忌，切勿盲目联用。

一、降低药物疗效

中西药不合理联用降低疗效的机理主要是形成难溶性物质、酸碱中和、生物效用拮抗等，临床用药时应特别注意。例如：

1. 茵陈与氯霉素合用

胆囊炎患者常用中药茵陈，西药有时用氯霉素，有人研究报道茵陈对氯霉素的抗菌性有拮抗作用，可降低甚至抵消氯霉素的疗效。

2. 甘草、鹿茸与水杨酸类、甲磺丁脲等合用

甘草口服后其所含的甘草酸经酶的作用可水解成甘草次酸和葡萄糖醛酸，甘草次酸的结构与肾上腺皮质激素相似；鹿茸也有糖皮质激素样成分。因糖皮质激素与水杨酸衍生物合用能使消化道溃疡的发生率增加，故甘草、鹿茸不宜长期、大量与水杨酸衍生物合用。糖尿病患者在口服甲磺丁脲、降糖灵等降血糖药时，若合用甘草、鹿茸可降低降血糖药效果。因为糖皮质激素能使氨基酸、蛋白质从骨骼肌中转移到肝脏，由于酶的作用，使葡萄糖与糖原的产生增加，故有升血糖的作用，与降血糖药在药理上是拮抗的。

3. 含钙、铝、镁、铁、铋等金属离子的中药与四环素及异烟肼等抗生素合用

可降低后者的疗效。含有较多金属离子的中药有石膏、瓦楞子、牡蛎、龙骨、钟乳石、磁石、赭石、赤石脂、石决明、礞石、海浮石、明矾、自然铜和滑石粉等，与四环素、土霉素、强力霉素、米诺环素（二甲胺四环素）、多西环素及金霉素等同时服用后，因为四环素族药物结构都属氢化并四苯的衍生物，分子中含有酰胺基与多个酚羟基，可与金属离子形成不易吸收的络合物，使四环素类药物血药浓度下降，抗菌作用降低。同理，含有石膏的中药方剂如牛黄解毒片、白虎汤、大青龙汤、越婢加术汤等亦不可与四环素共服。异烟肼分子中含有肼类功能团，与上述中药合用后产生螯合效应，生成异烟肼—钙、铝、镁、铁、铋螯合物，妨碍吸收，并影响酶系统发挥干扰结核杆菌代谢的作用而降低疗效。左旋多巴与上述中药合用后，由于左旋多巴中有游离酚羟基，遇金属离子则产生生络合反应，生成左旋多巴钙、铝、镁、铁、铋络合物，影响其吸收，从而降低左旋多巴的生物效应。

4. 槲皮素与铝、镁、钙药物合用

槲皮素为五羟基黄酮类，不宜与氢氧化铝、三硅酸镁及碳酸钙等同服。因为多羟基黄酮与铝、镁、钙等金属离子作用可生成络合物，改变其性质和作用。含槲皮素类成分较多的药物有黄芩、槐米、芫花、忍冬叶、橘皮、旋覆花等。

5. 含雄黄类的中成药不能与硫酸盐、硝酸盐、亚硝酸盐及亚铁盐类西药合服。因雄黄所含硫化砷具有氧化还原性，遇上述无机盐类后即生成硫化砷酸盐沉淀物，既阻止西药的吸收，又使含雄黄类的中成药失去原有的疗效，并有导致砷中毒的可能。

6. 碱性较强的中药及中成药，如瓦楞子、海螵蛸、朱砂等，不宜与酸性药物如胃蛋白酶合剂、阿司匹林等联用，以免降低疗效；不能与四环素族抗生素、奎宁等同服，因其可减少四环素族抗生素及奎宁等在肠道的吸收，使其血药浓度降低；不能与维生素 B_1 同服，因其能中和胃酸而促使维生素 B_1 的分解，从而降低维生素 B_1 的药效。

7. 酸性较强的中药及中成药，如山楂、五味子、山茱萸、乌梅及中成药五味子糖浆、山楂冲剂等，不可与磺胺类药物联用。因磺胺类药物在酸性条件下不会加速乙酰化的形成，从而失去抗菌作用；不可与碱性较强的西药如氨茶碱、胃舒平、乳酸钠、碳酸氢钠等联用，因与碱性药物发生中和反应后会降解或失去疗效。

8. 含鞣质较多的中药：①与含金属离子的药物如钙剂（碳酸钙、葡萄糖酸钙、糖钙片、丁维钙片、氯化钙、乳酸钙等）、铁剂（硫酸亚铁、枸橼酸、人造补血药、富马酸亚铁等）、矽碳银、氯化钴等同时服用后，因它们可在回盲部结合，生成难以吸收的沉淀物而降低药物的疗效；②不可与麻黄碱、黄连素、士的宁、奎宁、利血平及阿托品类药物合用，由于鞣质是生物碱沉淀剂，二者生成难溶性鞣酸盐沉淀，不易吸收而降低疗效；③与去痛片、撒利痛片及克感敏片等同时服用可产生沉淀，不易吸收而降低疗效；④与四环素类抗生素及其他抗生素如红霉素、利福平、灰黄霉素、制菌霉素、林可霉素、克林霉素、新霉素、氯霉素和氨苄青霉素同时服用，可生成鞣酸盐沉淀物，不易被吸收，降低药物的生物利用度与疗效。

9. 含鞣质较多的中药及中成药，如五倍子、地榆、诃子、石榴皮、大黄等。①不可与胃蛋白酶合剂、淀粉酶、多酶片等消化酶类药物联用。因这些酶类药物的化学成分主要为蛋白质，含有肽键或胺键，极易与鞣质结合发生化学反应，形成氢键络合物而改变其性质，不易被肠道吸收，从而引起消化不良、纳呆等症状；②不可与维生素 B_1 合用，因其在体内产生永久性结合物，并排出体外而失效。

10. 含有皂苷成分的中药，如人参、三七、远志、桔梗等。不宜与酸性较强的药物合用，因在酸性环境与酶的作用下，皂苷极易水解失效；不宜与含有金属的盐类药物，如硫酸亚铁及次硝酸铋等合用，因同服后可形成沉淀，致使机体难以吸收而降低疗效。

11. 含蒽醌类的中药，如大黄、虎杖、何首乌等，不宜与碱性西药联用，因蒽醌类的化学成分在碱性溶液中易氧化失效。

12. 炭类中药及瓦楞子、牡蛎等不宜与多酶片、胃蛋白酶等联用，因为这些中药会吸附酶类制剂，从而降低疗效。

13. 金银花、连翘、黄芩、鱼腥草等及其中成药不宜与菌类制剂如乳酶生、促菌生等联用。因金银花、连翘、黄芩、鱼腥草等及其中成药具有较强抗菌作用，服用后在抗菌的同时，还能抑制或降低西药菌类制剂的活性。

14. 蜂蜜、饴糖等含糖较多的中药及其制剂不可与胰岛素、格列本脲等治疗糖尿病的西药同用，以免影响药效。

15. 牛黄解毒片与诺氟沙星合用时，牛黄解毒片能降低诺氟沙星的生物利用度，降低其疗效。牛黄解毒片由牛黄、大黄、黄柏、黄芩、连翘等配伍而成，内含硫酸钙，钙离子与诺氟沙星可形成诺氟沙星－钙络合物，溶解度下降，肠道难以吸收，疗效降低。

16. 黄酮类成分多与金属离子形成络合物，含此类成分的中药如与西药制剂碳酸钙、硫酸亚铁、氢氧化铝等同用，会因络合影响药物的吸收。

17. 中药丹参及含丹参的中成药（复方丹参片、冠心丹参片等）不能与抗酸药、胃舒平、三硅酸镁、氧化镁、胃得乐等同服。因丹参的主要活性成分丹参酮甲、乙、丙及隐丹参酮等，可以和抗酸药中的金属离子（Ca^{2+}、Mg^{2+}、Al^{3+}）形成络合物。

18. 中药麦芽、神曲、淡豆豉等不能与抗生素合用。因为这些中药含有丰富的消化酶，而抗生素可使酶活性下降，从而严重影响疗效。

19. 穿心莲片不能与乳酸菌素片合用。因为乳酸菌系活菌，在肠内分解糖类产生乳酸，降低肠液 pH 值、抑制腐败菌的繁殖及阻止蛋白质发酵，减少肠内气体。穿心莲片具有抑菌作用，在胃中就可将乳酸菌灭活，二药合用则降低疗效。

二、产生或增加毒副作用

中西药联用产生或增加毒副作用的机理主要是产生有毒成分、酶抑作用、诱发并发症、加重合并症等，临床用药时应严格避忌。例如：

1. 含钙较多的中药或中成药（如石膏、龙骨、牡蛎、珍珠、蛤壳及瓦楞子等），不可与洋地黄类药物合用。因钙离子为应激性离子，能增强心肌收缩力，抑制 Na^+-K^+-ATP 酶活性（也可以说与强心苷有协同作用），从而增强洋地黄类药物的作用和毒性。

2. 含汞类中药及其制剂，如朱砂、轻粉、朱砂安神丸、仁丹、紫血散、补心丹、磁朱丸等。①不能与溴化钾、三溴合剂、碘化钾、碘喉片等同用。因汞离子与溴离子或碘离子在肠中相遇后会生成有剧毒的溴化汞或碘化汞，从而导致药源性肠炎或赤痢样大便；②不能长期与含苯甲酸钠的巴氏合剂或以苯甲酸钠作为防腐剂的制剂同服，因同服后可产生可溶性苯汞盐，引起药源性汞中毒；③不能与具有还原性的西药如硫酸亚铁、亚硝酸异戊酯同服，同服后能使 Hg^{++} 还原成 Hg^+，毒性增强。

3. 含有机酸类的中药及中成药不能与磺胺类西药同服。因同服后易在肾小管中析出结晶，引起结晶尿、血尿，乃至尿闭、肾功能衰竭。

4. 含大量有机酸的中药及其制剂不可与呋喃妥因、利福平、阿司匹林、消炎痛等同服。因前者能增加后者在肾脏中的重吸收，从而加重对肾脏的毒性。

5. 含水合型鞣质而对肝脏有一定毒性的中药（如诃子、五倍子、地榆、四季青等），以及含有这些药物的中成药，不能与对肝脏有一定毒性的西药如四环素、利福平、氯丙嗪、异烟肼、无味红霉素等联用。因联用后会加重肝脏的毒性，导致药源性肝病的发生。

6. 含鞣质类中药（如虎杖、大黄、诃子、五倍子等）不能与磺胺类西药同服。因鞣质能与磺胺类药物结合，影响磺胺的排泄，导致血液及肝内磺胺药浓度增高，严重者可发生中毒性肝炎。

7. 含碱性成分的中药及其制剂。①不能与氨基糖苷类西药合用，因这些中药及其制剂能使机体对氨基糖苷类抗生素吸收增加，排泄减少，虽能提高抗生素的抗菌药力，但却增加了其在脑组织中的药物浓度，使耳毒性作用增强，从而影响前庭功能，导致暂时或永久性耳聋及行动蹒跚；②不能与奎尼丁同用，因其能使尿液碱化，增加肾小管对奎尼丁的重吸收，从而使排泄减少，血药浓度升高，引发奎尼丁中毒。

8. 含颠茄类生物碱的中药及其制剂（如曼陀罗、洋金花、天仙子、颠茄合剂等）不可与强心苷类药物联用。因颠茄类生物碱可松弛平滑肌，降低胃肠道的蠕动，与此同时也就增加了强心苷类药物的吸收和蓄积，故增加了毒性。

9. 含麻黄碱的中药及中成药（如复方川贝精片、莱阳梨止咳糖浆、复方枇杷糖浆等），不可与强心药、降压药联用。因麻黄碱会兴奋心肌 β 受体、加强心肌收缩力，与洋地黄、地高辛等联用时，可使强心药的作用增强，毒性增加，易致心律失常及心衰等毒性反应；同时麻黄碱也有兴奋 α 受体和收缩周围血管的作用，使降压药作用减弱，疗效降低，甚至使血压失去控制，可加重高血压患者的病情。

10. 含氰苷的中药（如杏仁、桃仁、枇杷叶等），不宜长期与镇咳类的西药如咳必清等联用。因氰苷在酸性条件下经酶水解后产生的氢氰酸虽有止咳功效，但在一定程度上抑制呼吸中枢。咳必清等可加强其抑制作用，使呼吸功能受抑制。

11. 含乙醇的中成药（如各种药酒等）。①不可与镇静剂如苯巴比妥、苯妥英钠、安乃近等联用，因联用后既可产生具有毒性的醇合三氯乙醛，又能抑制中枢神经系统，引起呼吸困难、心悸、焦虑、面红等不良反应，严重者可致死亡；②不可与阿司匹林、水杨酸钠等抗风湿药同服，因乙醇与水杨酸等对消化道均有刺激作用，同用后能增加对消化道的刺激性，严重者可导致胃肠出血；③不可与三环类抗抑郁药丙米嗪、阿米替氯丙米嗪、多虑平等同服，因前者可加快后者的代谢，从而增强三环类抗抑郁药的毒性，甚至导致死亡；④不可与抑制乙醇代谢的氯丙嗪、奋乃静、氟奋乃静、三氟拉嗪等吩噻嗪类西药同用，因后者能使前者分解缓慢，加重恶心、呕吐、头痛、颜面潮红等中毒症状；⑤不可与胍乙啶、利血平、肼苯达嗪、甲基多巴及妥拉苏林等抗高血压药联用，因同用后易产生协同作用，引起体位性低血压；⑥不可与扑热息痛同服。同用后两者的代谢产物对肝脏损害严重，有些患者对此类药物极为敏感，从而可引起肝坏死及急性肾功能衰竭；⑦不可与抗组胺类药如氯苯那敏等联用，因同用后能增强对中枢神经系统的抑制，导致熟练技能障碍、困倦等不良反应等；⑧不可与胰岛素及磺脲类降糖西药同用或同服。因联用后会导致严重的低血糖，或头晕、呕吐，严重者可出现昏睡等酪酊反应，甚至出现不可逆性神经系统症状等；⑨不可与磺胺及呋喃类抗生素联用，因这两类西药均能抑制乙醇在体内的代谢，增加乙醇对机体的毒性作用，严重者亦可出现酪酊反应，而所含乙醇又能加重这两类西药对中枢神经的毒性；⑩不可与硝酸甘油等扩张血管类西药同用，因所含乙醇对交感神经和血管运动中枢有抑制作用，致使心肌收缩力减弱，血管扩张，从而与硝酸甘油的扩张血管作用产生协同作用，导致血压明显降低。

12. 海藻、昆布等含碘类中药及其制剂不宜与治疗甲状腺功能亢进的西药联用。因其所含的碘能促进酪氨酸的碘化，使体内甲状腺素的合成增加，不利于治疗。

13. 黄药子对肝脏有一定毒性，不可与利福平、四环素、红霉素、氯丙嗪等本身也具有肝毒性的西药联用，以免引发药源性肝病。

14. 含冰凉花、蟾酥、罗布麻、夹竹桃等的中药和中成药含有强心苷或强心物质，具有与洋地黄相似的强心作用，若与洋地黄类强心药合用可引起强心苷中毒。

15. 含有雄黄（主要含 As_2s_2）成分的中成药如六神丸、牛黄解毒丸、安宫牛黄丸、大活络丸、牛黄解毒片等如果与硝酸盐、硫酸盐同服，这些西药会产生微量的硝酸、硫酸，可使硫化砷（As_2s_2）氧化而增加毒性。

16. 小活络丸、香莲丸、贝母枇杷露与西药阿托品、咖啡因、东莨菪碱不能同时服用，前三种中成药都含有生物碱，与后三种西药同时服用会增加毒性，引起中毒。

第五节　中药注射剂的配伍变化

注射剂俗称针剂，系指药物制成的供注入人体内的灭菌溶液、乳状液和混悬液，以及供临用前配成溶液或混悬液的灭菌粉末或浓缩液。注射剂由药物、附加剂、溶剂及特制的容器组成，制造过程比较复杂。中药注射剂多为复方制剂，所含成分复杂，其物理、化学、生物稳定性相对较差，不同的化学成分之间相互影响可能发生配伍变化，加之环境因素的影响，容易出现沉淀、浑浊、变色等质量变化的现象，从而降低疗效或增加毒副作用，因此，中药注射剂的配伍联用更须注意。

下面列举常用中药注射液配伍变化结果，说明如下：

1. 硫酸小檗碱注射液与复方柴胡油、鱼腥草、柴胡、盐酸麻黄碱、川芎嗪、农吉利、苦参、复方桑寄生、红花、大青叶、丁公藤、多红、通痹2号等14种注射液有禁忌。除与莪术油、夏天无、通痹1号、健心灵、祛风湿等注射液在5小时内无变化外，与其他注射液均即时发生淡黄、土黄、棕黄、浅棕或棕色沉淀。

2. 川芎嗪注射液与硫酸小檗碱、农吉利、复方桑寄生、丹参、通痹2号等注射液有禁忌。其余无变化。

3. 夏天无注射液与农吉利、苦参、紫花丹参、复方桑寄生、红花、丹参、大青叶、丁公藤、多红、通痹2号、健心灵等注射液有禁忌。另与桑寄生、丹参、大青叶、丁公藤、通痹2号、苦参、农吉利、复方丹参、当归寄生、冠舒等注射液即时发生浑浊或产生沉淀；与红花、多红、健心灵注射液在1～5小时内发生浑浊。

4. 丹参注射液与盐酸麻黄碱、川芎嗪、苦参、夏天无、红花等注射液有禁忌。

5. 川芎注射液与硫酸小檗碱注射液有禁忌。另与农吉利、紫花丹参、复方丹参注射液产生土黄色至棕黑色沉淀；与通痹2号即时产生浑浊；与桑寄生、当归寄生注射液在1～5小时内产生浑浊。

6. 盐酸麻黄碱注射液除与小檗碱、丹参注射液有禁忌外，另与紫花丹参注射液在1～5小时内产生浑浊。

7. 农吉利与小檗碱、夏天无、川芎嗪等注射液有禁忌。另与川芎嗪注射液产生沉淀。

8. 苦参注射液与硫酸小檗碱、夏天无、丹参等注射液有禁忌。另与复方丹参注射液生成棕黄色沉淀。

9. 复方桑寄生注射液除与硫酸小檗碱、川芎嗪、夏天无等注射液有禁忌外，其余无变化。

10. 红花注射液与硫酸小檗碱、夏天无、丹参等注射液有禁忌。另与复方丹参注射液生成黄色沉淀。

11. 双黄连注射液与硫酸庆大霉素注射液、硫酸阿米卡星注射液出现棕黑色沉淀；与诺氟沙星、环丙沙星、氧氟沙星配伍后有沉淀生成；与氨苄青霉素钠合用，混合液颜色变深（紫红色），可能是因为氨苄青霉素钠碱性较强所致；与维生素C、氢化可的松配伍，有效成分含量下降。

12. 双黄连粉针与妥布霉素配伍立即生成沉淀。分别与头孢噻肟钠、复方氯化钠配伍微粒剧增。与10%葡萄糖配伍细微颗粒结成较大颗粒。与硫酸阿米卡星配伍立即出现浑浊，微粒增多。与氨苄西林钠配伍颜色即刻变深。与含钾复方葡萄糖配伍1小时内黄芩苷、连翘苷含量明显降低。与青霉素G配伍增加青霉素弱阳性或假阴性发生过敏反应的危险。与氯霉素配伍 0.5 小时后出现沉淀。

13. 复方丹参注射液与心得安注射液、胃复安注射液、维生素 B_1 注射液、维生素 B_6 注射液、硫酸卡那霉素注射液、硫酸小诺霉素注射液、硫酸庆大霉素注射液混合时均产生混浊，不宜配伍；其在 5% 葡萄糖中与环丙沙星连续静脉输入时，输液管内出现棕色絮状沉淀。

14. 清开灵注射液中含有胆酸和黄酮类化合物，在酸性环境中易产生沉淀，其分别与硫酸卡那霉素、维生素 B_6 注射液混合后即出现混浊；与青霉素、盐酸林可霉素、维生素 C 注射液混合后放置 8 小时，pH 值有逐渐下降的趋势；与诺氟沙星、葡萄糖酸钙注射液混合时出现混浊。

15. 刺五加注射液与潘生丁注射液和异搏定注射液的混合液中出现混浊。

16. 茵栀黄注射液与 0.9% 氯化钠注射液、10% 葡萄糖氯化钠注射液配伍，结果黄芩苷含量下降，溶液 pH 值降低，颜色逐渐加深。

17. 穿琥宁注射液与庆大霉素、丁氨卡那霉素、环丙沙星、氧氟沙星配伍产生沉淀；与硫酸阿米卡星、硫酸西索米星、硫酸妥布霉素这些酸性较强的氨基糖苷类抗生素配伍后有沉淀生成，不宜配伍，且不宜交叉使用同一针头；与阿莫西林维酸钾配伍后 4 小时吸收度降低 9.1%，说明两药配伍不稳定，临床应减少配伍或在配伍后 2 小时内用完。

18. 葛根素注射液与 5% 碳酸氢钠注射液配伍时颜色变深，葛根素注射液有效成分含量下降。

19. 鱼腥草注射液与青霉素 G 有药理配伍禁忌；与氯霉素配伍 0.5 小时后出现沉淀。

20. 柴胡注射液、复方黄连素注射液与青霉素 G 分别有药理配伍禁忌。

21. 香丹注射液（含丹参素）与葡萄糖氯化钠混合，3 小时后颜色发生改变。

22. 板蓝根注射液、参附注射液、黄芪注射液分别与氯霉素配伍，0.5 小时后出现沉淀。

23. 血塞通注射液不宜与异丙肾上腺素同用，因血塞通注射液为三七制剂，三七内含肾上腺皮质激素样物质，肾上腺素可使心肌对异丙肾上腺素的敏感性增加，从而增加其对心脏的毒性。

第六节 中药配伍的相互作用

药理学的配伍变化又称疗效的配伍变化。药物合并使用后，药物与药物、药物与附加剂等在体内过程中与受体作用后产生影响，致使其药理作用、作用强度、副作用、毒性等有所改变。药物的这些相互作用有些是有利于治疗的，有些则不利于治疗。药物配伍后在体内相互作用，出现疗效降低或毒性反应而影响治疗，甚至危及病人安全的，则属于药理学的配伍禁忌。

中医临床组方多由数味或数十味药物组成，而各种药物的性味、归经、功能、化学成分、理化性质及药理作用各不相同。配伍的结果可因药物之间的相互影响而出现药理作用或某些理化性质上的变化。

一、中药配伍的药理变化

1. 协同作用

即两种药物合并使用能使药物作用增加。协同作用又可分为相加作用和增强作用。相加作用为两药的作用等于两药作用之和。而增强作用又称相乘作用，表现为大于两药作用之和。药物的协同作用在临床上具有重要意义，现举以下数例说明：

（1）补血药与补气药配伍：八珍汤是由四物汤（补血）、四君子汤（补气）迭加而成。据报道，在对急性贫血状态动物的促红细胞增生作用的实验中，证明八珍汤比四物汤更显著，而四君子汤并无促红细胞增生作用，这就表明四君子汤促进了四物汤发挥补血作用，也说明中医气血双补治则是很有道理的。

（2）调补脾胃药与升举清阳药配伍：补中益气汤临床用于治疗子宫下垂、脱肛、胃下垂等证属于气虚陷者。实验研究证明，该方对子宫及周围组织有选择性兴奋作用，使子宫及周围组织收缩力增强，对小肠在张力下降时给予该方呈兴奋作用，使蠕动恢复。在实验中发现，升举清阳药升麻、柴胡对该方中其他药物有明显的协同作用，尤其是能促进肠蠕动增强。若去升麻、柴胡则作用减弱；单独使用升麻、柴胡则作用消失。

（3）大黄与槟榔配伍：有人对大黄、槟榔的利胆排石作用进行了研究，动物实验结果表明：大黄能明显促进胆汁的排出。静脉给予大黄注射液后，无论狗或猫均能在5～15分钟内胆汁流量增加，8～10分钟最明显。该注射液对胆囊活动无明显影响，说明大黄的利胆作用主要来源于胆汁分泌增加。槟榔注射液无论对离体或在体的胆囊，均能明显兴奋胆囊肌，引起强有力的收缩反应。若将两注射液间断联合给予狗或猫时，则能在短时间内增加胆总管的压力，加速胆汁的排出，这一作用有利于胆总管内结石的排出。

（4）附子与干姜、甘草配伍：有人实验证明，附子在单独使用时，其强心作用既不明显也不持久，且有一定的毒性，但在四逆汤中，尽管干姜、甘草无强心作用，由于配伍关系，其强心作用增强、持久，毒性下降，说明附子与干姜、甘草同用在强心指标上有协同作用。有报道认为，四逆汤强心作用增强是由于甘草甜素有类似肾上腺皮质激素样作用，可提高心肌对附子的敏感性，而干姜能兴奋血管运动中枢，促进血液循环。口服附子的毒性比四逆汤大4.1倍。实验还表明，干姜、甘草与附子分煎后再混合，或者分别单煎后按次序给药，其毒性仍相似于单独附子，提示四逆汤毒性降低乃因附子生物碱与干姜、甘草共同煎煮过程中起了化学变化所致。

（5）黄连复方配伍：在黄连单方与复方的抗药性强弱比较实验中，证明单方抗药性远高于复方。如单用黄连与黄连解毒汤在同样条件下分别接种细菌培养，细菌能在黄连高于原实验浓度32倍的情况下生长，而黄连解毒汤仅提高4倍。结果说明黄连单方的抗药性大于黄连解毒汤8倍。不仅如此，复方的抗菌力也大有提高。

2. 拮抗作用

指两种以上药物合并应用后产生相反的药理作用，致使药物的作用减弱甚至消失。如白虎人参汤能降低高血糖，方中的知母、人参单用均有明显的降血糖作用，但两者同用时有拮抗作用，人参用量越大则降血糖作用越弱。知母与人参用量比为 5：3 时仍保持降糖作用，用量比为 1：1.8 时降糖作用接近消失。在上述比例的混合物中加入无降血糖作用的石膏时，则恢复降血糖作用，并在一定范围内随石膏用量的增加而作用增强。

有时为了治疗上的需要，也可利用药物的拮抗作用有意识地对抗或解除另一药物的毒副作用。如藜芦治疗血吸虫病效果较佳，但毒性也大，如同用黄连、板蓝根粉，则毒性作用显著降低，而中毒反应出现后再用则无效。另外可利用槟榔对抗常山的致吐作用；干姜、甘草降低附子的毒性；生姜消减半夏的致麻作用等等。

二、中药配伍的物理变化

中药相互配伍后制备成药剂，由于成分复杂，性质各异，加上外界因素的影响，导致物理性质发生变化，以致影响疗效。常见的变化有如下情况：

1. 熔点下降

各种物质都有一定的熔点，当两种或两种以上物质混合时，可使熔点相互降低，甚至变成液体，称为"共熔现象"。如中药成方"辟瘟散"中的冰片与薄荷脑相配伍即产生共熔，给制备带来一定的困难。

2. 溶解度的改变

配伍药物不同，药物中成分的溶解度也不同。如石膏在大青龙汤中钙含量达 50.5mg/100g，在越婢汤中仅 27.0mg/100g；在麻黄生药中麻黄素溶出率为 100%，而在葛根汤中为 88.7%，麻杏石甘汤中为 84.1%，麻黄汤中为 66.6%，麻杏薏甘汤中为 61.6%。

3. 吸附作用

制备药剂时某些赋形剂对成分的吸附作用可使含量降低。如针剂常用活性炭脱色的同时也会吸附某些活性成分，特别是黄酮和蒽醌类化合物。

4. 溶媒浓度的影响

某些浸出制剂因溶媒浓度的改变，引起药剂的沉淀或分层。如酊剂、流浸膏等。

5. 吸湿、潮解

中药散剂、颗粒剂、片剂等因含有大量吸湿性成分，受环境因素的影响，吸潮后促使中药成分分解变质。

三、中药配伍的化学变化

是指方药中各药物配伍后所发生的化学反应，由于化学反应的结果，使药剂发生质的改变，以致降低疗效或产生有毒物质。

1. 化学成分相互作用产生沉淀

由于中药成分比较复杂，多种中药配伍在一起后，经过煎煮或其他制造工序，它们的化学成分将发生变化，经常会出现沉淀反应。例如，鞣酸可与蛋白质、生物碱、铁盐及重金属等产生沉淀。另外黄连、黄柏中的生物碱与某些苷类成分（大黄蒽苷、栀子苷）之间可产生沉淀反应。黄连与大黄制成汤液时，小檗碱型生物碱的苦味可消失，同时，溶液产生浑浊，其沉淀物难溶于胃液，在消化道内解离，故没有发现小檗碱抗菌性药理作用。有人对 80 种常用中药浸剂的配伍变化进行了观察，发现其中部分中药与中药浸液相互配伍可产生沉淀。因此，在制备复方中药药剂时，应慎重考虑处方的组成，避免配伍变化，若其沉淀物为有效成分，而在制备中有浑浊、沉淀产生，再经过滤则难以保证药效。

2. 溶液 pH 值改变产生沉淀

中药中某些化学成分，如生物碱、有机酸、酚类等，在一定的 pH 值溶液中稳定，若 pH 值发生改变，其溶解度也发生变化而析出沉淀。一些含氨基酸较多的中药，由于氨基酸在一定的 pH 值范围内可溶于水，但当 pH 值产生改变，在某一 pH 值环境下，氨基酸达到等电点时，会产生沉淀。有人研究含柴胡的 5 首方剂时，发现有牡蛎的汤剂在煎煮过程中因牡蛎中含偏碱性的成分，能中和酸性物质，改变汤液的 pH 值而阻止柴胡皂苷 a 分解的作用，以突出柴胡的药效。在制备中药注射液时，pH 值的影响更加显著，如益母草注射液（pH4.5～6.5）、枳实注射液（pH3.5～4.0）等在酸性溶液中较稳定，一旦与含碳酸氢钠等碱性注射液配伍时，生物碱游离而产生沉淀。某些含苷类成分的中药注射液在碱性溶液中较稳定，若与酸性注射液配伍，可使苷类成分溶解度降低而产生沉淀。

第十二章

中药贮存中的质量变化及其影响因素

中药在运输、贮藏过程中，如果管理不当，养护不善，在外界条件和自身性质的相互作用下，就会逐渐发生物理、化学或生理生化变化，出现发霉、虫蛀、变色、变味、泛油等现象，直接影响中药的质量和疗效，这种现象称为中药品质变异现象。

中药在贮藏过程中的变异现象是很复杂的，变异不仅取决于各种中药本身的性质，而且和外界环境的影响有着极为密切的关系。我们必须了解中药商品的性能，熟悉发生变质的现象及原因，才能进行有效的防治。

第一节　中药商品质量变化的形式

中药商品质量变化的形式是多方面的，有些只出现数量上的变化而没有出现本质的变化；有些不仅在数量上发生变化，而且成分改变，产生了质的变化；有些其自身生理功能发生了变化。这些变化可归纳为物理变化、化学变化、生理生化变化三种形式。

一、物理变化

指中药在质量变化过程中没有生成新的物质，只在数量、大小、形状、物态等方面发生变化的形式。如折断、脆裂、干缩、风化、潮解、升华、挥发、冻结、融化、虫蛀、鼠咬等。

例如：药材由于装卸不慎、堆码重压、强烈震动等受外力挤压造成折断；或受环境因素的影响，水分散失，产生脆裂；某些塑料包装老化，易产生裂解，使药品裸露或造成渗漏；以及药品受温度、湿度影响，过分干燥，体积缩小，质地干硬，造成干缩等。

某些含有糖、无机盐、果胶等成分的中药在贮存过程中由于吸收或散失水分而产生质量变化。含这些成分较多的中药商品易吸湿而增加含水量，引起潮解或溶化；易解湿的商品造成干裂、风化等。如芒硝在风化过程中失去了大部分结晶水而成为粉末状（风化硝）；大青盐潮解溶化，由固态变成液态。

某些中药在贮存时由于本身因素、环境因素及包装材料的影响，热量不能传递，积热不散，会使商品质量发生变化。此外，由于各类中药商品的耐热性不同，对贮存环境的温度均有一定的适应范围，高于或低于适应范围均易造成商品的质量变化。如树脂、蜡质、糖类中药的变形、粘连或融化；膏药、橡皮膏的发黏、融流或硬脆；液体、鲜活商品冻结等。

除此之外，樟脑的升华、由固态变成气态、晶体颗粒变小等变化亦属于物理变化的范畴。

以上变化中商品本身没有产生新物质，但变化的结果导致了商品质量的变化。

二、化学变化

指中药商品在质量变化过程中有新物质生成的变化形式。中药商品在贮存条件下容易受日光、氧气、温度、湿度等外界因素的影响，虽然在一定范围内不易发生化学变化，但中药商品的稳定性是由其成分、性质、结构的稳定程度而决定的。大多数中药商品中的成分是大分子有机化合物，质量变化是以化学变化形式出现的。不稳定的成分如水分、色素、无机盐、挥发油、单糖、鞣质、油脂等，易受外界因素的影响而发生各种变异现象。如油脂酸败产生醛、酮类化合物；变色过程中色素、苷类成分水解或分解成其他物质；气味散失过程中挥发油被氧化成树脂样物质；鞣质脱水缩合成鞣酸酐（鞣红）等。

某些中药商品在贮存条件下，由于本身的性质与环境因素的影响，能够产生燃烧（或冲烧）、包装爆炸等现象。如火硝、硫黄、生松香、干漆、樟脑、海金沙等燃点很低，在光和热的作用下，当达到本身的燃点时就会燃烧；还有一些中药在静置的条件下，经过缓慢的氧化作用，产生大量热能，当这些热能散发不出去或不易散发时，温度升高到一定程度，可不经点火而引起自燃（俗称冲烧）。此外，若商品包装内部压力超出容器承受强度就会引起爆炸，如蜂蜜受热发酵后可在瞬间爆炸，具有一定的破坏性；中药糖浆剂爆破时因有外包装的保护，往往不易察觉，但有时仍可听到其爆鸣声。

因此，掌握中药商品的化学性质，有效地控制外界因素的影响，对保证中药商品质量极为重要。

三、生理生化变化

指具有生理功能的生物体由于生命活动引起自身组成物质的变化；或中药商品在生物体代谢过程中生成其他物质的变化形式。

中药材的呼吸作用、萌发、生物孵化及微生物对成分的水解作用都是生理生化变化。

生物体的生命活动都需要进行同化作用（合成代谢），将外界物质吸收转化成自身组织物质，并贮存能量。利用异化作用（分解代谢），将自身组织物质进行一系列的生物氧化、分解，提供活动能量。在这些生命活动中，酶的催化作用是不可缺少的条件。

上述三种变化形式往往没有明显的界线，这是由中药商品成分、性质决定的。一般来说，在发生化学变化过程中通常伴随着物理变化；在发生物理变化时不一定有化学变化；在发生生理生化变化时，三种变化形式都可能存在。

第二节 中药贮存中常见的变异现象及其防护

一、霉变

霉变又称发霉,是指霉菌在中药表面或内部滋生的现象。

霉菌是指真菌中不形成大的子实体的全部丝状菌类,常寄生于有机体或腐生于粮食、食品或其他产品上,使之发霉变质。中药表面附着的霉菌孢子在适宜的温度(20℃~35℃)、相对湿度达75%以上或中药含水量超过15%和足够的营养条件下进行生长繁殖,并在生长繁殖过程中分泌酶溶蚀药材组织,致使中药成分发生变化。有的霉菌还可产生毒素,危害人与动物的健康。如黄曲霉毒素、杂色曲霉素、黄氯青霉素、灰黄霉素等。因此,中药霉变的危害是极其严重的,故古人有"霉药不治病"之说。

一旦人服用了发霉的药物,霉菌毒素就可能引起肝、肾、神经系统、造血组织等方面的损害,严重者可导致癌症(如黄曲霉素)。防止中药发霉对每个药房都是非常重要的,尤其在"黄梅季节"很多中药都易霉变,所以,必须了解发霉的原因及其一般规律,做好防护工作。

(一) 中药发霉的主要原因

中药霉变的起因是由于大气中存在着许多真菌(霉菌)孢子,当其飘落在中药表面后,在适当的温度和湿度下即萌发为菌丝并吸收养料,迅速繁殖为菌丝体,从而分泌出酶来溶蚀药材的组织,并促使中药有效成分的破坏,失去药用价值。中药发霉的主要因素有:

1. 中药内含可供霉菌生长、繁殖的养料

许多中药都含有水分、蛋白质、淀粉、糖类及黏液质等,给霉菌生长、繁殖提供了丰富的营养物质。

2. 受潮湿影响

一般中药在贮藏前虽经干燥,但在贮藏过程中仍易吸湿,特别是在梅雨季节,空气很潮湿,中药极易从外界吸收水分,从而提高了中药的含水量。中药含水量高是中药发生霉变的重要诱因,若此时的环境温度适合霉菌的生长、繁殖,则会导致中药霉烂变质。下表(表12-1)中以种子类中药的含水量及贮藏温度与霉变的关系即可说明这点。

表 12-1 种子类中药含水量及贮藏温度与霉变的关系

含 水 量	温 度	霉菌生长情况
20%以上	0℃	有霉菌生长
18%	10℃	无霉菌生长
16%	20℃	无霉菌生长
14%	25℃以上	无霉菌生长

3. 中药本身"发汗"

当中药含水量较高，在相对密闭的条件下温度升高时，内部的水分就会蒸发至表面，这种现象称为"发汗"或"水淞"。凡发汗的中药其外表必定潮湿，在适宜的温度下，霉菌孢子极易着落并生长繁殖，且由中药的表面逐渐深入内部，引起中药霉变。

4. 生虫后引起发霉

中药被害虫蛀蚀后，害虫在生活的过程中要排泄代谢产物，散发热量。因此，中药的温度升高、湿度增加，从而给微生物创造了生长繁殖的条件，往往引起霉变。相反，在中药生霉以后也易引起虫蛀，相互影响。

此外，在贮藏过程中如果环境不清洁，也可导致中药发霉。

（二）中药霉变的防护措施

1. 严格控制中药含水量

中药含水量是直接影响霉变的重要因素。严格地控制中药含水量，保持中药的干燥程度，是防霉的主要措施之一。在中药入库之前，根据药物的性质，可分别采用曝晒、摊晾、高温烘烤等方法，使药物充分干燥，水分控制在安全范围之内。

2. 调控贮藏环境

中药的霉变与空气温度、湿度、氧气含量等密切相关。控制好中药贮存环境可有效地防止霉变。在实际工作中，可根据药物的性质和贮存量的多少，采用如下措施：

（1）密封：即将药物或贮存空间与外界隔绝起来。根据中药的种类、数量、性能等采用不同的密封方式。如包、箱、件、合、缸、柜、小室、整库等。其内外包装材料需符合有关标准的规定。

（2）吸湿：在小包装或密封贮藏空间隔离放置吸湿剂，根据情况可选用生石灰、木炭、硅胶等材料，或在密封贮存空间使用空气去湿机。或选用生石灰、氯化钙等吸湿剂。

（3）气调养护：在密封贮存空间人为地降低空气中氧气的浓度或提高二氧化碳的浓度，使害虫窒息或中毒死亡，微生物的生长繁殖受到抑制，从而防止中药的霉变。可根据情况灵活采用充氮降氧、充二氧化碳降氧或抽真空降氧等方法。该技术费用低、无残毒、无公害，因此被称为 21 世纪无污染的绿色环保新技术。

（4）冷藏：将温度控制在 10℃以下、0℃以上，对于如人参、银耳、蛤士蟆油等某些容易吸潮、长霉或虫蛀的贵重药物，不仅能防霉、防蛀，而且不影响药物品质。

3. 药剂熏蒸

利用硫黄、磷化铝、环氧乙烷等熏蒸剂进行熏蒸，对微生物特别是霉菌具有一定的杀灭作用，可起到一定的防霉效果。但化学熏蒸剂一般有毒，熏蒸后常常会有残留；另外，一些熏蒸剂易燃易爆，故应根据情况注意使用。

（三）容易发霉的常见中药

1. 根及根茎类

党参、当归、人参、知母、紫菀、天冬、怀牛膝、泽泻、独活、玉竹、黄精等。

2. 果实种子类

白果、柏子仁、胡桃仁、火麻仁、橘络、全瓜蒌、山茱萸、女贞子、莲子心、榧子、桑椹、巴豆、千金子、枸杞、大枣等。

3. 花类

菊花、红花、金银花等。

4. 全草、叶类

马齿苋、大蓟、小蓟、豨莶草、鹅不食草、车前草、龙葵、蒲公英、萹蓄、桑叶、大青叶等。

5. 动物类

蛤蚧、刺猬皮、鹿筋、狗肾等。

6. 茎、皮、藤木类

黄柏、桑白皮、桑寄生、川槿皮、鸡血藤、首乌藤等。

二、虫蛀

虫蛀是指害虫侵入中药内部所引起的破坏性作用。虫蛀使药物出现空洞、破碎，甚至完全蛀成粉状，使其重量减轻，成分损耗，另外还会受排泄物的污染。中药若发生了严重的虫蛀，就会造成疗效的降低，甚至完全失去药用价值。因此，虫蛀对中药质量的影响是极为严重的。

（一）害虫的主要来源

1. 若原药材在产地采收、加工处理不当，在采收过程中受到污染，干燥时又未能完全杀灭害虫及虫卵，环境条件适宜时，虫卵即会孵化为成虫。

2. 中药在运输过程中由于运输工具上潜伏了害虫，或者是未生虫与已生虫的中药一同运输，都会遭到污染。如果中药的包装不严或损坏，在运输中更易感染害虫。

3. 在贮藏过程中由于保管不当，外界害虫侵入；或未能将已生虫的中药及时与正常中药分开，因而造成感染。

4. 贮藏中药的包装物或容器本身染有害虫或虫卵，未能及时杀灭，当中药装入后必将发生虫蛀。故对包装物或容器的事先检查和清洁消毒工作是非常重要的。

5. 库房内外的清洁卫生工作做得不好，成虫在砖石、腐木、旧包装材料或尘埃杂物中越冬，翌年春天气候转暖即可孵化为成虫，如锯谷盗、米象等害虫即如此。同时，害虫还能粘附在鸟类、鼠类及昆虫身上蔓延传播。因此，做好仓库内外的清洁工作是杜绝害虫来源的重要措施之一。

（二）中药害虫的危害性

害虫对中药的蛀蚀危害可导致中药在贮存中发生质变，甚至报废损失。在常用的600多种中药饮片中，易被虫蛀者占品种的40%以上。害虫的蛀蚀及其带来的危害通常表现在以下几个方面：

1. 害虫将中药蛀蚀成为洞孔，严重时将中药内部蛀空，不仅使中药的重量减轻，甚至还会使中药内部有效成分被蛀蚀，从而降低以至失去疗效。

2. 害虫蛀入中药内，排泄的粪便、分泌的异物、生长发育和繁殖变化的残体及死亡的尸体等存在中药之内，造成不洁和污染，不仅对治疗无益，反而带来危害。

3. 害虫本身是带菌的媒介，它在中药内的分泌物及排泄物、残体在中药内的腐败，更是微生物生长和繁殖的有利条件，能使病毒、致病菌、霉菌等存在中药之中，对人体造成危害。

4. 中药被虫蛀之后，有的品种容易泛油（如当归、党参等）而引起进一步变质，花类中药容易散瓣。药材外形遭到破坏，影响饮片的质量。

5. 中药被害虫蛀蚀之后加大损耗，带来一定的经济损失。

（三）中药害虫的趋性

害虫在外界条件刺激下引起运动的反应，这种性质称为趋性。凡趋向刺激物运动的反应叫正趋性；凡背向刺激物运动的反应叫负趋性，这是害虫的生物学特性之一。

1. 趋光性

大多数蛾类害虫有趋光性；甲虫类害虫为负趋光性。根据这一特性，可利用灯光诱杀蛾类害虫；在检查生虫商品时，应注意阴暗处的甲虫类仓虫。

2. 趋温性

环境温度低于害虫生长的适宜温度范围，害虫表现正趋温性，反之则为负趋温性。利用这一特性，可采取高温或低温防治害虫。

3. 假死性

某些害虫对外界的机械性刺激较敏感，为逃避捕捉而呈假死性。

4. 趋化性

害虫对异性分泌的生物激素有正趋性，对化学药剂有负趋性。利用这一特性，可采取昆虫生物激素诱杀或化学药剂杀灭害虫。

（四）中药虫蛀的防护措施

1. 清洁卫生

根据害虫的传播途径及生物学特性，贯彻"预防为主，防治结合"的方针，做好清洁卫生工作是基础。应建立清洁卫生制度，责任落实到人。库房内环境以及包装、容器、器材、工具、设备等应保持清洁，定期消毒。库房外环境施用化学药剂杀灭害虫，以彻底消灭虫源，控制传播。

2. 密封

采用密封包装或密闭容器，避免害虫侵入，减少自然因素的影响。或密封后应用气调养护技术，降低包装中氧气的含量，杀灭害虫。

3. 控制环境因素

根据库房大小，以及药物的性能、类别、数量等情况，分别采用吸湿剂及温度、湿度调控设备,将库内温度控制在 15℃ 以下,相对湿度在 65%～75% 之间,能保证药物的安全贮藏。

4. 对抗贮藏

利用某些具有芳香气味或特殊气味的药物或物品,在密封条件下与药物分别共存,达到抑制虫霉生长的目的(详见第十三章第三节)。

5. 高温杀虫

(1) 曝晒法:利用太阳的热能和紫外线将害虫杀死。适用于不怕变色、不易融化和不易碎裂的药物。

(2) 烘烤法:利用烘烤设备,将温度控制在 50℃ 以上、80℃ 以下,一定时间内可将害虫杀死。适用于体积不大,成分不易挥发或不易泛油的药物。

(3) 蒸煮法:利用蒸煮时的热能、水蒸气杀死害虫。适用于性质特殊、蒸后不失气味、不变色、不泛油的药物。

(五) 容易生虫的常见中药

1. 根类

人参、党参、当归、南沙参、独活、白芷、防风、板蓝根、前胡、川乌、草乌、甘遂等。

2. 根茎类

川芎、藕节、泽泻、生地等。

3. 果实类

全瓜蒌、瓜蒌皮、枸杞、皂角、大枣、桑椹、桂圆肉、核桃仁、白果仁等。

4. 种子类

莲子、莲子心、芡实、苡米、黑芝麻、火麻仁、柏子仁、桃仁、杏仁等。

5. 花类

菊花、金银花、款冬花、凌霄花等。

6. 藤木皮类

鸡血藤、肉苁蓉、锁阳、海风藤、青风藤、桑白皮等。

7. 动物类及其他类

鹿茸、蕲蛇、乌蛇、蛤蚧、刺猬皮、鹿筋、鸡内金、冬虫夏草等。

三、变色

各类中药都具有其固有的色泽,色泽不仅是中药外表美观的标志,也是中药品质好坏的指标之一。

中药的变色是指中药在采收加工、炮制、贮藏过程中,由于加工、炮制、保管养护不当而引起中药自身固有色泽改变的现象。

变色的发生往往使不少中药变质失效,不能再供药用。尤其是目前很多易变色的中药缺乏可靠的方法来保证质量时,那么防止中药变色就更显重要了。

（一）中药变色的原因

1. 因酶的作用引起的变色

有些中药所含的化学成分具有生色基团如酚羟基结构等，在其所含相应的、专一的分解酶的作用下发生水解氧化、聚合等化学变化，形成了大分子的有色化合物，从而使药物的颜色加深，所以含黄酮类、羟基蒽醌类及鞣质类成分的中药都易发生变色。

2. 因发热、霉变引起的变色

一些中药在发霉发热过程中，由于微生物的大量繁殖和对中药有机物质的严重分解，菌体自身及其代谢产物的色素与药物坏死组织的颜色混杂在一起，使药物的原有色泽和整洁度消失，呈现出黑褐、棕褐或黄褐等颜色，同时产生不快的哈臭味、酸味或霉酒味。此外，含有鲜艳色素的中药（如花类等）若过多受日光照射，这些不稳定色素就容易破坏而褪色，变浅变白。长期与空气接触，并通过中药自身的吸湿，在氧化过程中会产生热量，增强了酶的活性，其氧化物会使中药的色泽加深。使用紫外线杀菌也应注意变色现象。

3. 非酶因素引起的变色

引起中药变色的非酶因素较多。如中药所含蛋白质内的氨基酸与还原糖作用，生成了大分子的棕色化合物所致；中药所含的糖或糖酸类物质分解成糖醛或其他类似的化合物，而这些化合物中含有活泼的羟基，能与一些含氮化合物进行缩合、环合等化学反应，形成棕色色素或其他的色素，致使中药变色。

此外，中药在加工、炮制或干燥的过程中，因火加热或曝晒，温度升高而使中药变色，或在霉蛀后用硫黄等熏蒸而发生变色。

另外，有些矿物药如青矾，受空气中氧的作用使 Fe^{2+} 变成 Fe^{3+} 而失去原有青绿色泽。某些汞制剂的中药，如红升丹、三仙丹、轻粉等，光照过久后不仅能逐渐析出水银，颜色也会加深。

中药变色通常与温度、湿度、空气中氧的作用及日光的照射等因素是分不开的。一般温、湿度增高，中药的变色速度也会加快。因为在50℃以下随温、湿度的升高，酶的活性也将增大，使其变色加快，故中药宜置低温、干燥处贮藏。某些中药的变色是氧化作用所引起的，在氧充足的情况下，其变色速度加快，故将易氧化变质的中药密封包装，不但能防止某些药味香气走失，也能减少或防止氧化变色的发生。日光照射使某些中药变色，主要是因为受日光偏极光的影响，当然这与温度的升高也有一定的联系，故对日晒变色的中药，宜置阴凉干燥避光处存放。

（二）中药变色的防护措施

1. 密封

小包装、小件采用密封或采用气调法；整库采用气调法。

2. 控制环境因素

在密封条件下，小包装、小件、小室可采用吸湿剂防潮；整库采用机械设备进行温度、湿度的调控。

3. 烘烤

易变色药物受潮时可低温烘烤，但应注意烘烤时间不能过长，药物不能过分干燥。如腊梅花、山茶花、扁豆花、玳玳花等。

4. 晾晒

在气候干燥、阳光较弱时可用晾晒的方法进行干燥，但应注意方法和程度。如佛手片不宜过干，款冬花不宜过多翻动，避免强光照射而褪色等。

（三）容易变色的常见中药

容易变色的中药范围很广，严格来说各类药在流通过程中色泽总是在不断地变化，只是有的不甚明显罢了。而中药一旦遭受发热、生霉、泛油之后，就会产生不同程度的变色，这种现象比较普遍。尤其是一些色泽鲜艳的中药，如玫瑰花、月季花、梅花、款冬花、腊梅花、扁豆花、菊花、玳玳花、红花、山茶花、金银花、槐花（米）、莲须、莲子心、橘络、佛手片、通草、麻黄等。其中又以玫瑰花、款冬花、扁豆花、莲须、佛手片等最易变色。

四、泛油

中药泛油又称走油或浸油，是指某些含脂肪油、挥发油、黏液质或糖类较多的中药，在一定温度、湿度条件下，其表面呈现油状物质，并伴有变色、变味的现象。这类中药在温度和湿度较高时出现的油润、发软、发黏、颜色变深等都被称为"走油"或"泛油"。

中药的走油并非单纯是某些含油中药由于贮藏不当时油分的外溢，某些含糖分或黏液质类的中药在变质时表面呈现出油样物质的现象也属此类。故中药"泛油"的含义比较广泛，它包括含植物油脂多的中药（如杏仁、桃仁等）出现内外色泽严重加深，油质渗透外表，氧化后具有油哈气；含黏液质或糖分多的中药（如天冬、党参等）质地变软，外表发黏，里面颜色加深，但无油哈气；动物类药材（如刺猬皮、九香虫等）躯体易残，色泽加深，外表呈现油样物质，"哈喇"（即酸败）气味强烈。这几种现象均通称"泛油"。

（一）泛油的原因

1. 中药本身的性质

中药在贮藏过程中是否走油，其本身的性质是起决定作用的因素。一般含脂肪油较多的种仁类中药，如柏子仁、桃仁、郁李仁、苦杏仁等；含黏液质、糖分较多的中药，如麦冬、天冬、黄精、枸杞子等，都较容易走油，故在贮藏这类中药时应特别注意做好防止走油的工作。

2. 温、湿度的影响

当温度高时中药中的油性物质很容易外溢，故对此类易走油的中药不宜用火烘烤，只能晾晒，以免受高温后走油。同时含油的种子在贮藏期间本身也要进行呼吸作用，当内含的水分在一定限度之下时，其呼吸作用是极微弱的（可以忽略）；若含水量过高，其呼吸作用也增强起来，并放出大量的热量，加上中药的包装堆积，热量无法逸散，可导致走油变质。因此，这些中药必须防潮、防热，宜置阴凉干燥处存放。

3. 贮藏保管不善

由于贮藏保管不当，使易走油的中药（特别是种子类中药）受到重压，从而使内含的油分外溢，形成走油。同时，这些含油脂的中药由于贮藏和加工处理不当，平时又忽视检查，则会产生一种特殊的、令人不快的油哈气味，通常称为"酸败"。酸败的原因一般认为是空气中的氧气与中药中的不饱和脂肪酸发生作用而生成过氧化物或氧化物后，碳链在原来的位置断裂，分解而生成低分子的醛和酸的缘故。油脂酸败的另一原因是由于中药中的脂肪氧化酶和微生物、光线、温度等共同作用，使脂肪分解为甘油和脂肪酸，后者又氧化而生成酮酸，并形成低分子酮（如甲基酮）、醛、臭氧化物和酸（如醋酸），使油脂发生哈臭气。中药养护中常常由于氧化酸败原因引起泛油的有以下几种情况：

（1）含有植物油脂较多的中药，由于受光、氧气及高温的影响，其油脂逐渐被氧化，造成油脂分解，从而使色泽加深，气味变异。

（2）含有黏液质、糖分较多的中药，由于吸湿性强，经过湿热的过程，在氧化作用促使下，中药中的糖及糖酸类物质被分解，产生了糖醛和其他的类似化合物，从而出现颜色变深，质地变软，糖分外溢，手触有黏腻感。

（3）动物类中药的泛油主要由于动物体内的脂肪、蛋白质等被氧化后，氧化物再分解成为有异味的醛酮类物质而具有强烈的"哈喇"气味。

（4）有些中药贮藏时间较长，其内含的某些成分会产生自然变化，或由于长时间接触空气而产生变色、走油等变质现象，如天冬等，故这类药物不宜久藏。

（二）中药泛油的防护措施

1. 气调养护

易泛油的中药应尽可能采用气调养护，小包装、小件、整库均可。在进行养护之前，药物的水分应控制在安全水分以下，还可熏蒸一次。动物类中药可采用对抗贮存，小件密封。

2. 控制环境因素

小件可采用生石灰等吸湿剂吸潮；整库用机械设备调控温度和湿度。环境避光，保持阴凉、干燥。

3. 晾晒

易泛油中药受潮后，除昆虫类中药外，一般均可晾晒。但不能曝晒和反复晒，否则会导致色泽加深，质地变硬。

4. 烘烤

一般植物类中药泛油可采用低温烘烤，如白术、白果、天冬、榧子等。动物类中药除狗肾、刺猬皮、鹿筋、水獭肝外，一般均可烘烤。

（三）容易泛油的常见中药

容易泛油的常见中药主要有：天冬、麦冬、党参、牛膝（怀牛膝、川牛膝）、板蓝根、柏子仁、当归、胡桃仁、使君子仁、肉豆蔻、枸杞子、郁李仁、苦杏仁、甜杏仁、桃仁、狗肾、九香虫、刺猬皮、蛤士蟆油、壁虎、蝼蛄、蟋蟀、斑蝥、虻虫、蜈蚣、红娘子、青娘子、乌梢蛇、蕲蛇、蛤蚧、水獭肝、鹿筋等。

五、气味散失

气味散失是指一些含有易挥发成分（如含挥发油等）的中药因贮藏保管不当而造成成分挥散损失，使得中药的气味变淡或散失的现象。

中药的气味是中药质量好坏的重要标志之一，由于挥散走气使其有效成分减少，气味发生变化，从而导致疗效的降低或丧失。历代医家、药师对中药气味都是十分重视的，每逢取药除观其外形，必首闻其气、尝其味。尤其是目前很多中药的有效成分尚未阐明，保持中药原有的气味就更为重要。但在目前的贮藏工作中，对如何防止中药的挥散走气考虑得较少，甚至有的药工一味强调药材的通风干燥，使有些中药的气味变得淡薄，这是值得重视的问题。

（一）中药气味散失的原因

中药的气味散失既是有效成分的散失，也是所含挥发油的散失。挥发油是植物体内具有芳香气味的物质，它在常温下能挥发，温度越高挥发越快，贮存时间越久气味散失越严重。在气味散失过程中，如果温度增高、湿度增大或药材本身受潮，也是加快挥发、造成气味散失的原因。此外，若中药包装不严，露置空气中，挥发性成分也会自然挥散损失。

（二）中药气味散失的防护措施

1. 密封

该类中药宜采用小包装、小件密封或气调养护。防止吸潮和控制其挥发程度是关键，不宜过多通风，贮存时间不宜过长，更不能长时间露置。

2. 控制环境因素

该类中药应贮存在干燥、阴凉、避光的库房内，低温、低湿是主要措施。库内温、湿度可采用机械设备或吸湿剂进行调控。注意沉香、肉桂、厚朴、檀香等不能过分干燥，同时也最忌风吹。

3. 晾晒

这类中药受潮时只能在干燥的空气中阴干、晾干，不能曝晒或在潮湿的空气中通风。

（三）容易散失气味的中药

中药中由于挥发油的存在，使得某些药材具有浓郁的芳香气或特异气味。挥发油在植物类中药中分布甚广，尤以伞形科、木兰科、樟科、松科、桃金娘科、芸香科及姜科等植物的药材中挥发油含量最为丰富。易散失气味的常见中药有：

1. 根类

当归、木香、藁本、独活、白芷、防风等。

2. 根茎类

川芎、生姜、羌活、苍术等。

3. 茎木类

檀香、降香、沉香等。

4. 皮类

厚朴、肉桂等。

5. 叶类

艾叶、紫苏叶等。

6. 花类

玫瑰花、丁香、藏红花、金银花、月季花等。

7. 果实种子类

茴香、花椒、吴茱萸、香橼、枳壳、枳实、陈皮、青皮、白豆蔻、砂仁、肉豆蔻等。

8. 全草类

藿香、薄荷、荆芥、茵陈、香薷等。

9. 其他类

如樟脑、乳香、没药、苏合香、麝香、冰片、阿魏、龙涎香等药材。

六、风化

指含有结晶水的无机盐矿物类中药在干燥空气中逐渐失去部分或全部结晶水，在其表面形成粉状或全部形成粉状物的变异现象。

易风化的中药有芒硝（$Na_2SO_4 \cdot 10H_2O$）、绿矾（$FeSO_4 \cdot 7H_2O$）、胆矾（$CuSO_4 \cdot 5H_2O$）、明矾［$KAl(SO_4)_2 \cdot 12H_2O$］、硼砂（$Na_2B_4O_7 \cdot 10H_2O$）、玄精石（$NaSO_4 \cdot CaSO_4 \cdot 2H_2O$）等。

结晶体所含的结晶水有一定数目，按一定形式排列。晶体分子与结晶水分子结合稳定的不易风化；结合不稳定的就易风化。

易风化中药如被密封在包装物内，结晶表面周围的水气压与包装内部空间的水气压呈相持状态，存在着一定的动态平衡，此时中药不易风化。若包装物破裂，失去了阻隔作用，中药直接受仓间温、湿度的影响。若仓间空气水气压小于晶体周围的水气压（即空气较干燥），结晶水分子便自动脱离晶体（放湿过程），表层开始失去结晶水，成为非结晶的粉末状。如果环境温度较高，风速大，风化的速度就更快。

不同中药在常温下风化的速度和程度是不相同的。例如，裸露在空气中的芒硝、绿矾均可风化成粉末状；硼砂在相对湿度小于39％时才会有明显的风化；明矾、胆矾、玄精石等均为表面轻微风化成粉状的不甚透明体。

风化后的中药药用价值要依风化产物是否失去药性而定。芒硝风化产物是风化硝（应与玄明粉加以区别），作用基本同芒硝，但其性缓而不泄利；明矾、硼砂、玄精石等因风化不完全，只在表面风化成粉状物，故可入药；绿矾风化产物是碱式硫酸铁，风化物不宜药用。易风化中药风化后都会减少重量。

易风化中药由于品种少、存量不大，在实际工作中多采取整件密封，贮存在阴凉、避风、避光的库内。调节库内温、湿度，就不会引起风化。

七、潮解

指在一定温度、湿度影响下，含可溶性糖或无机盐类成分（有的中药本身就是无机盐）较多的中药吸收潮湿空气中的水分，使其表面慢慢溶化成液态的现象。

易潮解的中药，矿物类如芒硝、绿矾、硼砂、硇砂、大青盐和咸秋石等；糖、盐加工炮制品如糖参、全蝎（盐制）、天冬（矾制）；海产品如海藻、昆布；中成药有糖衣片、散剂、颗粒剂等。

可溶性糖和盐类物质均为晶体结构，在水中有良好的溶解度，在贮存中都有较强的吸湿性。在一定温度下，空气中的水汽越多，湿度就越大。当水气压大于易潮解中药表面水气压时，中药中的可溶性糖或盐就能吸附空气中的水汽，晶体表面形成糖或盐的水膜，中药变得湿润。随着吸湿过程的发展，水分子不断增加、扩散，结晶体分子便均匀地溶解在吸附水中，结晶体结构也由固态变成不饱和的液态。如大青盐在潮解初期包装物表面湿润；潮解加剧时则化为盐水（氯化钠溶液）。

潮解会影响中药数量和质量。如蜜制、盐制及海产药物潮解易黏附包装，有的会互相粘连，影响中药的质量。此外，中药中的可溶性糖产生潮解后易感染霉菌，造成发霉变质。

易潮解的中药由于其本身性质的原因亲水性强。但只要控制好库内温、湿度，特别是湿度，在密封条件下，贮存在阴凉、避风、避光的环境中，药物就不会产生潮解的现象。

八、升华

指某些主要含挥发性成分的药物在常温下由固态直接变为气态的变异现象。

易升华的中药有樟脑、冰片、薄荷脑等。这类中药都是经蒸馏冷却制备而成，含挥发性成分的结晶性物质。

这类中药为结晶体结构，表层分子排列不很规则，处在不断运动之中，呈不稳定状态。若暴露在空气中，在温度升高的影响下，表层分子首先通过吸热而获得较大的动能，分子间的距离加大，吸引力变小，一部分结晶分子在内能增加的过程中克服分子间的引力，直接变为气态，使人嗅到辛凉或某种挥发油特有的气味。

升华主要与空气接触和温度有关。贮存温度高，包装不严，不仅易产生升华变异，使中药减重、成分含量减少，还易被空气中氧气所氧化。

易升华中药的贮存养护宜采用小包装或小件严密固封，调节好库内温、湿度，贮存在阴凉、干燥的环境中，就不会产生升华的现象。

九、粘连、融化

指含糖胶、树脂、蜡质等成分的固态中药，在温度升高的影响下，自身变软，黏结成块，然后由固态变为浓厚黏稠的融流状态的变异现象。

易产生粘连、融化的中药有蜂蜡、阿魏、甘草浸膏、鸡血藤浸膏、乳香及各种胶囊等。

（一）粘连、融化的原因

1. 耐热性差

这类中药的软化点、熔点较低，耐热性差。例如，蜂蜡的熔点为 62℃～67℃，软化点为 40℃左右。夏季阳光照射地面的温度在 60℃以上，隔窗照射接近其熔点、软化点温度，若在阳光下曝晒即会融流。又如甘草浸膏在散射光下库温高于 30℃时也会融化，甚至产生融流。

2. 吸湿性强

糖胶体（如阿胶）、树脂（如乳香）等类药物多含可溶性糖、蛋白质、树胶等亲水性成分。如果贮存温度高、湿度大，中药受热后体积产生膨胀，表面分子首先移位。由于亲水成分的吸湿作用，亲水成分溶解在吸附水中，使中药结构发生变化。如阿魏、阿胶等都不具保护组织，成分裸露，结构破坏后，其分子移位就不受中药单位体积表面的限制，自由发展至无一定形状的融流状态。

3. 品质纯度低

中药的品质纯度不高，含有较多杂质，也是造成融化的原因之一。例如，若甘草浸膏含水量在 15%以上，总灰分超过 12%，不溶性杂质超过 5%，甘草酸含量少于 20%，这些指标均不符合《中国药典》甘草浸膏所规定的质量标准，则很容易造成融化。

（二）粘连、融化的防护措施

易粘连、融化中药的贮存养护宜采用小件固封，调节库房内温、湿度，贮存在阴凉、干燥的环境中。也可采用冷藏法，一般温度控制在 5℃～7℃即可。防热、防潮是该类中药贮存的关键。

十、腐烂

腐烂是指某些新鲜的动植物药物因受温度、潮湿气候和空气中微生物的影响，引起发热，有利于微生物的繁殖和活动而导致腐臭败坏的现象。如生姜、鲜地黄、鲜芦根、鲜石斛、鲜茅根、鲜菖蒲等，一经腐烂，便不能再入药。

新鲜中药的贮存养护传统采用干砂埋藏，置阴凉、通风、避光的环境中，可保存一定的时间不变质。现代可将其贮存在冷藏箱或柜中，但温度不能太低，更不能冷冻，贮藏时间也不可过长。

第三节　影响中药变异的因素

一、中药变异的自身因素

中药自身因素（内在因素）包括所含化学成分及其性质、含水量等。中药含水量及污染情况是发霉、虫蛀、变色的重要影响因素。含淀粉、糖类、蛋白质等营养物质较多的中药易生虫、发霉、遭鼠害等；含挥发油多的中药易散失气味；含盐分较多的中药易潮解。在贮藏前应将中药充分干燥、灭菌，并根据中药化学成分的性质分类存放，并采取相应措施，防止变质现象的发生。

（一）含水量

中药的含水量直接影响其质量与数量，是养护工作的关键，必须重视水分的研究和管理。

1. 水分与质变的关系

中药的品种繁多，属性复杂，主要来源是植物、动物、矿物，其中以植物类的中药最多。由于受自然条件的影响和其本身性质的关系，药物都含有一定的水分，而含水量又因其组成成分和内部结构不同各有差异。中药在贮存过程中影响其质量变化的因素很多，其本身含水量的多少则是诸因素中的主要因素，中药的含水量与其质量有着极为密切的关系。绝大多数中药发生质量和数量的变化，水分是主导因素，它能造成以下主要质变：

（1）虫害：药材在采收、加工、运输、贮存的过程中，不可避免地要受到虫害的侵袭和污染。在一般性害虫中（谷斑皮蠹较特殊），生长繁殖需要温度、水分、空气和食料。如果其他生存条件适宜而没有害虫生长所需要的水分，那么害虫也不易生存或生长繁殖。例如，在气温25℃，含水量为20%以上时，枸杞子发生虫害较严重；而同样温度，含水量在16%以下时却不易生虫。在气温20℃，含水量为25%以上时，当归发生虫害较重；而同样温度，含水量在15%以下则不会发生虫害。在一定条件下，中药的含水量越高，造成虫害就越严重。相反，如果把含水量控制在一定标准范围内，就能抑制生虫或减少虫害的发生。所以，中药生虫与否和它的含水量有着重要的关系。

（2）霉变：地球上的霉菌几乎到处存在（除南、北极外），其中水和土壤里含霉菌最多。霉菌所附着的中药中虽有生长所必需的营养物，如淀粉、蛋白质等，但是，这些物质如果没有适宜霉菌生长的水分，也是不易霉变的。因为霉菌的细胞所进行的新陈代谢主要是在水的作用下，依靠霉菌分泌在其细胞壁外的酶，将淀粉、蛋白质、纤维素等变成较简单的能溶解于水的化合物后，再吸收到细胞中。水分含量越高，霉菌新陈代谢的作用越强，其生长繁殖也越快。由于绝大多数中药的本身含有一定的水分，而且具有从空气中吸收水分的能力，所以在适宜的条件下，寄生和附着在中药表面的霉菌孢子就很快生长、繁殖，造成霉变。

（3）潮解：中药本身含有一定的水分，而且能不断地从空气中吸收水蒸气。当含水量达到一定程度时，就会逐渐地溶解或变质，失去药用价值。如大青盐、柿霜等。某些中药发生粘连、结块、变色等现象也是潮解造成的。中药发生潮解的主要原因是本身组成成分中含有可溶于水的物质，可溶性物质含量的多少决定了潮解程度的大小。如大青盐主要成分是氯化钠，而氯化钠是溶于水的，当空气中的相对湿度过大时，氯化钠分子与水分子产生物化反应，使氯化钠逐渐溶解。

（4）软化：中药的性质各不相同，有些软化现象是受温度的影响，有些则受湿度的影响。如含亲水基团较多的动物胶质阿胶、龟板胶、鹿角胶等，当大量吸收空气中水分后便开始发软，软化现象严重时也会造成质量的变化。

（5）风化：某些矿物类中药中含有一定量的结晶水，当失去这部分水分时，其质量也随着发生变化。例如，形状不规则的原皮硝，风化后变成粉末状态的风化硝；棱柱状和长方形结晶体的制芒硝，风化后成为白色粉末状的玄明粉。在一般情况下，空气中的相对湿度和中药的风化速度呈反比，即空气的相对湿度越低，风化速度越快，而空气的温度只起间接推动作用。风化后的中药质量和药性会发生明显的变化。

（6）走味：中药本身含有多种成分，各自有着不同的气味，如含芳香挥发油的有香气，含苦味质的有苦味，其中有些成分具有水溶性。当药物中的含水量发生变化时，其他成分就会被水解或稀释，气味随之发生变化，质量受到影响。

（7）其他变质现象：在温度升高而相对湿度下降、空气过于干燥时，中药所含的水分大量向空间散发，使其本身水分走失严重，还会发生干裂、脆化、变形等现象。

由此可见，做好中药贮存工作，对水分的控制管理十分重要。

2. 中药的吸湿性和吸湿率

在一定温度下，中药从空间吸收水分和向空间散发水分的性能叫吸湿性。

吸湿性主要受以下条件影响：①空间的温、湿度；②空气的流动；③药物表面积大小；④药物性质。由此可见，不同的药物在相同的条件下或相同的药物在不同条件下，它的吸湿性都各不一样。

在一定时间和一定的温、湿度条件下，药物吸收空气中水分的量叫吸湿量。吸湿量和药物本身重量的百分比，即为该药物的吸湿率。

3. 中药的平衡水分与安全水分

（1）平衡水分：中药具有一定的吸湿和散湿能力，产生这种现象的主要原因是在每一瞬间中药表面及周围都会有一定密度的水蒸气层，这种水蒸气层具有一定的水气压力，压力的大小取决于中药的含水量、本身水分子的结合程度及空间温度的变化。含水量越大，水分子的结合越不牢固，其表面水分子越活跃，因而中药表面周围水蒸气的密度和压力也越大，这时会产生散湿现象。反之，中药周围水蒸气的密度和压力小于空气中的水气压力时，则产生吸湿现象。

若中药周围的水气压力与空气中的水气压力相等时（不是静止而是动态平衡），则既不吸湿又不散湿，这时中药所含水分便为平衡水分。

（2）安全水分：中药的安全水分是指在一定条件下，能使其安全贮存，质量不发生其他变异时所含的水分。现在习惯上所说的"安全水分"是指其含水量在质量安全范围的临界限度的水分。

任何一种中药都含有一定量的水分，它是组成中药质量的重要成分之一。前面已经谈到当含水量过大时，中药会发生虫蛀、霉烂、潮解、软化、粘连等变异；而过多地失去水分时，又会产生风化、走味、泛油、干裂、脆化、变形等变异，而且重量也要发生变化，加大中药的损耗。某些中成药（如大蜜丸）水分走失后也会产生皱皮、干硬、返砂、干裂等变异。

仓库保管实践反复证明，如果在一定的条件下把中药本身的含水量控制在一定的限度内，质量就不易发生变异。以北方地区为例，在温度 30℃ 时，把红枣的含水量控制在 12％～17％，党参控制在 11％～16％，麦冬控制在 11％～15％，就不易发生变异。中成药也是如此，如控制蜜丸的含水量为 11％～15％、水丸为 6％～9％、片剂为 4.5％～6％ 时，贮存中很难发生质量变化。

（二）化学成分

中药是各种化学物质所组成的综合体，成分极为复杂，通常可分为非水溶性物质和水溶性物质两大类。属于非水溶性物质的有纤维素、半纤维素、原果胶、脂肪、脂溶性维生素、挥发油、树脂、淀粉、部分生物碱、不溶性矿物质等。属于水溶性物质的有糖、果胶、有机酸、鞣质、水溶性维生素、部分生物碱、色素、苷类、蛋白质、氨基酸及大部分无机盐类等。

在中药的炮制、制剂以及贮藏过程中，其化学成分不断发生变化，由此可能会引起质的改变，以致影响药效。中药贮藏和加工的目的主要在于控制其所含化学成分的含量，使其符合临床用药要求。因此，只有系统地了解药物化学成分的特性及其变化的规律，并且创造良好的贮藏条件，才可达到防止中药变质的目的。

1. 生物碱类

生物碱广泛分布于植物界中。含有生物碱的中药常因采收加工、炮制、干燥等多方面的影响，其含量可能发生变化。此类中药若长久与空气和日光接触，生物碱可能会有部分氧化、分解而变质，故此类中药应避光密闭贮藏。如石榴皮、龙胆草、山豆根等中药。

2. 苷类

苷系由糖分子与非糖分子（苷元）失水缩合而成的缩醛衍生物，广泛地存在于植物体中，果实类、树皮类及根类中药含苷较多。含苷类成分的药物常常在不同细胞中均含有分解苷的酶，在一定的温、湿度条件下，可分解相应的苷，从而使有效成分减少，影响疗效。在植物采集后，必须用适当的温度迅速予以干燥。多数含苷的植物可在 55℃～60℃ 干燥，在此温度下酶被破坏而失去作用。有一些含苷类的中药在贮藏前应先使其发酵，以产生有效成分，如自香荚中制备香荚醛。有的中药在应用时需先加水，放在适当温度下，促使所含的苷进行水解，例如自芥子中制取芥子油，自苦杏仁中制取苦杏仁水等。像这类中药为满足特殊应用要求，不宜用 60℃ 以上的温度干燥，以免所含的酶失去活性。

因此，含苷类有效成分的中药在贮藏时必须注意干燥，避免湿气的侵入。如果含水量过多或不断吸收水分，则由于酶的存在，或由于光线和微生物的影响，很容易使苷分解而失效。中药中如果没有水分存在，苷是不会分解的。

3. 鞣质类

鞣质又名单宁，在植物界中分布极广，大多存在于树皮、叶、木、果实中。某些昆虫的虫瘿也含有大量的鞣质，如五倍子。含鞣质的药物露置空气及日光中，会渐渐氧化变成棕黑色或红色，特别在碱性溶液中，更易氧化变色。

防止鞣质氧化变色的方法一方面是要减少与氧接触，另一方面是破坏或抑制氧化酶的活性。在药材加工过程中，对含有鞣质的植物如处理不当，常可形成不同颜色。例如，鞣质遇铁变成黑色；与锡长时间加热共煮时能生成玫瑰色化合物，以致会直接影响加工品的质量。因此，在加工与贮藏时对容器及用具的选择也是十分重要的。

4. 油脂类

油脂在植物界分布很广，大部分存在于果实及种子中。

新鲜的油脂通常具有令人愉快的特殊气味，但是如果贮存不当，经常与空气中的氧及水分接触，并在日光的影响下，同时又可能有微生物的作用，一部分就会发生氧化，另一部分则分解为甘油和脂肪酸，以致产生令人不快的臭气和味道，油脂中的游离酸也随之增多，这种现象称为油脂的"酸败"。

光线、温度、水分以及油脂中的杂质等因素均能加速油脂的酸败，故油脂应除去水分与杂质，盛藏于密闭容器中避光贮存。同样，含有大量油脂的中药必须贮藏于干燥场所，防止水分侵入，且库房的温度要低，避免日光直射，最好置于密闭容器中避免与空气接触。

5. 挥发油类

挥发油广泛分布于植物界，有些科的植物挥发油含量极为丰富，例如伞形科、唇形科、菊科、松科、芸香科等。

含挥发油的中药宜保存在密闭容器中，量大时必须堆放于凉爽避光的库房内。对温度必须控制，夏季尤需注意，温度过高则容易使所含挥发油散失或走油。并且堆垛不宜紧密、重压，以免破坏中药的含油组织。中药材要保持一定的干燥程度和宽敞的堆码环境，避免吸潮挤压，以防止由于中药中其他成分的变化而对挥发油产生不良的影响。

贮存含挥发油有效成分的中药一般不宜超过 50℃，以免挥发油散失。某些含有挥发油的药物本身具有杀虫、杀菌的作用，因此在贮藏过程中不仅本身在较差的外界条件下不霉不蛀（如丁香等），而且尚可使与其共存的其他中药避免虫蛀，常见的品种有花椒、山鸡椒、大蒜等。

6. 植物色素类

植物色素主要成分为黄酮类色素、醌类色素、类胡萝卜类色素等，这些色素常常与糖类等结合成苷类化合物而存在于中药中。

颜色可以从外观上反映中药的质量，是鉴别中药品质的重要标志之一。因此，在药物贮藏过程中要尽量防止变色，保持原有的色泽。有些色素比较稳定，而有的则易发生变化。例如，花色素因环境变化而呈现各种颜色：酸性时为红色，碱性时为蓝色，中性时为紫色；与金属盐类如铁、锡、铜等化合则变蓝以至黑色，并沉淀；加热可使其分解、褪色；受日光或空气中氧的影响亦发生色泽变化。故含有色素的药物在贮藏期间应防止氧化及日光照射，以保持其固有的色泽，保存药效。

二、中药变质的环境因素

中药来源复杂，成分各异，理化性质各有不同，有的坚硬，有的柔软，有的怕热，有的怕光等。在贮藏过程中，由于外界因素的影响，极易发生各种变化。引起变化的外界因素主要有温度、湿度、空气、日光和风等，这些自然因素能使中药产生复杂的物理和化学变化。变化的快慢、程度的大小与中药同上述因素接触的时间长短、贮藏的条件又有密切的关系，而且各种因素间又存在着相互促进或抑制的作用。

（一）温度

1．温度的基本概念

在中药贮存、养护工作中，我们经常接触到大气温度、库房内温度、商品体温等三个表示冷热程度的物理量。了解温度的基本概念有助于在实际工作中指导我们去控制库房的温度。

（1）大气温度（气温）：来源于太阳的辐射能。太阳通过短波辐射，把热能传到地球表面，地面接收入射的太阳辐射后，以长波辐射形式把热能传给地面空气，使地面空气受热而温度升高。

（2）库房温度：指库房单位体积内空气的冷热程度。库内温度的变化比气温晚 1～2 小时，且温度变幅也相应减小。这是因为受到建筑物的限制，其变幅程度与建筑物结构有关。

（3）商品体温：表示商品冷热程度的物理量，称为商品体温。一般情况下，在一定时间内，商品体温处在动态平衡之中。若受环境温度的影响温度升高或降低，则平衡被打破，从而导致商品吸热或散热。

2．温度对中药质量的影响

温度对中药的贮存影响较大。中药对气温有一定的适应范围，在常温（15℃～20℃）下，药物成分基本稳定，利于贮藏。当温度升高时，中药水分蒸发，失去润泽，甚至干裂；氧化、水解反应加快；泛油、气味散失亦加快。动物胶类和部分树脂类中药可能会发生变软、变形、黏结、融化等现象。

温度若升高到 34℃ 以上时，含脂肪油较多的中药，如杏仁、桃仁、柏子仁等以及某些动物类中药产生油质分解外溢，形成"走油"（泛油），产生令人不快的油哈味，药物颜色加深。由于水分蒸发还会降低药物的重量。温度升高可使芳香类中药的挥发油加速挥发（如薄荷、荆芥、肉桂、丁香等），芳香气味减弱；使含糖质较多的中药（如天冬、玄参、党参等）产生软化乃至变质；使动物胶类、植物树脂类、干浸膏类、蜜丸类以及饮片蜜炙品发软粘连成块或熔融。温度在 30℃ 左右时有利于害虫、霉菌的生长繁殖，致使中药霉变、虫蛀。而温度在 0℃ 以下时，某些鲜活中药（如鲜姜、鲜石斛等）所含水分就会结冰，细胞壁及内容物受到机械损伤，引起局部细胞坏死；某些液体制剂的中成药则会变稠增大浓度，产生沉淀，甚至凝固。

还有一些因素能引起中药自身产热，影响中药质量。如植物类中药因受潮热，其组织细胞呼吸作用加强而引起发热；植物中的淀粉、胶质或糖吸湿膨胀也会产热；微生物生长繁殖及某些害虫的蛀蚀活动和它们变态时虫体脂肪的氧化、分解也能产热。当某些中药自身产生的热不能散发时，中药温度就增高。严重时会使中药色泽变焦变黑，质地枯松，引起质的变化。

3．温度对中药霉变的影响

各类霉菌有其生长适宜的温度范围，在一定的温度范围内生长速度很快，否则，生长就逐渐缓慢，或停止生长，甚至被杀灭。

一般霉菌生长最旺盛的温度范围称为该类霉菌的生长最适温度。

　　按照霉菌生长适宜温度，可将其分为三种类型，即低温型、中温型、高温型，并且根据霉菌生长的温度又可分为四个温度基点，即最低生长温度、最适生长温度、最高生长温度和致死温度（见表12-2）。

表 12-2　　　　　　　　　　　　　各类霉菌对温度适应情况

适应温度　　　　霉菌类型	最　低生长温度（℃）	最　适生长温度（℃）	最　高生长温度（℃）	致　死温度（℃）
低温型	0	5～10	20～30	40～50
中温型	5	25～37	45～50	60～70
高温型	30	50～60	70～80	90～120

　　中温型的微生物在自然界数量最多，引起中药霉变的微生物以中温型的种类为主。霉腐微生物也以中温型的为多，如霉菌的最适宜温度为20℃～30℃，在10℃以下不易生长，45℃以上则停止生长。低温可抑制微生物酶的活性，减弱微生物体内的新陈代谢，使微生物处于休眠状态。高温会使微生物的细胞蛋白质发生凝固变性，使微生物在很短的时间内死亡。

　　杀死微生物的温度界限称为致死温度。在致死温度条件下，微生物全部死亡所需的时间称为致死时间。例如黄曲霉，干热致死温度为120℃，需60分钟；湿热致死温度为80℃，需30分钟。对于大多数的霉菌来说，50℃～60℃为致死的温度。大多数霉菌在60℃～65℃经过30分钟，在70℃经过5～10分钟就会死亡。

4. 温度对中药害虫的影响

　　中药害虫属于变温动物，其本身无稳定的体温，因此它们的一切生理功能都受到环境温度的支配。害虫的生长发育、繁殖等生命活动对温度的要求有一定的范围，即有效温度，害虫在此温度范围内通常能完成其正常发育。在有效温度范围内的最适温度范围中，害虫发育、繁殖最快。在最高有效温度以上为临界温度或不活动高温范围。在此高温范围内害虫常呈休眠状态，生理功能的代谢下降，此时取食量少，生长发育速度减慢。

　　温度超出临界范围为致死高温范围，害虫在此温度下经过一定时间就会使体内的蛋白质凝固而死亡。在低温情况下，有些害虫因体液冻凝，细胞内的原生质也会停止活动而死亡。根据温度对害虫的影响，可分为以下几个温区。

　　（1）适宜温度区：通常把15℃～35℃之间的温度范围称为害虫的适宜温度区。在此温度范围内，从25℃～32℃之间是害虫最适温度范围，0℃～15℃或35℃～40℃是害虫不活动温度范围。

　　贯彻以防为主、温度在15℃以下是防虫的关键温度，春防检查和落实养护措施应趁此良好时机。错失良机，只治不防，就失去保管养护工作的科学性。

　　（2）致死高温区：一般把50℃～60℃以上的温度范围称为害虫的致死高温区。在此温度范围内，害虫受高温的刺激由强烈兴奋转入热昏迷，虫体内的酶被破坏，部分蛋白酶凝固，在较短的时间内丧失生命活动能力。烘干、沸水喷淋、蒸汽杀虫等防治方法就是利用这个原理。

（3）致死低温区：通常把-4℃以下的温度称为害虫的致死低温区。在这一温度状态下，虫体体液结冰，细胞原生质冻损而脱水致死。

这些温度区限告诉我们，虫蛀中药的发生期是在温暖季节，在寒冷和高热气候条件下害虫活动减少。但在非致死温区内并未使害虫有效地致死，当温度回到适宜的时候又迅速造成危害。这为我们如何安排防治时间和采用怎样的防治方法提供了科学的依据。

（二）湿度

1. 湿度的基本概念

空气内含有一定量的水蒸气，来自于江河、湖海和土壤等水分的不断蒸发。空气中的水蒸气含量越多就越潮湿；反之就越干燥。空气的干湿程度称空气的湿度，简称湿度。定量地表示空气湿度的方法常用的有绝对湿度、饱和湿度、相对湿度、露点等。

（1）绝对湿度：指某一时刻单位体积的空气内实际所含水蒸气的量，称为空气的绝对湿度。用密度单位"g/m^3"来表示。

（2）饱和湿度：指在一定温度下空气中水蒸气的最大含量，或饱和空气的绝对湿度，称为饱和湿度。不同温度下的饱和水汽量通过查表可知。

（3）相对湿度：指在一定温度下，空气中实际所含水汽量与同温度下的空气最大水汽量之比的百分数，称为相对湿度。即一定温度下的空气绝对湿度与同温度下饱和湿度的百分比。相对湿度只表示空气中水汽距离饱和的程度，不表示空气湿度的绝对大小。在实际工作中通常以相对湿度来判断空气的干湿程度。

（4）露点：指使空气中未饱和水汽变成饱和水汽时的温度，称为露点。某温度下的饱和水汽压随温度上升而增大，饱和水汽变为不饱和水汽。相反地，如果要将不饱和水汽变为饱和水汽，只有将温度降至一定程度。

2. 湿度对中药质量的影响

湿度对中药贮藏能直接引起潮解、溶化、糖质分解、霉变、风化、干裂等各种变化。中药的含水量与空气的湿度有密切关系。一般药物的含水量为10%～15%左右，如果贮藏条件不善，逐渐吸收空气中的水蒸气，会使含水量增加。若空气相对湿度在70%时，中药的绝对含水量不会有较大的改变。但是，当空气相对湿度在70%以上时，中药的含水量会随之增加。含糖质多的中药，如糖人参及蜜制品，会吸潮发软、发霉乃至虫蛀。盐制药物（如盐附子等）及钠盐类的矿物药（如芒硝）会潮解或溶化。

当空气相对湿度在60%以下时，空气中的水蒸气含量即显著降低，中药的含水量也会减少。含结晶水较多的矿物药，如胆矾［含水硫酸铜（$CuSO_4 \cdot 5H_2O$）］、芒硝［含水硫酸钠（$Na_2SO_4 \cdot 10H_2O$）］则易风化（失去结晶水）；叶类、花类、胶类等中药因失水而干裂发脆；蜜丸类中成药失润发硬。中药的含水量减少是因表面的蒸汽压高于空气中的蒸汽压而导致水分蒸发所造成的，温度升高蒸发强度即大，相反，蒸发即小。当然，水分的蒸发与中药包装、堆放、仓库条件也有重要关系。所以，冬天药物进库时若库内温度较高，或春天热空气进入仓库，都会造成中药表面冷凝水的产生，亦会影响中药质量。

3. 湿度对中药霉变的影响

湿度是微生物生长必不可少的条件。如果微生物细胞周围湿度低或空气干燥时，细胞的水分便通过细胞膜蒸发，或借渗透作用渗出细胞之外，就能使其生活机能降低或受到阻碍，甚至产生原生质分离而死亡。

霉菌生长时不仅需在中药中含有适量的水分，而且空气中的相对湿度对霉菌的生长也有影响。相对湿度在75％以下时，各种霉菌生长困难，无法繁殖。

根据微生物对湿度要求的不同，霉菌可分为下列三种类型（表12-3）

表 12-3　　　　　　　　　　　　霉菌对空气湿度的适应性

霉 菌 类 型	生长发育要求最低相对湿度
高湿性（湿生型）微生物	90％以上
中湿性（中生型）微生物	80％～90％
低湿性（干生型）微生物	80％以下

引起中药霉变的微生物中青霉菌、毛霉菌、酵母菌多属于湿生型；黄曲霉菌、黑曲霉菌等多属于中生型；灰绿霉菌及白曲霉菌则属干生型。

4. 湿度对中药害虫的影响

包括药物中所含的水分和空气的相对湿度两方面。中药的各种害虫对水分要求各不一致，如谷象、米象在中药含水量15％～20％时繁殖最快，若低于10％或高于40％则不能生存。麦蛾需含水量在9％～10％，若低于8％即终止生长。粉螨在含水量13％～15％时则会加速发育，如低于12％或高于17％则死亡。

根据害虫在不同湿度下的生理活动，可把湿度对害虫的影响分为：

（1）最适宜湿度范围：害虫的繁殖能力最强，产生一代的时间最短，对中药商品危害最严重的相对湿度范围在80％～90％之间（温度18℃～27℃）。

（2）适宜湿度范围：害虫繁殖能力下降，生育缓慢的相对湿度范围在75％～90％之间（温度27℃～35℃）。

（3）不适宜湿度范围：若相对湿度在30％～40％之间，害虫从空间得到的水汽极少，水分不足，常导致生理失调或死亡。相对湿度高于90％也不适宜霉菌繁殖。

从以上的不同湿度范围可以看出，中药的含水量、药库内的湿度和温度降低，并控制在一定标准范围内，即能防止或减少害虫的危害。

（三）空气

空气中除水蒸气外，干空气的组成主要是氮（78％）、氧（21％）、氩（0.93％）、二氧化碳（0.03％）和其他气体（氖、臭氧）等混合物。

在贮藏过程中，空气中的氧和臭氧对中药的质变起着关键作用。臭氧作为一个强氧化剂，在空气中的含量甚微，空气中约为 $2.5mg/100m^3$，却可以加速中药中有机物质，特别是脂肪油的变质和维生素类的氧化。挥发油受到氧的作用易引起树脂化；脂肪油特别是干性油中的不饱和物容易氧化而结成块状。含有不饱和成分的油脂在一般接触空气的环境中能缓慢发生氧化酸败的现象，但若受热或日晒则迅速变质。

在中药颜色的改变方面，氧也起着很重要的作用，使中药的色泽由浅变深。例如：蓼科的大黄、毛茛科的白芍、百合科的黄精等颜色的改变就与空气中氧的作用有密切的关系。含鞣质的某些皮类中药与空气接触后，内皮层表面极易氧化变棕红色或色更深，这种变色是氧化变色的结果。因此，凡能因之变质的中药应密闭贮藏，即能防止中药的色泽变化。

根据微生物对氧气需求不同，可以把微生物分为好氧性微生物、厌氧性微生物和兼性厌氧微生物三种类型。好氧性微生物又名好气性微生物，要求空气中有氧，它只能在分子态氧存在时才能生长，多数霉菌属这一类型，某些酵母菌也属好氧性。根据微生物的这些特性，可以采取气调降氧防霉。

由于霉菌和某些酵母菌多属好氧性微生物，它们在生长繁殖过程中除湿度外，空气中的氧也是其必不可少的条件，没有氧就不能进行繁殖，更不能形成孢子。因此，利用二氧化碳（CO_2）气体可杀霉菌。实验证明，人工将 CO_2 的浓度加大到 $40\%\sim50\%$ 可杀死霉菌 $50\%\sim70\%$；CO_2 含量达 $80\%\sim90\%$ 时，就可将霉菌全部杀死。

中药害虫同所有的生命体一样，其生长发育过程以及繁殖后代都离不开氧。气调就是通过采取充氮降氧、真空降氧、充 CO_2 降氧或自然降氧等方法对中药进行防虫杀虫养护。如将中药包装中的氧浓度降到 $1\%\sim2\%$，在一定时间内大多数害虫就会因缺氧而窒息死亡。

此外，高浓度的 CO_2 和 N_2 等惰性气体对中药害虫也有一定的麻醉和毒杀作用。而且随着浓度或温度的升高和时间的延长，作用会更加剧，窒息会加快。

以上说明，空气成分与害虫有着直接的关系，改变空气成分的组成比例是防治仓虫的有效途径之一。另外，气调养护无残毒、无公害，是一项科学而经济的养护技术。

（四）日光

日光来源于太阳各种不同波长的照射。波长用纳米（nm）来表示，太阳光谱可分为若干区域。短于 400nm 波长的区域是肉眼看不到的，称为紫外光区；长于 760nm 的光谱区称为红外光区；可见光区域波长在 400～760nm 之间。

日光的照射由于其红外线的辐射作用，必然会引起温度的升高。加上紫外线的作用，日光可使药物变色、气味散失、挥发、风化及泛油等。长时间日光照射会促使中药成分发生氧化、分解、聚合等光化反应，如油脂的酸败、苷类及维生素的分解、色素破坏等，从而引起中药变质。

光线中的紫外线有较强的杀菌作用，中药可以利用日光曝晒来杀灭微生物和害虫。根据这个原理，现有使用紫外线灯装置来防霉杀菌的，但因穿透力小，只能杀灭药物表面的微生物或用于空气灭菌。

（五）风

空气在水平方向上的不平运动称为风。风包括风向和风速两个特征。风向表示空气流动的方向，即风吹来的方向。通常将风向分为东、南、西、北等 16 个方位来表示。风速指单位时间内空气在水平方向上流动的距离（速度）。风速大，风的自然力量就大。风速以米/秒、公里/小时或哩/小时为单位。一般风速的大小用风力表示。按国际通用的蒲田风力等级表，风力可分为 0～12 级。强台风和龙卷风的风力都可能超过 12 级，因少见，故不规定具体级数。

风对空气温、湿度的变化有密切的关系。了解风的知识对于调节库内温、湿度，正确选择通风时间和方法，保证中药安全贮存，有着重要的意义。

利用自然通风调节库内温、湿度是一种比较经济、简便而具一定成效的方法，且可以交换新鲜空气。但是通风必须掌握一定的规律，也就是根据各地区、地形及气候的不同，掌握温、湿度的日变化和年变化规律。如果通风不当，反而会使中药受潮。

一般情况下，凡天气晴朗，风向为东北风、西北风、北风时可以通风。阴雨天、雨后天晴地面潮湿、大雾及沿海地区吹南风、东南风时则不宜通风；长江中下游地区的梅雨季节不宜通风。

通风应选择较适宜的时刻，相对来说，昼夜温度变化规律一般是最高时为下午 2～4 时，最低时为日出前（3～5 时），而相对湿度通常在下午 2～4 时较低，夜间 3～5 时较高。通风时间春秋季可选择在上午 8～11 时，夏季在 7～10 时较适宜。中午过后一般不宜通风，因库外温度较高，进入库内遇冷空气有时会结露。最合理的方法是测定库内外的温、湿度后进行计算对比，再确定是否可以通风。

三、中药变质的生物因素

（一）微生物

微生物是中药商品质量变化过程的主要外在因素之一，其中霉菌类是造成中药发霉变质的主要微生物。

人类已发现的微生物在 10 万种以上。它们形体小，可随空气的漂流而无所不在、无孔不入，有的形态相似，色泽各异，在复杂的环境中有很强的适应性，容易发生遗传变异。

霉菌是微生物中的一大类群，是通过孢子繁殖的，空气中飘散着大量的霉菌孢子，散落在中药商品上，在适宜条件下即萌发。霉菌在生长发育过程中分泌酵素（酶），利用商品中的碳源、氮源和水分，霉菌细胞吸收商品中的成分，经同化作用转化成自身组织物质并贮存能量，造成对中药成分的分解和破坏。其异化作用使商品增加水分，发热变质。

（二）害虫

害虫主要是指危害药材的仓虫。据初步调查，全国约有 200 多种常见的药材仓虫，大多数来源于昆虫纲鞘翅目和鳞翅目。

中药来源广泛，受采收、运输、贮藏、包装材料等多种传播途径的影响，加之害虫生物学特性的多样化，容易构成对药物不同程度的污染和危害。因此，因保管不善而造成虫蛀的品种约占现行经营品种（600～700 种）的 40%。

（三）老鼠

老鼠是啮齿目动物，种类很多。老鼠性机警而狡猾，听觉、嗅觉和触觉灵敏，且多在夜间活动。食杂性，记忆力强，繁殖能力强。老鼠门齿发达，各种药物、包装及其可供啃磨的物质深受其害。易造成药物窃食、排泄物污染、带菌而传播疾病、包装材料破损等，是药物贮存的大敌。

四、人为因素

人为因素是指仓贮、保管、养护管理工作对商品质量的影响。主要表现在：

1. 管理制度是否健全

如仓贮管理中贮存保管的工作要求；药品分类贮存的有关规定；堆垛要求、色标管理等。药品养护管理中的工作原则，对人员的要求，管理工作内容的要求，发现问题的处理，养护记录，档案管理等。中药材、饮片养护管理中对养护品种方法的规定，养护场所、设施、用具的要求及操作方法等。

2. 工作人员的业务素质

贮存保管养护工作要求药学技术人员应掌握商品的自然属性及养护知识、方法和技术，实行科学的管理，才能保证商品的贮存质量。

3. 工作人员的责任心

工作人员对工作、对事业极端负责是药学道德规范的基本内容之一。任何不负责任、马虎敷衍、粗枝大叶的行为都可能直接或间接造成商品质量的变化。

第十三章

中药的贮存保管与养护技术

中药贮存保管是中药产品离开生产过程处于流通使用领域所形成的一种时空停留，是药品生产、经营和使用企业对仓贮待销产品的一种管理方式。必须根据中药的品种、存量、季节及设备条件等，因地制宜地采用各种科学的保管方法，坚持"以防为主，防治结合"的原则，切实保证中药质量不受影响。

中药大都含有淀粉、糖类、蛋白质、脂肪油、纤维素、鞣质等成分，如果贮藏不当，易发生霉烂、虫蛀、走油及变色等变质现象。其中尤以霉烂和虫蛀对药材的危害性最大，不仅在经济上会造成损失，更严重的是使中药疗效降低，甚至完全丧失药用价值。因此，对中药进行科学地保管和养护，是保证病人用药安全有效以及减少药物损失、提高经济效益的非常重要的工作。

第一节 中药仓库的建筑要求与职能分类

中药仓库是贮存中药商品的场所，是中药商品流通得以顺利进行的基本建筑设施。熟悉中药仓库的建筑要求和职能分类是开展仓库各项管理工作的基础。修建坚固、适用、科学、经济的中药仓库是保证中药商品安全贮存的基本要求。

一、中药仓库的建筑要求

（一）中药仓库的性能要求

1. 地板和墙壁应能隔热、防潮，以保持库内干燥，并减少库外温度对库内温度的影响。
2. 通风性能要好，既可促使中药商品自身产生的热量散发，又是调节温、湿度的重要条件。
3. 密闭性能要好，避免潮湿空气流通而影响库内相对湿度，同时对防治虫害也有重要作用。
4. 建筑材料应能阻抗害虫、老鼠及蚊蝇的入侵。
5. 能避免阳光的直接照射。

（二）中药仓库建筑的技术要求

1．长、宽、高度

库房的宽度通常以 15m 左右较好，宽度与长度之比可为 1∶2.5 或 1∶3，高度一般 5m 即可。

2．地面

要求平坦、坚固，具有一定的荷重能力。常见的有水泥地面、水磨石地面、木质地面、泥土地面。一般以水磨石地面较好，水泥地面次之。

3．墙壁厚度

普通库房约为 35cm，保温库房约为 50cm。按需要可修筑防火墙，其耐火极限不得少于 1.5 小时。

4．房顶

要求传热性低，经济耐用，并能防水、防火。

5．门窗

库门通常宽 2～3m，高 2～2.5m。窗户应设在高于地面 2～2.5m 的纵墙上，以利于采光和方便堆放。

6．照明与通风

照明用电灯，采用铅色线，开关可设在门外。库内通风，除门窗外，可在墙壁顶层开设通风口，或在库房内安装空气调节设备。

二、中药仓库的职能分类

（一）按建筑结构、形式分类

1．平面库

即一层库房。特点是便于搬运商品，利用率高，造价低，但较易受地面温、湿度的影响。

2．多层库

占地面积小，可以充分利用空间，提高贮存面积，费用下降，隔湿性能好。但受层高影响，劳动强度增大，搬运速度受影响。

3．立体库

指立体自动化仓库，即以计算机进行管理和以货架为主体的立体仓库的统称。

立体自动化仓库能迅速制作出仓存目录、日报表、月报表等。优点是：①提高工作效率，出入库迅速、准确。②药品贮存合理化，有利于周转，降低贮存费用。③节约占地面积，提高库容利用率，改善药品养护环境。④设有自动防火、灭火设备，自动空调设备，减少商品损耗。⑤便于机械化操作，减轻劳动强度。

4．地下库

具有隐蔽、安全的特点，一般用于贮存战略需要和忌高温的中药商品，但要采取防潮、通风、控温等措施。

5. 货棚

又称半露天库。有些无墙，结构简单，造价低，但隔热防潮性差，使用寿命短，一般用于短期存放笨重或轻泡的中药。

6. 货场

又称露天仓库。费用低，容量大，易受自然条件的影响，用于临时存放收购的大宗药材。但对气候变化应有应急措施。

（二）按商品流通职能分类

1. 采购仓库

多设在中药经营、生产比较集中的地点或设在转运集散地，规模比较大，集中贮存从生产部门收购的中药，整批或分批发出。

2. 批发仓库

把调进或收购入库的中药按调拨计划成批调出，这类仓库根据供货计划，一般进行药品调配、分类和改装。

3. 零售仓库

一般设在企业或零售药店附近，主要为零售企业短期贮备，供应门市药品销售。

4. 加工仓库

将收购来的药材进行加工、整理和打包发运。属于加工性质，具有加工和贮存双重任务，既方便加工，又方便贮存和发运。中药饮片加工厂仓库对中药原料和成品饮片及中成药厂对原料和成品的周转贮存也属于此种性质。

5. 贮备仓库

是指贮存因战备、疫情、灾情、急救等所需药品的仓库，是国家为解决在特殊情况下的急需而设置的，一般储备品种较少，但数量大。

6. 中转仓库

又称转运仓库。一般设在交通运输方便的地点，为运输时的中转分运、转换运输工具、暂时存放而设置。

（三）按商品性质分类

1. 普通中药库

是贮存一般中药商品的仓库，在收购、批发、零售、加工、调拨等环节都可以设置，如中药材仓库、中药饮片仓库等。

2. 特殊中药库

（1）细贵中药库：贮存来源不易、经济价值高的中药材，如珍珠、牛黄、麝香、冬虫夏草、玛瑙、猴枣、马宝等。

（2）毒剧、麻醉药材库：单独贮存国家限制使用的毒剧、麻醉药材的仓库。按国家有关规定严格管理，设施安全。

（3）危险品仓库：在小型中药仓库内分设专门贮存易燃、易爆等危险性药品的特殊仓库，与普通仓库隔离。如火硝、硫黄及杀虫的化学熏蒸剂等。

3. 中成药仓库

专门贮存各种中成药，按处方药与非处方药及各种不同剂型等方法分类贮存。根据商品性质，控制好贮存环境和条件，做好保管、养护工作，保证商品的安全。

第二节　中药的分类贮存与仓贮检查

一、中药的分类贮存

中药分类贮存就是把入库的中药商品根据管理要求按不同的性质特点分类存放，这是中药仓库做好养护工作的基础，也是仓贮管理的一项有效措施。

（一）分类贮存的目的

中药仓库的库房结构各不相同，有新型的库房，也有简陋的棚房、民房等。即使是多层楼房仓库，各层条件也不一致。一般来说，底层通风不畅、潮湿，但是比较阴凉；顶楼通风、干燥，但是温度较高；中层楼贮存条件最好，既干燥又凉爽。在同一库房内，各个仓位的温、湿度、光照程度、通风条件等也不相同。相对来说，靠东南方向的仓位中药容易受潮；靠西北方向的仓位中药容易干燥。偏西的仓位光照时间长，温度较高。靠近走道、门窗旁的仓位中药容易受潮。仓库结构和仓位条件的不同，给保管养护工作提出了不同要求。分类贮存就是根据不同药物的特性来适应这种不同仓（货）位条件的要求，目的是保证药品质量稳定。

（二）分类贮存方法

分类贮存主要是把性质相似、易发生相同变化的中药品种归为一类，选择合适的贮存环境，采取针对性较强的保管措施，达到保护药品质量的目的。鉴于此，通常将中药分为动物类、植物类、矿物类和中成药类，如植物类又按药用部位分为根及根茎类、茎类、皮类、叶类、花类、全草类、果实和种子类、树脂类等，每一类各有其特点。将药物分类存放，便于库房安排和出入库收发管理，同时可根据每类药物的特点采取不同的管理措施。如矿物类药物，体积小、重量大、占地少，但空间不好利用，该类药不生霉、不虫蛀，较易存放，可放在低矮洁净的库房。而动物类药物带有皮肉者易生虫、易霉烂，应保持阴凉通风。有些易被虫蛀的中药与大蒜、花椒等对抗同贮可以起到一定的防治效果。

分类存放还包括将毒性中药、易燃中药、细贵中药及盐类中药等单独分库存放，这对用药安全、防火、防盗及保证中药质量都很重要。现将各种中药的分类贮存方法具体分述如下：

1. 植物类药物

（1）重点养护品种：最易发生虫蛀、霉变、泛油、变色的品种应重点养护。这类中药的品种很多，如山药、党参、当归、黄芪、甘草、杏仁、佛手片、柏子仁等。贮存这些中药应选择建筑结构好、干燥、凉爽、四周整洁，温、湿度管理严格，具有药剂熏蒸条件和设备的仓库（库房），且能做到及时检查质量，以便有效地控制虫霉现象的发生。

（2）花类品种：花类中药都具有各种不同的色泽和芳香气味，如果保管不善，容易发生褪色和气味散失，严重的还会发霉生虫。贮存花类中药的关键是要防止受潮，必须严格控制湿度。对有些色泽特别艳丽、气味浓郁而且又容易变色的花类（如玫瑰花、腊梅花等），还应以吸湿干燥剂进行吸湿（如生石灰、氯化钙等），或采取小件降氧、充氮等方法进行养护保管，以确保花类药物的花型和香味。

（3）全草类及药用部位为地上部分的中药品种：全草类和药用部位为地上部分的中药品种很多，由于体质轻泡，贮存时占用面积很大。有的品种若自身干燥甚至可以露天堆码。但是全草类具有怕潮湿怕风吹的特点，因此必须采取盖严隔潮等措施，避免风吹、雨淋和日晒。

（4）无机盐及盐腌制类品种：该类药物具有潮解、溶化或吸湿的特点，易造成贮存处所潮湿不干，影响其他药物的正常贮藏。故贮存这类药物应选择阴凉的仓库（库房），尽量防止潮湿空气的侵入。集中贮存这类品种应采取防潮隔湿措施，控制潮解，也不能过分干燥和通风，湿度不能过低，否则易失水风化。

（5）鲜活品种：鲜活药物要有特殊的贮存条件，如需要保持水分，要有通风、凉爽、日照的环境，夏季要防热，冬季要防冻。必要时还必须进行栽植养护，需有专人管理，以保持它的鲜活状态。如鲜石斛、鲜地黄等。

2. 动物类药物

动物类药物主要有皮、肉、骨、甲和蛇虫躯体，极易生虫和泛油，并具有腥臭气味，保管养护比一般药物困难。可采取小库房专门贮存，贮存条件要与密封库相似，四周无鼠洞，壁角无虫迹，必须有通风设备，用以调节库内空气。为防治虫害进行药剂熏蒸时，应比一般药库多熏蒸1～2次。这类药物的品种虽多，但有的品种数量较少，可采用货架分层存放，既可避免压迭，方便进出，又可提高仓位使用效率。

3. 矿物、贝壳类药物

这类药物一般不易受外界影响，均可贮存在条件相对较差的仓库（库房）。

4. 特殊类型药物

（1）细（稀）贵品种：如人参、西洋参、牛黄、麝香、熊胆、西红花、冬虫夏草等。这类药物经济价值高，必须严格管理。保管这些药物应有安全可靠的设备，做到万无一失。因为其中有的品种极易被虫蛀或发生霉变，所以更要加强养护。

（2）易燃品种：该类药物有遇火极易燃烧或易自燃的特点，如硫黄、火硝、樟脑、干漆、海金沙等，必须按照消防管理要求贮存在安全地点，建筑物四周开阔，彼此间隔50m以上，并具有安全和消防设施。

（3）毒性药物：指毒性剧烈，治疗剂量与中毒剂量相近，使用不当会致人中毒或死亡的药物。根据中国药典 2000 年版收载的毒性中药品种（见第五章第三节），对于这些毒剧药的贮存和管理应根据国家关于毒品管理条例，设专人负责，严格执行管理制度，防止发生意外事件。对此，应特别注意以下几点：①毒性中药必须由熟悉中医药的具备资格的药学技术人员负责管理。②建立健全验收、保管、领发、核对等制度，严防收假、发错，严禁与其他中药混杂。做到划定仓间或仓位，专柜加锁并由专人保管。③毒性中药的包装容器上必须印有毒药标志，标示量要准确无误。称量用具专用，用后妥善处理，勿作他用。④毒性中药的养护应根据其品种来源、理化性质、变质情况及库存量来决定。

5. 中成药

中成药一般按照剂型的性质特点，结合养护的要求来分类贮存。

（1）液体及半固体制剂：如酒剂、露剂、糖浆剂、浸膏剂、膏药等，均对光和热敏感，应该贮存在阴凉干燥处。同时这些成药大多是液体，包装体积大，分量重，宜贮存在底层库房及进出操作方便的仓位。

（2）一般固体中成药：如散剂、曲剂及一些丸剂（含脂肪、挥发油等品种以及水丸）、片剂（压制片）等，是较难保管的品种，容易发生受潮散气、发霉、虫蛀和泛油等变质现象，都应贮存在密封库内，并采取吸潮措施，经常保持干燥，控制各种变异现象的产生。

（3）特殊固体中成药和针剂：如一些丸剂、片剂、颗粒剂、针剂等对湿热敏感的中成药可贮存在干燥的库房。

（4）胶黏剂中成药：胶黏剂的贮存要求比较特殊，因其既对湿热敏感，而过分干燥又会产生碎裂，故宜用小室密封，控制适宜的温、湿度。

二、中药仓贮检查

库存药品质量检查是整个仓库质量、安全检查的一部分，也是中药仓库保管中的一项重要工作。通过检查可以及时了解各类中药的质量变化情况，有利于采取防护措施，确保药品质量完好。库存中药检查的时间和方法应根据库存中药的性质、特点，结合季节气候、贮存环境等多方面的情况来确定。

（一）中药入库前的检查

入库前要检查中药商品数量、含水量、有效期、变质情况等。如发现含水量超过安全范围或出现发霉、生虫等迹象，须经适当处理后方可入库。这是保证中药仓贮不变质的前提条件。

（二）中药入库后的检查

中药入库后要定期检查，并根据气候情况和特殊品种进行不定期检查，发现问题及时处理，以减少损失和防止蔓延。检查的时间类型可分为：

1. 经常性检查

由保管员在日常工作时间对库存中药依次检查，一般要求在 1 个月内对所保管的所有中药检查 1 次。

2. 不定期性检查

一种是配合上级领导部门所组织的临时性检查；另一种是在台风、暴雨、雨汛期等突然性气候变化的前后，临时检查仓库房屋有无漏水或其他不安全因素，以及露天货垛是否毡盖严密，药品有无损失等情况，应做到边检查边研究解决问题。

3. 定期性检查

一种是由仓库主管人员定期对仓库中药商品进行全面性检查，了解库存药品结构情况，掌握重点养护药品的品种、质量和数量，做到心中有数。另一种是养护专业人员检查，重点是检查在库中药的质量。每年 5 月至 9 月是中药仓库防虫、防霉保质的重要时期，因为在这一时期温度高、湿度大，害虫繁殖传播快，库存商品极易发生各类变异。所以在此期间要组织有经验的养护人员，定期对库存商品进行全面检查，以便及时发现变化情况，采取防治措施。

（三）保管期间的库房检查

对库房的门、窗、通风设备、电器设备等要经常检查，特别是雨季，一旦发现问题，应及时解决。

检查时间基本按中药性质而定。重点中药每星期检查 1 次；一般中药每半个月检查 1 次；每月全面性检查 1 次。对每次中药的检查情况必须做好记录。检查人员要随时与验收员取得联系，了解中药入库时的检验情况，提供线索，以便库存中药检查工作的开展。

三、中药仓贮的色标管理

中药仓贮的色标管理是中药生产、经营企业必须贯彻执行的一种管理措施。它是库房质量管理的重要内容及目前的一种先进管理方法，也是作为仓贮工作检查的重点和衡量保证库房管理工作好坏的标志之一。因此，仓贮中药应严格执行国家规定的色标管理，不同色标的药品应明显隔离，不得混合存放。色标表示的意义如下：

1. 合格品

只有符合质量标准的药品才能销售和使用，标以绿色标记。

2. 不合格品

不符合质量标准的药品不能销售和使用，标以红色标记。

3. 待验品

尚未进行质量检验或退货待验的药品，标以黄色标记。

4. 销毁品

标以蓝色标记。不合格或过期失效的药品及不能再返工使用者，均应作销毁处理，销毁时应按有关规定做好销毁记录。

第三节　中药养护技术

中药养护是运用现代科学方法研究中药保管与养护以及影响中药贮藏质量因素的一门综

合性应用技术，是在继承中医药学遗产和劳动人民长期积累的贮藏中药经验的基础上，运用现代自然科学的知识和方法，研究中药材、中药饮片及中成药贮藏的理论和实践。

现代中药养护以预防质量变化为主，近年还进行了防止毒物污染中药的研究，以符合21世纪生产无残毒、无公害绿色中药的要求。

一、干燥养护

干燥可以除去中药中过多的水分，同时可杀死霉菌、害虫及虫卵，起到防治虫霉、久贮不变质的效果。常用的干燥方法有晒、晾、烘烤、应用吸湿剂等。对于颗粒较小的中药粉末状药物，还可用微波干燥法或远红外加热干燥法。

（一）摊晾法

摊晾法也称晾干法，即将中药置于弱光或阴凉处，使其借温热空气的流动，散去所含水分而干燥，适用于芳香性叶类、花类、果皮类等中药。因为这些药物若用曝晒法会使挥发油散失，或引起质地脆裂、走油、变色等。例如，陈皮水分多时易霉烂；水分少则易干脆而损耗增加；如置于烈日下曝晒则干枯变色，因此只能用拆包摊晾的方法。又如枣仁、知母、柏子仁、苦杏仁、火麻仁等药物不宜曝晒，可放于日光不太强的处所或通风阴凉处加以摊晾，以免走油后质量降低。

（二）高温烘干法

对含水量过高的中药，可以通过加热增温以减少水分，所用方法主要有直火烘干、烘箱（烘房）烘干与电热干燥烘干三种。这些加热的方法适合大多数药物的干燥，由于干燥效率较高、省劳力，并且不受气候变化的限制，特别是后者。目前各中药仓库均有相应的干燥设备。此外，加热干燥还能收到杀虫、防霉的效果，温度可以控制，不致影响药物质量。

采用烘干干燥的品种有大黄、山药、川芎、千年健、延胡索、天冬、天花粉、白术、白芍、白芷、巴戟天、冬虫夏草、防风、当归、贝母、羌活、金果榄、沙参、独活、菖蒲、前胡、常山、苍术、锁阳、泽泻、紫丹参等。烘干中药时必须掌握烘干的温度、时间及操作方法，一定要根据中药的性质及加工的要求，分别对待，以免影响质量。例如，介虫类中药可用武火，而花类及果皮类宜用文火。大黄一般约需烘5小时，翻动时应戴手套，避免手汗沾染后使中药颜色变黑；而冬瓜子、桔梗等可烘3～4小时，火力要弱些，否则会变成黄色。

（三）生石灰干燥法

凡容易变色、价值贵重、质量娇嫩、容易走油、溢糖而生霉、虫蛀、回潮后不宜曝晒的中药品种，如人参、枸杞子、鹿茸等，可采用石灰箱、石灰缸或石灰吸潮袋的干燥法。例如，白糖参一般经晒后内含的白糖即溶融外溢，有损质量；怀牛膝曝晒易脆断变色，因此采用石灰箱吸潮较为适合。所放生石灰约占灰缸容量高度的1/5～1/6，且吸潮后应及时更换。1kg 生石灰约能吸水 0.25kg。

（四）木炭干燥法

先将木炭烘干，然后用皮纸包好，夹置于易潮易霉的中药内，可以吸收中药的水分而防霉防虫。使用木炭吸潮有以下的优点：

1. 木炭是一种惰性物质，不会与任何中药发生反应，又无臭气，不致窜味；同时吸潮能力不强烈，吸湿速度较缓，不会使中药干脆。特别对一些贵重细料中药（如参类），不致失去过多水分而改变原有的特色或是增加额外的损耗。

2. 木炭用皮纸捆扎后由于质地坚固，可以按需要放于中药的上面或下面，亦可夹在药物中间，使用方便，吸收湿气，防止中药包装的内潮发热现象。

3. 木炭价格较低，各地区均可购买，吸湿饱和后加以烘干或曝晒，仍可继续重复使用，简便而经济。一般可1个月烘干1次，霉季或雨季须根据具体情况酌情增加烘晒次数。

此法不仅在保管中可以使用，还可以在运输中采用，特别在收购时，如药物不够干燥，为防止运输途中发霉，利用木炭吸湿很有效。例如，款冬花、红花等在每40kg的包装内夹放木炭1.5～2kg即可。

（五）翻垛和机械通风法

翻垛就是将垛底中药翻到垛面，或堆成通风垛，使热气及水分散发。一般在梅雨季节或发现药物含水量较高时采用，并可利用排风扇、鼓风机等机械装置加速通风。

（六）密封吸湿法

密封的目的是利用严密的库房及缸、瓶、塑料袋或其他包装材料将中药密封，使中药与外界空气隔离，尽量减少湿气侵入中药的机会，保持中药原有的水分，以防霉变和虫蛀。在密封前中药不应超过安全水分，且无变质现象存在，否则会促进霉烂的发生。密封的形式可根据中药的性质和数量，采用密封库、密封垛、密封货架或密封包装等方式，对于贵重中药若能采用无菌真空密封最好。在密封前或密封后，当库内湿度较高，或因密闭程度不好，外界湿气不断侵入时，则可加入吸湿剂如生石灰、氯化钙、硅胶等以吸湿。密封和吸湿结合应用更能增强干燥防虫霉的效果。传统的密封类型有：

1. 密封货柜（货橱）

对于数量不大、比较贵重、收发频繁的零星中药，可以贮存在密封货柜中。此柜制作需严密，其缝隙传统上用牛皮纸或防潮纸与水玻璃加以裱糊，柜内可放置生石灰包、硅胶等吸湿剂。

2. 密封坛缸

传统常用小口坛或大口坛，将适量的吸湿剂（常用生石灰）放入坛底，其上放好木架，木架和吸湿剂间应留有适当的距离，以便空气流通。木盖除双面裱糊外，用粗布或棉花或橡皮加以衬垫，以防外界湿气透入。这种容器存放药物既能吸湿，又能防潮，使含水量较高又不宜采用其他方法干燥的药物得到干燥。

3. 密封木箱

选用对缝紧密的木箱，待木质充分干燥后，缝隙用油石灰刮平，外层加以油漆，以防漏气。

4. 密封铁桶

利用箱盖衬垫橡皮边的各种圆形铁桶，或长形铁盒盛放中药，启闭方便，存放量较大。

二、冷藏养护

采用低温（0℃～10℃）贮存方法，可以有效地防止不宜烘、晾中药的生虫、发霉、变色等变质现象发生。有些贵重中药多采用冷藏法。

梅雨季节来临时，可将中药贮藏于冷藏库中，温度以 10℃以下、0℃以上为宜，不仅能防霉、防虫，而且毫不影响中药品质，使中药安全度夏。由于此法需要一定的设备，费用较高，故主要用于贵重中药、特别容易霉蛀的药物以及无其他较好保管方法的中药。例如，人参、菊花、山药、陈皮、银耳、哈士蟆油等常用此法。

冷藏最好在霉季前进行，并且过了霉季才可出库。如在霉季中由冷藏库取出，亦应从速出售，不宜久藏；同时温度不能低至 0℃以下，以免药物因受冻降低质量。进入冷库的中药其含水量必须是在安全标准范围内，用防潮的盛器密封包装后入库。

三、埋藏养护

（一）石灰埋藏法

适于肉性和部分昆虫类中药，如刺猬皮、熊掌、蜣螂虫等，因其在夏季稍遇湿气后容易走油变味、腐烂败坏。方法是先用双层纸将药物包好，注明名称、规格、数量、产地或厂家等，然后置入大小适宜的缸或木箱，加入生石灰，以生石灰恰好埋没所贮中药为度。如数量较少，可将几种中药同贮。

（二）沙子埋藏法

适于少数完整中药如党参、怀牛膝、板蓝根、白芷、山药等，目的是为了隔绝外界湿气侵入，防止生虫发霉。容器用缸或木箱，沙子应洁净，充分干燥后使用。容器底部先用沙子铺平，再将中药分层平放，每层均撒盖沙子，厚度约 4～7cm，但容器上下和四周沙子应稍厚些，7～13cm 即可。贮藏容器应置于干燥通风处，如能垫高最好。

（三）糠壳埋藏法

利用谷糠的隔湿性能，将中药埋入糠中，使外界湿气不易侵入，保持药物干燥，亦可避免虫蛀霉变。如阿胶、鹿角胶、龟板胶等，用油纸包好后，埋入谷糠内可防止软化或脆裂；党参、白芷等埋入谷糠中不致霉坏。

（四）地下室贮藏法

地下室贮藏中药由于气温较低，不直接受到阳光照射，气候较干燥时，对于那些怕光、怕热、怕风、怕潮、怕冻的药物有着一定的养护作用。因为地下室具有冬暖夏凉的特点，气温比较恒定，故在地下室贮藏中药时，尽管有时购进的中药饮片可能因湿度太大或劣质易引起霉变，但及时摊开稍晾则不会造成霉变或变质。

另外，对于那些怕光、怕热、怕冻的一些含挥发油成分的中药，如薄荷、细辛、荆芥、当归、川芎、木香等，可避免阳光照射而变色、"走油"等现象发生。

四、化学药剂养护

在中药养护中，若要抑制霉、虫的生长繁殖，最好是创造一个不适于它们生长的环境，但有时在药房少量保管时不易办到，因此可以采用药物防治的办法。药物防虫（霉）就是利用化学药物来抑制霉、虫的生长和繁殖，所用化学药剂通常分为防霉剂和杀虫剂。

目前应用的各种防霉剂和杀虫剂品种较多，但是适用于中药的防霉杀虫剂很少。因为大多数中药是供人内服的药物，所应用的防霉杀虫剂必须是对人体无害的，而且必须是毒性小、效力高、价格低廉、防霉效果持久的药剂，这样才能普遍应用于大量的中药。直接或间接用于中药的杀虫防霉剂主要有四氯化碳、二硫化碳、有机氯、硫黄、磷化铝（AlP）、环氧乙烷、水杨酸、安息香酸及其钠盐、尼泊金、福尔马林等，不过以选择毒性小的为宜。使用时通常以水或水醇混合液为溶剂，配成适当浓度的溶液，用喷雾器喷洒在中药表面及霉、虫着生蛀蚀之处，或用于环境的灭菌杀虫。喷洒药液的方法易使药液渗入药物的内部而造成残留。为了避免有毒化学药剂的残留，经常选用不易残留的化学熏蒸方法来灭菌杀虫。下面介绍两种常用的熏蒸方法：

（一）硫黄熏蒸法

1. 性能

硫黄呈黄色或黄绿色不规则块状，表面不平坦，具光泽，有多数小孔。体轻，质脆。燃烧后产生蓝色火焰，并释放二氧化硫毒气，能毒死各种中药霉菌与害虫，是中药传统常用的杀虫药剂。

2. 施用方法

硫黄燃烧杀虫通常使用小室（熏房）密封或熏蒸箱形式。每立方米用硫黄 $100\sim150g$，硫黄燃烧后密闭 $3\sim4$ 天，然后通风排毒 2 天后，工作人员可戴口罩进入室内操作。少量零星中药可用熏箱熏蒸。

3. 注意事项

二氧化硫遇水产生亚硫酸，易使中药褪色，同时经硫黄熏蒸过的中药有时会使味道变酸，带硫黄气，并发脆和破碎。因此，对易变色、变味和质地脆嫩的花类和虫类药物均不宜使用。二氧化硫对人体有毒性，熏蒸后应排风，进入熏房应戴面具或用肥皂水浸泡的多层纱布口罩。其熏蒸效果还与药物的干燥程度、熏蒸时的密封程度及温、湿度有关。

(二)磷化铝熏蒸法

1. 性能

磷化铝是近年来应用较广的一种新型高效熏蒸剂,有粉剂和片剂两种,中药仓库常用的是片剂,呈灰绿色片状,每片 3g。磷化铝在空气中缓慢吸湿后分解,释放剧毒气体磷化氢而杀虫。有较强的扩散性和渗透性,不易被中药和物体吸附,故散气快。又具有电石或大蒜气味,有"警戒性"。磷化铝熏蒸时不仅对各种中药害虫具有强烈的杀虫效能,而且还具有抑制和杀灭药材中的微生物以及抑制药材呼吸的作用,是当前主要的化学防治药剂。

2. 施用方法

可采用塑料帐密封货垛,或全仓密封熏蒸。应根据货垛体积采用在垛旁和走道地面上设多点投药,每个施放点用药量不得超过 90g,药片可采用铁盘、搪瓷盘等盛装,把药片摊开,帐幕熏蒸可将药片盘放在货垛边。每立方米用药 6～8g,如用密闭库熏蒸,空间部位每立方米 3～6g。施药后立即密闭,当温度为 12℃～15℃时需密闭 5 天,16℃～20℃时需密闭 4 天,20℃以上需密闭至少 3 天。熏后排毒通风,先开下风口,再开上风口,排气通风不少于 3 天,通风后将磷化铝反应残留物(粉状物)运往空旷处,挖坑 0.5m 以下深埋。

3. 注意事项

贮存磷化铝要避免潮湿,远离火源与易燃品,也不要在阳光下曝晒。

五、对抗同贮养护

对抗同贮也称对抗驱虫防霉养护,是利用不同品种的中药所散发的特殊气味、吸潮性能或特有驱虫防霉化学成分的性质,来防止中药发生虫蛀、霉变的一种传统贮藏养护方法。简言之,即是利用不同性能的中药和特殊物质同贮具有相互制约虫霉的作用,来进行中药贮藏保管的一种养护方法。

经实验研究发现,凡气味芳香或具有特殊气味的物品均有一定的防腐和防治虫害的作用。利用这些物品来防治仓贮害虫的使用方法一般有混入同贮法、层积共藏法、垫底覆盖包围法、拌入密闭贮藏法和喷雾撒粉法等方法。无论采用哪一种对抗同贮法来防治虫、霉,一定要实施于药物被虫蛀或发霉以前,而不宜在其后进行,这样才能收到良好的防治效果。常用的对抗同贮药物有:

1. 泽泻、山药等与丹皮同贮防虫保色

泽泻、白术、天花粉和山药易生虫,丹皮易变色,若三者交互层层存放,或泽泻、白术、天花粉与山药各自分别与丹皮贮存在一起,既可防止泽泻、白术、天花粉、山药生虫,又可防止丹皮变色。

2. 藏红花防冬虫夏草生虫

藏红花与冬虫夏草同贮于低温干燥的地方,可使冬虫夏草久贮不坏。此外,冬虫夏草在装箱时,先于箱内底端放置用纸包好的木炭,再放些碎丹皮,然后在其上放冬虫夏草并密封,即可防止霉蛀的发生。

3. 蜜拌桂圆、肉桂保味色

桂圆肉（龙眼肉）富含糖类，在高温梅雨季节极易发霉、生虫及变色。可将干爽不粘手的桂圆放进干净的容器中，并加适量的蜂蜜拌匀，然后倒入洁净的陶瓷缸内封好，置阴凉干燥处贮藏。用此法贮存保管桂圆肉能安全度过2个夏季，且色味完好。

同理，可在容器的底部盛放一碗蜂蜜，然后放上带孔的隔板，将肉桂置于隔板上加盖保存。这种贮存养护方法可保持肉桂色、香、味长久不变。

4. 大蒜防芡实、薏苡仁生虫

芡实和薏苡仁等均含丰富的淀粉，在贮藏保管中极易遭虫害。如果在此类中药中加入适量用纸包好的生大蒜瓣（于纸包上扎刺一些小洞，使大蒜挥发的气味得以扩散），即可起到良好的防虫效果。其做法是将中药与生大蒜按20∶1的比例拌匀，装入缸内盖严存放。

此外，大蒜头与土鳖虫、斑蝥、全蝎、僵蚕等虫类药物同贮，可使这些虫类药物不易生虫。

5. 细辛、花椒养护鹿茸等动物类中药

鹿茸为传统贵重中药，易生虫，难保管。若在锯茸后将细辛碾末调成糊状，涂在锯口和裂缝或边缘处，再烤干置于密闭的木箱内（尤以樟木箱最好），且在箱内撒些樟脑或细辛，盖严密封后置阴凉干燥处贮藏，如此保存的鹿茸则不会生虫。

此外，花椒与鹿茸、蛇类、蛤蚧、全蝎、海龙、海马等动物类中药同贮既能防虫，又能保持颜色不变。

6. 生姜防蜂蜜"涌潮"

中药蜂蜜遇夏季高温易发酵上涌，俗称"涌潮"。为了防止这种变质现象，可将生姜洗净，晾干水分后切片撒于蜂蜜上（每100kg蜂蜜用姜2～3kg），盖严封紧即可防止蜂蜜发酵"涌潮"。若事先未用此法，即使蜂蜜已产生"涌潮"现象，同样也可用生姜压汁滴入蜂蜜内使"涌潮"下落，并且再于蜜上撒放些姜片，盖严置阴凉处贮藏，仍可防止"涌潮"再起。

7. 荜澄茄驱除黄曲霉素

现代科学研究证明，黄曲霉素是诱发人体癌症的罪魁祸首之一。为了防治黄曲霉素的污染毒害，用荜澄茄（即山苍子）芳香油来驱除中药和食品中黄曲霉素及其他霉菌，均有较好的防治效果。另外用山苍子芳香油来熏蒸杀虫效果也很好。

除采用上述现代芳香油新技术以外，也可采用传统方法直接用山苍子（果实）防虫。方法是将中药放进木箱或铁桶中，同时在容器四角和上下放置适量的山苍子（用纸包好），然后将容器四周缝隙封严，置阴凉干燥处贮存。这对易生虫的蕲蛇、乌梢蛇、金钱蛇、人参、党参、三七等药物和各种昆虫类药物防霉蛀的效果十分理想。

另外，与山苍子具有同样效用的花椒也可广泛利用其辛辣气味，防止有腥味的肉质蛇类及其他中药的生虫发霉，方法同上述的山苍子防虫，而且还可将花椒直接撒在被贮中药上。

8. 当归防麝香走气色

取麝香和当归各0.5～1.0kg分件用纸一起包好，然后一件一件地依顺序装入瓷罐内，盖口固封好，置干燥处保存。这样贮藏的麝香既不变色也不走香气。此法忌用火烤日晒，以防变色和失去香气。

9. 酒蒜养护土鳖虫

土鳖虫为昆虫纲鳖蠊科昆虫地鳖或冀地鳖的雌虫，经沸水烫死，晒或烘后的干燥体。因富含脂肪和蛋白质等营养物质，容易发霉生虫，不便保管，现介绍如下养护方法：

先在贮存土鳖虫的箱底四角与中间分别放上用纸包好具强烈气味的大蒜 1～2 个（剥去外皮，纸包后分散扎刺若干小孔，以利蒜味自然散发），再装进约 10cm 厚的土鳖虫，其上喷洒适量的高浓度白酒或医用酒精，再放一层土鳖虫盖住，然后铺上一层草纸，纸上面重新放大蒜、白酒或酒精和土鳖虫，如此反复一层层地装箱，直至装满箱，最后将箱盖严密封紧即可。如此包装贮藏的土鳖虫既不发霉，也不生虫。

10. 其他对抗贮存方法

人参与细辛；明矾与柏子仁；冰片与灯心草；硼砂与绿豆等同贮。此外，乙醇或高浓度白酒是良好的杀菌剂，某些动物类、种子类、细料贵重类及含糖类较多的易生虫、发霉的药物与乙醇或白酒分别密封贮存，也是一种较好的贮存养护方法。

六、气调养护

气调养护法是在密闭条件下，人为地调整空气的组成，造成低氧环境，抑制害虫和微生物的生长繁殖及中药自身的氧化反应，以保持中药质量的一种方法。该方法可杀虫、防霉。还可在高温季节里有效防止走油、变色、变味等现象的发生。本法费用低，无残毒，无公害，是一项科学而经济的技术。

（一）气调养护的概念及原理

"气调"即"空气组成的调整管理"的简称，国外称"CA"贮藏，用气调方法对贮藏商品的养护称气调养护。

气调养护的原理是将中药置于密闭的容器内，对影响中药质变的空气中的氧浓度进行有效的控制，人为地造成低氧状态，或人为地造成高浓度的二氧化碳状态，使中药在这样的环境中新的害虫不能产生和侵入，原有的害虫窒息或中毒死亡，微生物的繁殖及中药自身呼吸作用所需要的氧气都受到了抑制，并且阻隔了潮湿空气对中药的影响，从而保证了被贮藏的中药质量稳定，防止了中药的质变。

（二）气调养护的优点

气调养护是一种新技术，它能灵活调节库内气体成分，充氮或充二氧化碳降氧，使库房内充满 98％以上的氮气或二氧化碳，而氧存留不到 2％，使害虫缺氧窒息而死亡，以控制一切害虫和真菌的活动，保证库内贮存物不发霉、不腐烂、不变质。气调养护中药主要有以下几大优点：

1. 无残毒，而且能保持药物原有的色泽和气味，明显优于化学熏蒸法。
2. 适用范围广，对不同质地和成分的中药均可使用。对大到几十立方米的药垛，小到数升的药袋均适用。
3. 操作安全，无公害。

（三）气调养护的降氧技术

施行气调养护中药的基本手段是在密闭的基础上改变气体成分，使氧浓度降低而稳定，从而达到防霉杀虫的养护效果。目前中药行业采用的气调方法主要有充氮降氧、充二氧化碳降氧和自然降氧三种。

1. 充氮降氧

（1）技术指标：达到气调养护的效果，主要由杀虫防虫的气体指标及相关因素形成。气调杀虫防虫的有效指标也能防霉抑菌，防止泛油和变色等质变。

① 气体指标：主要指氧浓度。一般来说，氧浓度在 8% 以下能防虫，2% 以下能使害虫窒息死亡，1% 以下能加快害虫死亡速度，0.5% 以下可以杀螨和抑菌。

② 温度因素：经实验发现，氧浓度 3.1%、温度为 29.9℃和 20.8℃时，赤拟谷盗的致死率依次为 100% 和 15.3%，说明温度的差别使效果相差很大。一般来说，氧浓度在 2% 以下、温度在 25℃～28℃才具有可靠的杀虫效果。

③ 湿度作用：经实验发现，氧浓度 2%，温度 30℃，密闭 48 小时，相对湿度 52% 和 100%（即饱和湿度），玉米象成虫致死率分别为 100% 和 5%。这说明湿度的作用也很大，一般控制在 70% 以下为宜。

④ 时间要求：氧浓度在 2% 以下，温度为 25℃～28℃，可靠的有效杀虫时间应为 15～30 天。

（2）氮气的来源：一是使用工业生产的钢瓶氮；二是使用氮气发生器（制氮机）产气，一般均采用此法。

（3）气体置换技术

① 塑料帐的气体置换：首先是抽气，利用吹尘器的反向作用或真空泵将帐内气体抽至薄膜紧贴堆垛或到 200mm 汞柱的真空度为止。抽气后一般均应接着充气。若用于防虫，氧浓度至少应在 8% 以下；若用于杀虫，氧浓度应在 2% 以下。达到要求以后就封闭气管，进入管理阶段。

② 密闭库的气体置换：为保证库房的安全，宜先充后抽，每次比例限量按 10%～15% 保持平衡，反复数次，直至符合要求。即每次按库内空间先充气 10%～15%，再抽气 10%～15%，如此反复。其比例掌握的方法应按充、抽气机具有的不同功率计算。为了提高置换比例，宜勤充勤抽，以提高气体置换的有效率。

2. 充二氧化碳降氧

实验证明，二氧化碳浓度达到 40%～50% 时，霉菌就会受到抑制而很难生长，害虫就会很快死亡，中药自身呼吸作用也会显著降低，因而对中药防霉、杀虫、防止泛油、变色和变味等都能起到良好的作用。

（1）技术指标：高浓度的二氧化碳是防止仓虫、霉变、泛油、变色的主要因素。与此同时，仍然有温度、湿度及时间的作用，否则很难达到养护效果。

① 防虫指标：二氧化碳浓度应在 20% 以上才能达到有效可靠的防虫作用。

② 杀虫指标：能有效地杀死幼虫、蛹和成虫的二氧化碳浓度在 35% 以上，温度为 25℃

～28℃，相对湿度控制应在 80% 以下，作用时间为 15～25 天。

（2）二氧化碳气体的来源：有工业产钢瓶装二氧化碳和自制二氧化碳发生器两种，目前中药系统多使用钢瓶装二氧化碳。

（3）气体置换技术：用钢瓶装二氧化碳置换空气方法是用吹尘器的反向作用或真空泵先抽出帐内的空气，在薄膜紧贴堆垛以后再灌注液化二氧化碳进行气体置换。当二氧化碳浓度达到 35% 以上时即可停止灌注，一般 2 天后帐内二氧化碳就可掺和平衡。

若以杀虫为目的，浓度达不到 35% 以上时应当补充灌注，使其达到要求。若用于防虫，掺和平衡后的二氧化碳浓度达到 20% 以上即可。

3. 自然降氧

所谓自然降氧，是在密闭的条件下，利用中药本身、微生物及仓虫的呼吸作用使含氧量下降，造成霉菌和害虫的恶劣生态环境，在缺氧状态下害虫窒息死亡，微生物受到抑制，从而达到安全贮藏中药的目的。

采用这种方法养护中药投资少，方法简便，不仅能防虫防霉，也能达到良好的杀虫效果。

自然降氧的养护对象以植物药中的果实和种子类药物为好。自然降氧的具体方法以六面帐的密封效果好，罩帐密封药物堆垛以后，先抽气使薄膜紧贴堆垛，使其自然降氧。

七、其他养护技术

（一）远红外加热干燥技术

远红外加热干燥是 20 世纪 70 年代发展起来的一项干燥技术。干燥的原理是电能转变为远红外辐射能，被干燥物体的分子吸收后产生共振，引起分子、原子的振动和转动，导致物体变热，经过热扩散、蒸发或化学变化，最终达到干燥的目的。

远红外如热干燥具有干燥速度快、药物质量好、节省能源、成本较低、劳动强度低及便于自动化生产等特点，具有较高的杀菌、杀虫及灭卵能力，在中药材和中药饮片的干燥和消毒中都有广泛应用。

（二）微波干燥养护技术

中药微波加热干燥是从 20 世纪 60 年代起迅速发展起来的一项新技术。微波是指频率为 300～3000GHz、波长为 1m～0.1mm 的高频电磁波。目前我国生产的微波加热成套设备有 915MHz 和 2450MHz 两个频率。微波干燥的原理是药物中的极性水分子在电磁场作用下，从原来的随机分布状态转向依照电场的极性排列取向。而在高频电磁场作用下，这些取向按交变电磁的频率不断变化，这一过程造成分子的运动和相互摩擦从而产生热量。此时交变电场的场能转化为介质内的热能，使介质温度不断升高，从而达到干燥灭菌的目的。

微波干燥不受燃烧废气污染的影响，且能杀灭微生物及霉菌，具有消毒作用，可以防止发霉和生虫。

（三）气幕防潮养护技术

气幕亦称气帘或气闸，是用于装在中药库房门上，配合自动门以相对阻止库内冷空气排出库外、库外湿热空气侵入库内的装置，从而达到防潮的目的。

因为仓库内外空气不能对流，温、湿度相对稳定，这就减少了湿热空气在库内较冷的墙、柱、地面等处形成"水淞"（即结露）的现象，从而保持仓贮中药的干燥，防止中药霉变。

（四）除氧剂封存养护技术

除氧剂包装封存养护技术是继真空包装、充气包装之后发展起来的一种药品包装的贮藏新技术。贮存养护用除氧剂是由经过特殊处理的活性铁粉制得的化学物质，它和空气中氧接触就起化学反应，达到除氧的目的。

这种活性铁粉制成颗粒状、片状，包装于一定规格的透气特制小纸袋中，把这种小包装的除氧剂和需要保管的药物封装在密封的容器中，可使容器内氧气减少，就能保证药品不长霉、不生虫、不变质。

（五）辐射防霉除虫养护技术

应用放射性元素^{60}Co产生的γ-射线辐照药物，可使附着在药物上的微生物和害虫吸收放射能和电荷，很快引起分子电离，从而产生自由基。这种自由基经由分子内或分子间的反应过程诱发射线化学的各种过程，使机体内的水、蛋白质、核酸、脂肪和碳水化合物等发生不可逆变化，导致生物酶失活，生理生化反应延缓或停止，新陈代谢中断，微生物和害虫死亡。

该法需要专门的设施，适用于包括中药材、中药饮片和中成药在内的各种物品的灭菌杀虫。因γ-射线具有很强的穿透力和杀菌能力，无需拆包装即可灭菌，因此许多剂型的中成药灭菌用此法。但是，经γ-射线辐照后药物的理化性质和疗效会有何影响，还有待进一步研究。

（六）气体灭菌技术

气体灭菌是利用具有灭菌杀虫作用的气体如环氧乙烷及其混合气体或溴甲烷、二氧化硫、二硫化碳、四氯化碳等进行灭菌杀虫。下面介绍两种方法：

1. 环氧乙烷防霉

环氧乙烷是一种气体灭菌杀虫剂。其作用机制主要是与细菌蛋白分子中氨基、羟基、酚羟基或巯基中的活泼氢原子起加成反应生成羟乙基衍生物，使细菌代谢受阻而产生不可逆的杀灭作用。其特点是有较强的扩散性和穿透性。对各种细菌、霉菌及昆虫、虫卵均有十分理想的杀灭作用。

2. 混合气体防霉

环氧乙烷是一种低沸点（13℃～14℃）的有机溶剂。有易燃、易爆的危险。应用环氧乙烷混合气体可克服上述缺点。它是由环氧乙烷与氟里昂按国际通用配方组成。具有灭菌效果可靠、安全、操作简便等优点。

（七）无菌包装防霉

将灭菌后的中药材或中药饮片、中成药等在无菌环境下装入无菌包装中，避免再次污染的机会，使霉菌无法生长。常温条件下在规定时间内不会发生霉变。进行包装时必须具备三项基本条件：一是包装环境无菌；二是贮存中药无菌；三是包装容器无菌，其包装材料多采用聚乙烯。

（八）蒸汽加热技术

蒸汽加热是利用蒸汽高温及穿透力杀灭中药材及中药饮片中所带有的霉菌、杂菌及害虫的方法。采用气力输送技术与蒸汽灭菌技术相结合，是一种简单、价廉和可靠的灭菌方法。蒸汽灭菌按灭菌温度分为低高温长时灭菌、亚高温短时灭菌和超高温瞬间灭菌。目前常用的是低高温长时灭菌的方法。超高温瞬时灭菌是在 150℃、2～4 秒钟灭菌的方法，由于温度高、时间短，不影响药效成分，因此是一种无残毒、低成本的实用灭菌方法。

（九）机械吸湿技术

机械吸湿技术是利用空气除湿机在密闭环境中工作，吸收空气中的水分，使室内相对湿度下降，达到防蛀、防霉的效果。该法费用较低，不污染药物，是一种较好的除湿方法。

（十）太阳能集热器干燥技术

太阳能是一种巨大、清洁的低密度能源，适用于低温烘干。其特点是节省能源，干燥缓和而均匀，避免污染，提高药材外观质量，具有广阔的发展前景。

第四节 中药饮片的贮存养护

一、饮片的变异现象

饮片的贮存保管是否得当，直接对药物质量产生影响，进而关系到临床用药的安全与有效，决不可等闲视之。为了搞好饮片的贮存与养护，必须首先掌握饮片的变异现象，归纳起来主要有：①虫蛀；②发霉；③泛油；④变色；⑤气味散失；⑥风化；⑦潮解溶化；⑧粘连；⑨挥发；⑩腐烂。（详见第十二章第二节）

二、饮片的贮存养护措施

（一）库房的管理

饮片库房应制订各种管理制度，如中药饮片的入库验收要求；贮存保管的工作要求；养护品种、方法的管理规定；养护场所、设施、用具的要求；养护标准操作方法等。库房应保持经常性检查，及时发现问题，及时处理。

（二）贮存养护的主要措施

中药饮片贮存量不会太大，贮存周期也较短，只要采取的措施得当，一般能保证饮片的质量。其具体措施主要有：

1. 饮片应干燥

中药饮片的含水量是导致多种常见变异现象发生的直接原因，入库时应做好验收工作，其含水量（干燥程度）一定要控制在安全贮存的范围内。

2. 库房整洁卫生

重视库房的清洁卫生工作，定期对环境进行消毒灭菌，杜绝微生物的感染途径，控制其生态条件，是贮存养护工作的基础。

3. 密封

采用传统方法和现代技术相结合，根据不同品种的性质，分别进行密封或密闭。尽量减少外界因素的影响，是贮存养护工作的重要措施之一。

4. 控制温、湿度

保持库内环境阴凉、干燥、通风、避光是保证中药饮片质量非常重要的另一措施。将温度控制在15℃左右，相对湿度控制在65%～75%，是保证中药饮片质量在贮存中较稳定的环境温、湿度条件。温、湿度可采用机械设备或吸湿剂进行调控。

5. 对抗贮存

采用某些有芳香气味或特殊气味的药物或物料，与容易虫蛀、霉变的药物密封在同一容器内，可达到防蛀、防霉的效果。（详见本章第三节）

三、饮片的贮存方法

我国中药品种繁多，加工炮制方法较复杂，制成饮片后形态性状各异，组织结构暴露在外或发生结构变化。除了对饮片本身的成分产生了影响，有些饮片尚加入了不同辅料共同炮制，这就更增加其复杂性，给保管养护带来了更多的困难。现将饮片的保管养护方法概括如下：

1. 药材切制成不同规格的饮片后，由于表面积增大很多，与外界接触面也随之扩大，因此吸湿及污染的机会亦增多。除严格控制饮片中的水分在7%～13%之间，还需根据饮片及所加辅料的性质，选用适当容器贮藏。

2. 饮片库房应保持通风、阴凉及干燥，避免日光的直接照射，室温应控制在25℃以下，相对湿度保持在75%以下为宜。

3. 饮片的贮藏容器必须合适，一般可贮存于塑料袋、木箱或金属箱中，最好置于严密封口的合金箱、桶中，以防止湿气的侵入。有些应置于陶瓷罐、缸或瓮中，并加入生石灰或硅胶等干燥剂同贮。

4. 对于含淀粉多的药材如泽泻、山药、葛根、白芍等，切成饮片后要及时干燥，并防止污染，应贮于通风、干燥、凉爽处防虫蛀。

5. 凡含挥发油多的药材如薄荷、当归、木香、川芎、荆芥等切成饮片后，干燥温度不能过高，一般在 60℃ 以下，以免损失有效成分。贮存时室温不能太高，否则容易散失香气或泛油；库内湿度大也易吸湿霉变和虫蛀，应置阴凉、干燥处贮养。

6. 对含糖分及黏液质较多的饮片如肉苁蓉、熟地黄、天冬、党参等，炮制后不易干燥，温度高、湿度大均易吸潮变软发黏，易被污染，继而霉烂虫蛀，宜置于通风干燥处贮藏养护。

7. 种子类药材经炮制后增加了香气，如紫苏子、莱菔子、薏苡仁、扁豆等，若包装不坚固，易受虫害及鼠咬，故多贮存于缸、罐中封闭保管养护。

8. 凡加酒炮制的饮片如当归、常山、大黄等，以及加醋炮制的饮片如芫花、大戟、香附、甘遂等均应贮于密闭容器中，置阴凉处保存。

9. 凡用盐炮制的饮片如泽泻、知母、车前子、巴戟天等，很容易吸收空气中的湿气而受潮，若温度高而又过于干燥则盐分从表面析出。故应贮于密闭容器内，置阴凉通风干燥处。

10. 经蜂蜜炮制的饮片如款冬花、甘草、枇杷叶等，炮制后糖分多，较难干燥，特别容易受潮变软或粘连成团，若温度过高则蜜可融化。蜜炙饮片容易被污染、虫蛀、霉变或鼠咬，通常贮于缸、罐内，尽量密闭，以免吸潮；置通风、干燥、凉爽处保存养护。

11. 某些矿物类饮片如硼砂、芒硝等，在干燥空气中容易失去结晶水而风化；而湿度大又容易溶化，故应贮于密封的缸、罐中，置于凉爽处养护。

第五节 中成药的贮存养护

随着我国中医药事业的蓬勃发展，在发掘提高祖国传统医药遗产的过程中，许多新剂型、新品种的中成药不断涌现，加之生产制备工艺技术的不断更新，产量大幅度上升，贮存量也迅速扩大。由于中成药的流通量不断增加，中药仓库和中药房（店）的中成药品种及库存量也随之日益增多。所以，如何合理保管养护中成药已成为现代中药养护研究的重要课题之一。

由于某些中成药品种存在着质量不稳定因素，再加上自身包装不够严密或不合理，使用周期较长，容易造成变质，这给贮藏保管带来较大困难，必须引起足够的重视，以便采取有效措施，确保病人用药安全有效。

中成药的原料多来自动、植物，而且剂型不一，品种繁多，处方组成复杂，制备工艺繁琐多样，有效成分又多为混合体，因此中成药出厂后在贮存中质量易于发生变化。为了减少或避免发生质变，现将中成药较常见的一些变质现象、影响变异的外界因素和各种不同剂型贮藏养护原则要求归纳如下，以便采取行之有效的防护措施。

一、中成药常见的变异现象

中成药是按照处方制备成各种剂型的药物，从其变异范围及程度来说，主要与原料的性质、制备的方法、剂型的不同、干燥程度以及包装材料的选择等有关。因此，在贮存、养护过程中，如果方法不妥，措施不力，可能导致如下变异现象的发生：

1. 虫蛀

引起虫蛀的原因是多方面的，主要与原料的性质、生产、运输、贮藏过程中的污染及包装封口不严等有关。中成药一旦发现虫蛀，不仅成分遭到破坏，质量也发生了变化，不能入药，造成经济上的损失。如蜜丸、水丸、散剂、颗粒剂、茶曲剂等。

2. 霉变

药物霉变大多从外表开始，逐渐向内部发展。药物受潮、粘连、变色，继而出现白色斑点，直至霉烂变质。中成药一旦发生霉变，就失去药用价值。易霉变的剂型较多，如糊丸、蜜丸、颗粒剂、散剂、曲剂、糖浆、浸膏等。

3. 发硬

由于贮存中保管不善，时间较长，失水过多，导致药物失润、失去黏性而变硬，甚至干枯而不能供药用。如蜜丸、膏药等。

4. 粘连

常因受热、受潮而导致药物变形，粘连在一起或失去原来形状，结块成饼，影响质量。如胶类、片剂、颗粒剂等。

5. 发酵

常因受热、受潮及日光照射等因素，药物受微生物的影响，特别是酵母菌的作用，以致产生气体、膨胀、酸败而变质。如合剂、煎膏剂、糖浆剂、软膏剂等。

6. 返砂

又称"返糖"。一般内服膏滋类中成药常因加入的蔗糖转化不够而析出结晶，影响质量。如益母草膏、枇杷膏等。

7. 混浊或沉淀

某些液体制剂由于灭菌操作或封口不严，或贮藏过久，或低温、pH 值等因素影响，使药物产生沉淀、混浊、变色等变质现象。如酒剂、口服液、酊剂、糖浆剂及某些注射液等。

8. 变色、开裂

常因受热、受潮及日光照射等因素的影响，或贮存日久而使药物产生变色、开裂等质量变化。如各类片剂、丸剂等。

9. 挥发

常因贮存温度高，密封不严，使某些含挥发油或乙醇的中成药因挥发而变质。如风油精、十滴水、藿香正气水等。

二、影响中成药质变的外界因素

中成药在贮存过程中由于受到外界诸多因素的影响，其质量不断发生变化。这些外界因素主要有：温度、湿度、空气、日光、微生物（霉菌）及害虫等。若养护不当，受其影响可使中成药产生复杂的物理、化学或生理生化的变化而发生变质（详见第十二章第三节）。

三、中成药的贮存养护方法

（一）丸剂

1. 蜜丸

因蜜丸的含水量较高，而且所含糖分及其他成分又是微生物和害虫生长繁殖极好的营养物质，如果贮存环境潮湿，药物可吸收空气中的水，就极易发霉、生虫，因此，蜜丸是最不易保存的一种剂型，如银翘解毒丸、健脾丸、六味地黄丸等。贮存时应防潮、防霉变及虫蛀，故应置于室内阴凉干燥处，注意包装完好。

夏、秋季节经常检查，如发现变质者必须立即捡出。若发现药丸表面吸湿，可置于石灰缸内干燥（一般置 3～5 天）或降低库内相对湿度。蜡皮包装的蜜丸保护性能虽好，却因性脆易破裂，易软化塌陷，甚至熔化流失，故应防止重压与受热。蜜丸贮藏期通常以 1 年半左右为宜。

2. 水丸

因丸粒较小，与空气接触面积较大，能迅速吸收空气中的水，易造成霉变、虫蛀、松碎等。水丸在制成后如能充分干燥，使水驱除出去，可延长保存时间。通常以纸袋、塑料袋或玻璃瓶包装、密闭，可防变质。宜置于室内阴凉干燥处，通常能贮存 2 年左右。

3. 糊丸

如小金丹、普济丹等。因赋形剂是米糊或面糊，因而此类药也不易存放，若吸潮变软后即易发霉、虫蛀。糊丸及浓缩丸、微丸亦可同水丸一样保管养护。

（二）片剂

片剂因含药材粉末或浸膏量较多，因此极易吸潮、松片、裂片以及黏结、霉变等，发现上述现象则不能入药。片剂常用玻璃瓶或塑料瓶加盖密封，或用铝塑泡罩包装密封。宜于室内凉爽通风、干燥、遮光处保存养护。

（三）散剂

散剂的吸湿性与风化性较显著，故包装防潮性能要好。例如，紫雪散中含有大量吸湿的玄明粉、石膏粉等矿物性成分，应密封防潮，否则会吸湿硬结。又如，含有挥发性成分的避瘟散中有藿香、冰片、薄荷脑等，应密闭贮藏，以防止挥发和香气散失；含有树脂成分的中成药如七厘散中的乳香、没药等遇热极易结块，故应防高温。

因此，散剂宜贮于室内阴凉干燥处养护。

（四）膏剂

1. 煎膏（膏滋）

煎膏剂是按处方将药物用水煎煮去渣浓缩后，加糖、蜂蜜制成的稠厚状半流体制剂，如十全大补膏、枇杷膏、益母草膏、参芪膏、梨膏等。若保管不当，可出现结皮、霉变、发酵、变酸、返砂或有焦臭味等质变现象，不能供药用。

故贮存膏剂时应轻拿轻放，防止包装破损，置于室内阴凉干燥处保存。

2. 膏药

多种膏药中含有挥发性药物，如冰片、樟脑、麝香等。若贮藏日久，有效成分容易散失；如贮藏环境过热，膏药容易渗透纸或布；贮藏环境过冷或受潮，黏性会降低，使用时容易脱落。

故膏药宜贮于密闭容器内，置于干燥阴凉处，防潮、防热、避风保存。

3. 软膏（油膏）

软膏的表面应平整光泽，色泽一致。由于它的熔点较低，受热后极易熔化，质地变得稀薄，会出现外溢现象。

软膏受含水量、药品包装及贮存时间和温度的影响，若养护不善可引起产酸和霉败。软膏应贮存在温度较低处，一般不超过 30℃，以阴凉干燥处为宜。

（五）胶剂

胶剂在夏季温度过高或受潮时会发软发黏，甚者会粘连成团，有时会发霉败坏。如胶面已生霉斑，可用纱布沾少许酒精拭去后吹干。若发现胶剂受潮发软，可置于石灰缸内保存数日，使之除潮，防止发霉。如有霉变、异臭或严重焦臭味、粘连熔化者不能供药用。

胶剂应包妥装于盒内，置于室内阴凉干燥处。夏季或空气潮湿时可贮于石灰缸内或干稻糠内，比较安全。

（六）胶囊剂

胶囊剂容易吸收水分，轻者可膨胀，胶囊表面浑浊，严重时可长霉、粘连，甚至软化、破裂。遇热易软化、粘连；过于干燥、水分过少易脆裂。应置于阴凉干燥处，温度不超过 30℃为宜。

检验胶囊剂时外观应整洁，无黏结，不变形或破裂。若经敲动包装发现有细粉或胶囊外表附着药粉增多，说明胶囊套合不严，或有砂眼渗漏，凡内、外包装不严都易引起药物霉变，有的还会生虫。

（七）丹剂

丹剂要求色泽鲜艳，纯净而无杂质。凡因接触空气或遇光引起变色变质者，不可再供药用。

属重金属化合物的丹剂，如红升丹，应装于棕色玻璃瓶内密封，置阴凉干燥处，防止潮湿和光照；植物性药料制成的丹剂（丸、散），如小儿金丹等，应分别按各剂型的要求保管养护。

（八）颗粒剂

颗粒剂含有浸膏及大量蔗糖，极易受潮结块、发霉。因颗粒容易破碎，影响粒度，故在贮存中宜轻拿轻放，不压重物。应置于室内阴凉、干燥处，避光、防潮、防热保存。

（九）糖浆剂

糖浆剂含蔗糖量为 65%（W/W）以上，近于饱和溶液。蔗糖是一种营养物质，其水溶液很容易被霉菌、酵母菌等所污染，使糖浆被分解而酸败、混浊。故应贮于室内阴凉干燥处，避光、防潮、防热保存。

糖浆系近饱和溶液，如经过较长时间贮存也会产生糖分子与药液分离现象。故糖浆一般贮藏 1 年为宜，如无变质即可使用。

（十）注射剂（针剂）

中药注射剂在贮存过程中若温度过高，会使某些高分子化合物的胶体状态受到破坏而出现凝聚现象；若温度降低，则某些成分的溶解度和稳定性也可能随之降低，两者都会发生沉淀、混浊等。如有下列现象之一者不可供药用：澄明度不合规定，变色，混浊，沉淀或容器破裂等。注射剂应遮光、防冻结、防高热、置于室内阴凉干燥处保存，以室温 10℃～20℃ 为宜。有特殊要求的（如一些疫苗制品等）应用冰箱或冷库低温保存。

（十一）酒剂

酒剂制成后应装于小口长颈的玻璃瓶或瓷瓶内，密封瓶口，置阴凉处保存。酒瓶封口必须严密，以防止因乙醇挥发、溶媒浓度改变而产生沉淀、变色，降低疗效。酒剂中因含有乙醇，可使其冰点降低，故一般不易冻结。夏季尤其注意避光防热，置阴凉处。

酒剂应澄清而无杂质。一般虽不易发生变质现象，但因包装不严、易挥发、散失气味，或因酒精含量低于 20 度时受热或光照射也能使其酸败变质。凡发生少量的沉淀或浑浊现象（含有胶类的药酒例外），可经重新处理再供药用。若含醇量低于原处方规定的 10%～15%，有严重沉淀（底部发现絮状沉淀）或酸败变质者，不可再供药用。

（十二）酊剂

酊剂所含乙醇有挥发性，有些酊剂还含有挥发油，如贮藏温度较高，可使所含乙醇或挥发油挥散；温度过低又可使某些药物成分发生沉淀。故应置于温度适宜的地方贮存，一般以 10℃～20℃ 为宜。酊剂中所含成分有些遇光可发生分解、变色，应装在棕色容器中，置避光处保存。

（十三）锭剂

锭剂黏合性较大，不易干燥，容易发霉，若遇热即变形，吸湿则松散。如发霉、生虫及变形变质有异样气味，即不可供药用。入库时应检查药品的干燥程度，凡质地坚实，用指甲划不动者，表示干透。锭剂以防潮纸包好，装于盒内或玻璃瓶内。应置于阴凉干燥处保存养护。

（十四）栓剂

栓剂是以可可豆油或甘油明胶等为基质而制成，熔点较低，遇热容易软化变形。甘油明胶有很强的吸湿性，易吸湿而霉变。空气中湿度过低时，它又可析出水而干化。故在贮存中应以蜡纸、锡纸包裹，放于纸盒内或装于塑料或玻璃瓶中，注意不要挤压，以免互相接触发生粘连或变形。宜置于室内阴凉干燥处，最好贮存在 30℃ 以下。

（十五）合剂

合剂是一种以水作溶媒的液体制剂，成分比较复杂，久贮容易发生发霉、酸败、沉淀等质变，应于防潮、避光、凉爽处保存与养护。

（十六）茶剂

茶剂制成后应先阴至半干，然后晒干或低温加热烘干，待充分干燥后放冷，每块以纸包或袋装，置木箱内贮存。

茶剂应干燥，无霉变、虫蛀、结串等现象。茶剂为药材粗粉，且包装简单，极易吸潮霉蛀，挥发性成分也易散失。故茶剂必须贮于干燥、通风处，严防受潮，最好不要久贮，约 1 年为宜。

（十七）曲剂

曲剂粉性较大，易吸潮而霉蛀变质，应以防潮纸包好，装于箱内，密封，置干燥通风处保存。为了防止在梅雨季节变质，可在雨季之前烘干，或置石灰缸内或干燥后密封于适宜的容器内保存。

（十八）露剂

露剂含有较多的挥发油，若包装不严或受热，水溶液内的挥发性物质易于散发，使香味走失，降低疗效，同时也容易生霉和产生大量的絮状沉淀而变质。夏季应防热、防晒，置阴凉处保存。冬季为了防止结冻瓶裂，传统方法可用谷糠或塑料泡沫等围封，现多以空调等设备调节室内温度。一般露剂长霉菌后继而产生令人不快的臭味就失去了药用价值，故应经常检查养护，不宜贮存过久。

第六节 细贵中药的贮存养护

细贵中药是指来源不易，经济价值高，稀少而名贵，需特殊保管的中药品种。这类中药常见的主要有：人参、鹿茸、麝香、羚羊角、海龙、海马、狗宝、马宝、熊胆、猴枣、燕窝、牛黄、冬虫夏草、蛤士蟆油、西红花、珍珠等。

细贵中药大多是植物类、动物类，少数是菌藻类（如冬虫夏草）。由于自然属性不同，在贮存中受自然因素影响后会发生各种变异。因此，在入库时，除对药物品种真伪、规格等进行检查外，还应放在专用库房内贮存，并有专人负责保管。

一、人参

人参是珍贵的中药，品种、规格、等级比较多，如人工栽培的园参和天然生长的野山参、生晒参、红参、糖参等。干燥的参体带有芦头（有的去芦）、参须和支根，极易折断。因此，包装的要求较高，一般用木盒、铁盒包装，每盒为 0.5～4kg。大件的用木箱装，每箱 15～25kg。为防止震动断枝损坏，箱内四周用白纸或棉花等塞紧。由产地发运的人参为防止运输途中枝体折断，往往需进行"打潮"（即将药物置潮湿环境中或喷洒适量的水，使之吸湿变软，以降低药物脆性），入库后应适度散潮后密闭贮存。

（一）质量变异及其原因

1. 发霉

人参含有皂苷等多种成分，加工品还含有蔗糖等成分，在贮存中有较强的吸湿性。温度 30℃，相对湿度 70% 以上，含水量超过 15% 时，吸湿后的参体返软，严重时可引起发霉，糖参及参须更易霉变。

贮存环境的温、湿度变化可影响人参的外观质量。贮存环境过于干燥或吸湿剂使用过量，参体水分散失过多，不仅减重，而且容易折断。参体吸潮后，参体表面产生糖晶粒或局部结块，严重的变成黑色斑点。人参的含水量以 12%～15% 为宜，在贮存中切忌忽潮忽干。

2. 变味

人参因具吸湿性能，吸潮后呈柔润状而发黏，由于微生物的作用，使人参中的糖或苷类成分酶解，并生成酒精、有机酸等产物，故可出现酒味或酸味，这种变味是人参的败坏现象。人参长久与空气接触，颜色将变黄变暗。

3. 虫蛀

人参极易生虫，一般红参、山参生虫的部位在主根上部及芦头处，整把的参须易在扎把处或粗壮的部位生虫，生虫的季节主要在夏、秋两季。

（二）人参的贮存养护方法

1. 密封

先将木箱糊严（不得漏气），在箱底横放一根多孔的细竹筒，筒内放适量脱脂棉，筒口对准预先在箱侧开好的小孔，然后将符合安全水分的人参依次放入箱内密封。密封后以 70% 乙醇或 65% 的白酒（每 50kg 人参用乙醇 500ml）从箱孔注入预先埋入的竹筒洞内，然后密封箱体小孔，置阴凉干燥处贮存。这样既可防霉，又可防虫，并能保持原有色泽和重量。但需注意乙醇不能用高度乙醇或无水乙醇，用量也不要过多，以免损害人参重量。如果用敞口坛盛装，按上法将人参与乙醇同贮，外加密封，也可达到同样效果。

2. 气调养护

在养护季节可用充氮降氧法进行气调养护。氧含量在 2% 以下能有效地杀灭害虫，在

10％以下可作常规性养护。如人参虫害严重，兼有发霉，可用磷化铝、溴甲烷、环氧乙烷等熏蒸剂熏蒸。

3. 防潮

为了防止人参吸潮，可置于大缸内放无水氯化钙或生石灰吸潮。但不能用萘丸、樟脑、冰片、薄荷脑、花椒等同贮对抗，以防参体沾染异味。

如遇糖参返潮，可用温开水将浮糖泡去后再浸一次糖汁，并快速烘干至安全水分含量。如糖参发黄，用硫黄熏蒸后可恢复原来色泽。但硫黄内服后变为硫化物或硫化氢会刺激胃肠黏膜，使之兴奋蠕动，导致泻下。红参久贮色变暗，可在浓茶水中用细毛刷刷洗2次，在日光下晒干，可提高色泽，但切忌硫黄熏蒸。

二、鹿茸

鹿茸极易生虫变色，特别是在茸尖皮下层生虫，严重时能蛀到内部组织疏松部位。鹿茸受热则茸皮出现裂纹或崩口；受潮则茸皮出现变黑并生白斑。

为了防止生虫，可用木箱、铁桶盛装，但鹿茸必须充分干透，容器内四周放适量纸包的樟脑粉或花椒、细辛，然后密封存放。也可用70％酒精或白酒均匀地喷涂在鹿茸表面，密封存放。

三、麝香

麝香分为毛壳麝香和麝香仁两种。毛壳麝香是割取麝的香囊后经过阴干而得。除去囊壳的是麝香仁。

毛壳麝香容易生虫，仓虫多蛀蚀毛囊，应轻轻摔打，使虫体落下后杀灭，也可用软刷刷净后存放。检查毛壳麝香是否生霉时可用手按住囊皮处，如无弹力并感觉内部有硬块，可用探针索取少许嗅闻有无霉腐味，必要时应切开香囊检查。麝香仁不易生虫，但受潮后易发霉，特别是掺有水分、异物的香仁极易发霉。发霉初期出现白点，严重时香气减弱并带有霉味。如贮存环境过于干燥，常因挥发物质挥发和水分散失而使香仁失润、干硬和减重。贮存麝香宜用油纸整个包好，放于铁盒内，接口处焊封，再用大木箱封严。少量可用玻璃容器盛装，便于透过容器直接检视，存放于不过于干燥和潮湿的避光处。散香可用瓷瓶盛装，为防止结坨应密封瓶口，并经常摇动。

麝香忌与薄荷脑、冰片等易升华药物混存，以免串味。如有霉点，可吹晾后擦去霉点。有条件的仓库将麝香放在低温库内（15℃以下，相对湿度70％左右）或小袋密封置于冰箱内（约5℃）保存。

四、蛤士蟆油（田鸡油）

蛤士蟆油易泛油、发霉。如受潮后外表发黏，颜色变黄或不光亮，说明已泛油。发霉时表面有霉斑。

蛤士蟆油的保管可用纸袋盛装，外套塑料袋密封，再放入大容器内密封存放，也可置于石灰箱内封存。若用缸、坛盛装蛤士蟆油体质较干燥者，可喷洒适量白酒，或以大碗内盛装

70％乙醇或白酒放于下层，任其挥发，将蛤士蟆油码在铺有衬纸的竹匾上，再进行密封，这样既可防霉，又能保持色泽。

五、牛黄

干燥的牛黄质地松软，贮存中易吸湿。入库时未干透的牛黄体质较重，稍有潮感而发涩，色暗黄，剥落碎片时发声不响，贮存后往往还会生霉。

牛黄的保存应装入衬有棉花、软纸或有灯心草的铁盒或木盒中密封，置阴凉、干燥、避光处贮存，并注意防潮。进出库或进行在库检查应轻拿轻放，防止因震动或受压而碎残。也可贮于生石灰缸中，密封存放。牛黄忌用硫黄熏蒸，以免变黑，影响质量。

六、熊胆

贮存熊胆忌潮忌热，受热后内部发软而囊皮干硬，受热受潮后囊皮也发软，易招虫蛀。净胆受热往往还会熔化。剥取胆仁应在春、秋前后进行。剥下的胆囊皮用热水冲洗，黏附的胆仁便溶解在水中，将胆囊皮弃去后，水溶液加热浓缩，可得净胆仁，减少损耗。保管熊胆必须用玻璃瓶、箱、坛密封，置干燥阴凉处或置于石灰缸内保存，注意勿过分干燥，以免商品减重。

七、海龙、海马

海龙、海马容易生虫，且害虫细小，不易察见。多在体内蛀蚀，特别是腹部最容易被害虫蛀食。检查时轻轻敲击可掉出蛀粉、虫粪和害虫。吸潮后也易发霉，尤其是小海马更会出现霉斑，发霉后影响色泽。

保管的方法可先行日晒，待自然降温后拌入花椒或细辛，装于密封的箱、缸内，置阴凉干燥处保存。梅雨季节可放于石灰缸内存放。

八、冬虫夏草

冬虫夏草有扎把和散支两种规格。为了防潮，可用纸封包或用透明塑料膜封固，盛于木箱内，体质返软者也可放于石灰缸中。如受潮应立即晾晒或用微火烘烤。为防生虫，箱内可放些碎丹皮，生虫者可用硫黄熏蒸或用微火烘焙，再筛去虫体及蛀屑，有条件的可置冷藏室保管为宜。也可以在装箱前先将冬虫夏草按 0.5kg 分件用纸封包，再将包件层层堆叠装箱，并于每一堆层之间撒上一薄层生石灰粉，直至箱满，最顶一层同样覆撒石灰粉盖严密封，其防潮防虫的效果更好。

九、番红花（藏红花）

番红花原为进口药材，近年国内引种成功。本品容易泛油、变色、受潮发霉。数量少的多用铁盒或棕色玻璃瓶盛装，数量多的用铁桶盛装。番红花应置阴凉干燥处，密闭避光保存。拆装破封品为保持色泽和防潮，可放石灰缸（连同包装）内保存，但时间不宜过长，以免过于干燥，变得干枯，影响质量和外观。如发现潮湿生虫时不能曝晒，也不能用硫黄熏蒸，宜用气调方法养护。

番红花的安全水分为 10%～13%，在相对湿度 75% 以下不易生霉、生虫。

十、田七（三七）

干燥的田七置于凉爽、通风处保管，每年春季前曝晒 1～2 次，一般不易变坏。如受潮则容易发霉、生虫。为防止发霉、生虫，包装箱内可放木炭、白矾、生石灰块等进行密封；已经生虫者可喷洒酒精，然后密封，也可用硫黄熏蒸。

第七节　中药贮存养护管理制度

一、中药入库验收制度

为确保中药的质量、数量和安全贮存，应根据《中华人民共和国药品管理法》及《药品流通管理办法》等法规的有关规定，制定入库前验收制度。总体要求主要有：

1. 验收人员必须是专业人员，并经过专业培训，两人同时进行验收。

2. 入库药品凭入库通知单，对药品的品名、规格、数量、等级、生产厂家、批号、有效期、批准文号、合格证等逐一进行核对，检查药品是否与单据相符，包装是否受潮、破损或被污染；药品外观、质量是否符合规定，有无药品破碎或数量不符等情况。

3. 不同药品应执行相应的规定。中药材、中药饮片应有产地、包装，并附有合格标志等；整件包装应有产品合格证；首营品种应有检验报告书；进口药品应有中文说明书，按规定提供加盖供货单位印章的复印件；特殊药品必须双人逐一验收到小包装。

4. 验收合格后详细填写登记表并签字，登记表一般需保存 5 年备查。

5. 凡发现质量不合格或其他可疑问题，拒绝入库，做好标记，单独存放，及时上报处理。

二、中药贮存管理制度

1. 根据贮存药品的性质（如中药材、中药饮片、中成药、特殊药品或细贵药品等），正确选择库房（常温库、阴凉库、冷库等），合理使用仓容，"五距"适当，堆码合理、整齐、牢固。为防止因堆码过高、压力过重或贮存时间过长而使药物包装变形或破损，还应定期翻码。

2. 药品应分区、分类贮存。如药品与非药品、处方药与非处方药、内服药与外用药、特殊药品与细贵药品、近效期药品等。

3. 库房、货架、容器应清洁卫生，定期消毒，做好"三防"（防火、防盗、防鼠害）工作。

4. 建立药品保管进、出、存的账册。记录保存 2 年备查。

三、中药养护管理制度

1. 根据季节、气温的变化，做好温、湿度管理与调节工作，每日上、下午记录 1 次。常温库 0℃～30℃，阴凉库 20℃以内，冷库 2℃～10℃，相对湿度在 45%～75% 之间。

2. 根据库房的具体情况和药品的不同性质，正确选用其他养护技术和采取相应措施，确保药品贮存安全。

3. 专职人员应坚持对在库药品的检查，并做好记录，发现问题应及时上报处理。

4. 重点做好夏季高温、冬季冷冻及梅雨季节的防霉、防蛀等养护工作，确保药品贮存安全。

四、中药出库复核管理制度

1. 药品出库凭发货单，经发货、复核手续方可发出。

2. 发货员按凭证所列项目逐项复核，并在发货单上填写批号，复核人签章后方可发出。认真做好记录并保存 3 年。

3. 发货时按"先产先出"、"近期先出"、"易变先出"和"按批号发货"的原则。手续不全或"白条"拒绝发货。

4. 出库药品应进行外观质量检查，如有不合格或质量可疑者，不得出库。

5. 出库药品要立即销账，如发现账货不符，应及时查明原因，采取措施，认真处理。

五、仓库保管员职责

1. 加强"质量第一"的观念，认真执行《中华人民共和国药品管理法》等法律法规，保证在库药品的质量。

2. 按安全、方便、节约和药品分类存放的原则，整齐、牢固堆垛，"五距"规范，合理利用仓容，并按规定做好货位编号及色标管理，色标明显。

3. 设立保管账卡，按批正确记录药品进、出、存动态，保证账货相符。

4. 做好效期药品管理工作，1 年内到效期药品按月填写效期催报表，严格按"先产先出"、"近期先出"、"按批号发货"的原则办理出库。

六、仓库养护员职责

1. 认真执行《中华人民共和国药品管理法》等有关规定，坚持"质量第一"的观念，在主管部门的技术指导下，认真负责在库药品的养护检查工作。

2. 坚持"预防为主"的原则，按照药品理化性能和贮存条件的规定，结合库房实际情况，组织好药品的分类、合理存放。

3. 负责对库存药品定期进行养护检查，并做好养护检查记录。

4. 做好夏防、冬防和梅雨季节的药品养护工作，确保库存药品质量和数量。

5. 对由于异常原因可能出现问题的药品、易变质药品、已发现质量问题药品的相邻批号药品、贮存时间较长的药品等，应抽样送检。

6. 提出重点药品养护计划，开展药品养护工作，建立药品养护档案。养护检查中发现质量有问题的药品应挂黄牌暂停发货，同时与主管部门联系处理。

7. 指导并配合保管员做好库房温、湿度调节管理工作，根据贮存药品的性质，结合气候环境变化，采取相应的其他养护技术，确保贮存药品的安全。

8. 努力学习专业知识，提高养护工作技能。正确使用养护设备，并定期检查维护，确保正常运行。

附录一
中药调剂与养护的有关法规

一、中华人民共和国药品管理法

（1984 年 9 月 20 日第六届全国人民代表大会常务委员会第七次会议通过，2001 年 2 月
28 日第九届全国人民代表大会常务委员会第二十次会议修订）

目 录

第一章 总 则

第一条 为加强药品监督管理，保证药品质量，保障人体用药安全，维护人民身体健康
和用药的合法权益，特制定本法。

第二条 在中华人民共和国境内从事药品的研制、生产、经营、使用和监督管理的单位
或者个人，必须遵守本法。

第三条 国家发展现代药和传统药，充分发挥其在预防、医疗和保健中的作用。

国家保护野生药材资源，鼓励培育中药材。

第四条 国家鼓励研究和创制新药，保护公民、法人和其他组织研究、开发新药的合法
权益。

第五条 国务院药品监督管理部门主管全国药品监督管理工作。国务院有关部门在各自

的职责范围内负责与药品有关的监督管理工作。

省、自治区、直辖市人民政府药品监督管理部门负责本行政区域内的药品监督管理工作。省、自治区、直辖市人民政府有关部门在各自的职责范围内负责与药品有关的监督管理工作。

国务院药品监督管理部门应当配合国务院经济综合主管部门，执行国家制定的药品行业发展规划和产业政策。

第六条 药品监督管理部门设置或者确定的药品检验机构，承担依法实施药品审批和药品质量监督检查所需的药品检验工作。

第二章　药品生产企业管理

第七条 开办药品生产企业，须经企业所在地省、自治区、直辖市人民政府药品监督管理部门批准并发给《药品生产许可证》，凭《药品生产许可证》到工商行政管理部门办理登记注册。无《药品生产许可证》的，不得生产药品。

《药品生产许可证》应当标明有效期和生产范围，到期重新审查发证。

药品监督管理部门批准开办药品生产企业，除依据本法第八条规定的条件外，还应当符合国家制定的药品行业发展规划和产业政策，防止重复建设。

第八条 开办药品生产企业，必须具备以下条件：

（一）具有依法经过资格认定的药学技术人员、工程技术人员及相应的技术工人；

（二）具有与其药品生产相适应的厂房、设施和卫生环境；

（三）具有能对所生产药品进行质量管理和质量检验的机构、人员以及必要的仪器设备；

（四）具有保证药品质量的规章制度。

第九条 药品生产企业必须按照国务院药品监督管理部门依据本法制定的《药品生产质量管理规范》组织生产。药品监督管理部门按照规定对药品生产企业是否符合《药品生产质量管理规范》的要求进行认证；对认证合格的，发给认证证书。

《药品生产质量管理规范》的具体实施办法、实施步骤由国务院药品监督管理部门规定。

第十条 除中药饮片的炮制外，药品必须按照国家药品标准和国务院药品监督管理部门批准的生产工艺进行生产，生产记录必须完整准确。药品生产企业改变影响药品质量的生产工艺的，必须报原批准部门审核批准。

中药饮片必须按照国家药品标准炮制；国家药品标准没有规定的，必须按照省、自治区、直辖市人民政府药品监督管理部门制定的炮制规范炮制。省、自治区、直辖市人民政府药品监督管理部门制定的炮制规范应当报国务院药品监督管理部门备案。

第十一条 生产药品所需的原料、辅料，必须符合药用要求。

第十二条 药品生产企业必须对其生产的药品进行质量检验；不符合国家药品标准或者不按照省、自治区、直辖市人民政府药品监督管理部门制定的中药饮片炮制规范炮制的，不得出厂。

第十三条 经国务院药品监督管理部门或者国务院药品监督管理部门授权的省、自治区、直辖市人民政府药品监督管理部门批准，药品生产企业可以接受委托生产药品。

第三章 药品经营企业管理

第十四条 开办药品批发企业,须经企业所在地省、自治区、直辖市人民政府药品监督管理部门批准并发给《药品经营许可证》;开办药品零售企业,须经企业所在地县级以上地方药品监督管理部门批准并发给《药品经营许可证》,凭《药品经营许可证》到工商行政管理部门办理登记注册。无《药品经营许可证》的,不得经营药品。

《药品经营许可证》应当标明有效期和经营范围,到期重新审查发证。

药品监督管理部门批准开办药品经营企业,除依据本法第十五条规定的条件外,还应当遵循合理布局和方便群众购药的原则。

第十五条 开办药品经营企业必须具备以下条件:

(一)具有依法经过资格认定的药学技术人员;

(二)具有与所经营药品相适应的营业场所、设备、仓贮设施、卫生环境;

(三)具有与所经营药品相适应的质量管理机构或者人员;

(四)具有保证所经营药品质量的规章制度。

第十六条 药品经营企业必须按照国务院药品监督管理部门依据本法制定的《药品经营质量管理规范》经营药品。药品监督管理部门按照规定对药品经营企业是否符合《药品经营质量管理规范》的要求进行认证;对认证合格的,发给认证证书。

《药品经营质量管理规范》的具体实施办法、实施步骤由国务院药品监督管理部门规定。

第十七条 药品经营企业购进药品,必须建立并执行进货检查验收制度,验明药品合格证明和其他标识;不符合规定要求的,不得购进。

第十八条 药品经营企业购销药品,必须有真实完整的购销记录。购销记录必须注明药品的通用名称、剂型、规格、批号、有效期、生产厂商、购(销)货单位、购(销)货数量、购销价格、购(销)货日期及国务院药品监督管理部门规定的其他内容。

第十九条 药品经营企业销售药品必须准确无误,并正确说明用法、用量和注意事项;调配处方必须经过核对,对处方所列药品不得擅自更改或者代用。对有配伍禁忌或者超剂量的处方,应当拒绝调配;必要时,经处方医师更正或者重新签字,方可调配。

药品经营企业销售中药材,必须标明产地。

第二十条 药品经营企业必须制定和执行药品保管制度,采取必要的冷藏、防冻、防潮、防虫、防鼠等措施,保证药品质量。

药品入库和出库必须执行检查制度。

第二十一条 城乡集市贸易市场可以出售中药材,国务院另有规定的除外。

城乡集市贸易市场不得出售中药材以外的药品,但持有《药品经营许可证》的药品零售企业在规定的范围内可以在城乡集市贸易市场设点出售中药材以外的药品。具体办法由国务院规定。

第四章 医疗机构的药剂管理

第二十二条 医疗机构必须配备依法经过资格认定的药学技术人员。非药学技术人员不得直接从事药剂技术工作。

第二十三条 医疗机构配制制剂，须经所在地省、自治区、直辖市人民政府卫生行政部门审核同意，由省、自治区、直辖市人民政府药品监督管理部门批准，发给《医疗机构制剂许可证》。无《医疗机构制剂许可证》的，不得配制制剂。

《医疗机构制剂许可证》应当标明有效期，到期重新审查发证。

第二十四条 医疗机构配制制剂，必须具有能够保证制剂质量的设施、管理制度、检验仪器和卫生条件。

第二十五条 医疗机构配制的制剂，应当是本单位临床需要而市场上没有供应的品种，并须经所在地省、自治区、直辖市人民政府药品监督管理部门批准后方可配制。配制的制剂必须按照规定进行质量检验；合格的，凭医师处方在本医疗机构使用。特殊情况下，经国务院或者省、自治区、直辖市人民政府的药品监督管理部门批准，医疗机构配制的制剂可以在指定的医疗机构之间调剂使用。

医疗机构配制的制剂，不得在市场销售。

第二十六条 医疗机构购进药品，必须建立并执行进货检查验收制度，验明药品合格证明和其他标识；不符合规定要求的，不得购进和使用。

第二十七条 医疗机构的药剂人员调配处方，必须经过核对，对处方所列药品不得擅自更改或者代用。对有配伍禁忌或者超剂量的处方，应当拒绝调配；必要时，经处方医师更正或者重新签字，方可调配。

第二十八条 医疗机构必须制定和执行药品保管制度，采取必要的冷藏、防冻、防潮、防虫、防鼠等措施，保证药品质量。

第五章　药品管理

第二十九条 研制新药，必须按照国务院药品监督管理部门的规定如实报送研制方法、质量指标、药理及毒理试验结果等有关资料和样品，经国务院药品监督管理部门批准后，方可进行临床试验。药物临床试验机构资格的认定办法，由国务院药品监督管理部门、国务院卫生行政部门共同制定。

完成临床试验并通过审批的新药，由国务院药品监督管理部门批准，发给新药证书。

第三十条 药物的非临床安全性评价研究机构和临床试验机构必须分别执行药物非临床研究质量管理规范、药物临床试验质量管理规范。

药物非临床研究质量管理规范、药物临床试验质量管理规范由国务院确定的部门制定。

第三十一条 生产新药或者已有国家标准的药品的，须经国务院药品监督管理部门批准，并发给药品批准文号；但是，生产没有实施批准文号管理的中药材和中药饮片除外。实施批准文号管理的中药材、中药饮片品种目录由国务院药品监督管理部门会同国务院中医药管理部门制定。

药品生产企业在取得药品批准文号后，方可生产该药品。

第三十二条 药品必须符合国家药品标准。中药饮片依照本法第十条第二款的规定执行。

国务院药品监督管理部门颁布的《中华人民共和国药典》和药品标准为国家药品标准。

国务院药品监督管理部门组织药典委员会，负责国家药品标准的制定和修订。

国务院药品监督管理部门的药品检验机构负责标定国家药品标准品、对照品。

第三十三条 国务院药品监督管理部门组织药学、医学和其他技术人员，对新药进行审评，对已经批准生产的药品进行再评价。

第三十四条 药品生产企业、药品经营企业、医疗机构必须从具有药品生产、经营资格的企业购进药品；但是，购进没有实施批准文号管理的中药材除外。

第三十五条 国家对麻醉药品、精神药品、医疗用毒性药品、放射性药品，实行特殊管理。管理办法由国务院制定。

第三十六条 国家实行中药品种保护制度。具体办法由国务院制定。

第三十七条 国家对药品实行处方药与非处方药分类管理制度。具体办法由国务院制定。

第三十八条 禁止进口疗效不确、不良反应大或者其他原因危害人体健康的药品。

第三十九条 药品进口，须经国务院药品监督管理部门组织审查，经审查确认符合质量标准、安全有效的，方可批准进口，并发给进口药品注册证书。

医疗单位临床急需或者个人自用进口的少量药品，按照国家有关规定办理进口手续。

第四十条 药品必须从允许药品进口的口岸进口，并由进口药品的企业向口岸所在地药品监督管理部门登记备案。海关凭药品监督管理部门出具的《进口药品通关单》放行。无《进口药品通关单》的，海关不得放行。

口岸所在地药品监督管理部门应当通知药品检验机构按照国务院药品监督管理部门的规定对进口药品进行抽查检验，并依照本法第四十一条第二款的规定收取检验费。

允许药品进口的口岸由国务院药品监督管理部门会同海关总署提出，报国务院批准。

第四十一条 国务院药品监督管理部门对下列药品在销售前或者进口时，指定药品检验机构进行检验；检验不合格的，不得销售或者进口：

（一）国务院药品监督管理部门规定的生物制品；

（二）首次在中国销售的药品；

（三）国务院规定的其他药品。

前款所列药品的检验费项目和收费标准由国务院财政部门会同国务院价格主管部门核定并公告。检验费收缴办法由国务院财政部门会同国务院药品监督管理部门制定。

第四十二条 国务院药品监督管理部门对已经批准生产或者进口的药品，应当组织调查；对疗效不确、不良反应大或者其他原因危害人体健康的药品，应当撤销批准文号或者进口药品注册证书。

已被撤销批准文号或者进口药品注册证书的药品，不得生产或者进口、销售和使用；已经生产或者进口的，由当地药品监督管理部门监督销毁或者处理。

第四十三条 国家实行药品储备制度。

国内发生重大灾情、疫情及其他突发事件时，国务院规定的部门可以紧急调用企业药品。

第四十四条 对国内供应不足的药品，国务院有权限制或者禁止出口。

第四十五条 进口、出口麻醉药品和国家规定范围内的精神药品，必须持有国务院药品监督管理部门发给的《进口准许证》、《出口准许证》。

第四十六条 新发现和从国外引种的药材，经国务院药品监督管理部门审核批准后，方可销售。

第四十七条 地区性民间习用药材的管理办法，由国务院药品监督管理部门会同国务院中医药管理部门制定。

第四十八条 禁止生产（包括配制，下同）、销售假药。

有下列情形之一的，为假药：

（一）药品所含成分与国家药品标准规定的成分不符的；

（二）以非药品冒充药品或者以他种药品冒充此种药品的。

有下列情形之一的药品，按假药论处：

（一）国务院药品监督管理部门规定禁止使用的；

（二）依照本法必须批准而未经批准生产、进口，或者依照本法必须检验而未经检验即销售的；

（三）变质的；

（四）被污染的；

（五）使用依照本法必须取得批准文号而未取得批准文号的原料药生产的；

（六）所标明的适应证或者功能主治超出规定范围的。

第四十九条 禁止生产、销售劣药。

药品成分的含量不符合国家药品标准的，为劣药。

有下列情形之一的药品，按劣药论处：

（一）未标明有效期或者更改有效期的；

（二）不注明或者更改生产批号的；

（三）超过有效期的；

（四）直接接触药品的包装材料和容器未经批准的；

（五）擅自添加着色剂、防腐剂、香料、矫味剂及辅料的；

（六）其他不符合药品标准规定的。

第五十条 列入国家药品标准的药品名称为药品通用名称。已经作为药品通用名称的，该名称不得作为药品商标使用。

第五十一条 药品生产企业、药品经营企业和医疗机构直接接触药品的工作人员，必须每年进行健康检查。患有传染病或者其他可能污染药品的疾病的，不得从事直接接触药品的工作。

第六章 药品包装的管理

第五十二条 直接接触药品的包装材料和容器，必须符合药用要求，符合保障人体健康、安全的标准，并由药品监督管理部门在审批药品时一并审批。

药品生产企业不得使用未经批准的直接接触药品的包装材料和容器。

对不合格的直接接触药品的包装材料和容器，由药品监督管理部门责令停止使用。

第五十三条 药品包装必须适合药品质量的要求，方便贮存、运输和医疗使用。发运中药材必须有包装。在每件包装上，必须注明品名、产地、日期、调出单位，并附有质量合格的标志。

第五十四条 药品包装必须按照规定印有或者贴有标签并附有说明书。

标签或者说明书上必须注明药品的通用名称、成分、规格、生产企业、批准文号、产品批号、生产日期、有效期、适应证或者功能主治、用法、用量、禁忌、不良反应和注意事项。

麻醉药品、精神药品、医疗用毒性药品、放射性药品、外用药品和非处方药的标签，必须印有规定的标志。

第七章 药品价格和广告的管理

第五十五条 依法实行政府定价、政府指导价的药品，政府价格主管部门应当依照《中华人民共和国价格法》规定的定价原则，依据社会平均成本、市场供求状况和社会承受能力合理制定和调整价格，做到质价相符，消除虚高价格，保护用药者的正当利益。

药品的生产企业、经营企业和医疗机构必须执行政府定价、政府指导价，不得以任何形式擅自提高价格。

药品生产企业应当依法向政府价格主管部门如实提供药品的生产经营成本，不得拒报、虚报、瞒报。

第五十六条 依法实行市场调节价的药品，药品的生产企业、经营企业和医疗机构应当按照公平、合理和诚实信用、质价相符的原则制定价格，为用药者提供价格合理的药品。

药品的生产企业、经营企业和医疗机构应当遵守国务院价格主管部门关于药价管理的规定，制定和标明药品零售价格，禁止暴利和损害用药者利益的价格欺诈行为。

第五十七条 药品的生产企业、经营企业、医疗机构应当依法向政府价格主管部门提供其药品的实际购销价格和购销数量等资料。

第五十八条 医疗机构应当向患者提供所用药品的价格清单；医疗保险定点医疗机构还应当按照规定的办法如实公布其常用药品的价格，加强合理用药的管理。具体办法由国务院卫生行政部门规定。

第五十九条 禁止药品的生产企业、经营企业和医疗机构在药品购销中账外暗中给予、收受回扣或者其他利益。

禁止药品的生产企业、经营企业或者其代理人以任何名义给予使用其药品的医疗机构的负责人、药品采购人员、医师等有关人员以财物或者其他利益。禁止医疗机构的负责人、药品采购人员、医师等有关人员以任何名义收受药品的生产企业、经营企业或者其代理人给予的财物或者其他利益。

第六十条 药品广告须经企业所在地省、自治区、直辖市人民政府药品监督管理部门批准，并发给药品广告批准文号；未取得药品广告批准文号的，不得发布。

处方药可以在国务院卫生行政部门和国务院药品监督管理部门共同指定的医学、药学专业刊物上介绍，但不得在大众传播媒介发布广告或者以其他方式进行以公众为对象的广告宣传。

第六十一条 药品广告的内容必须真实、合法，以国务院药品监督管理部门批准的说明书为准，不得含有虚假的内容。

药品广告不得含有不科学的表示功效的断言或者保证；不得利用国家机关、医药科研单位、学术机构或者专家、学者、医师、患者的名义和形象作证明。

非药品广告不得有涉及药品的宣传。

第六十二条 省、自治区、直辖市人民政府药品监督管理部门应当对其批准的药品广告进行检查，对于违反本法和《中华人民共和国广告法》的广告，应当向广告监督管理机关通报并提出处理建议，广告监督管理机关应当依法作出处理。

第六十三条 药品价格和广告，本法未规定的，适用《中华人民共和国价格法》、《中华人民共和国广告法》的规定。

第八章 药品监督

第六十四条 药品监督管理部门有权按照法律、行政法规的规定对报经其审批的药品研制和药品的生产、经营以及医疗机构使用药品的事项进行监督检查，有关单位和个人不得拒绝和隐瞒。

药品监督管理部门进行监督检查时，必须出示证明文件，对监督检查中知悉的被检查人的技术秘密和业务秘密应当保密。

第六十五条 药品监督管理部门根据监督检查的需要，可以对药品质量进行抽查检验。抽查检验应当按照规定抽样，并不得收取任何费用。所需费用按照国务院规定列支。

药品监督管理部门对有证据证明可能危害人体健康的药品及其有关材料可以采取查封、扣押的行政强制措施，并在七日内作出行政处理决定；药品需要检验的，必须自检验报告书发出之日起十五日内作出行政处理决定。

第六十六条 国务院和省、自治区、直辖市人民政府的药品监督管理部门应当定期公告药品质量抽查检验的结果；公告不当的，必须在原公告范围内予以更正。

第六十七条 当事人对药品检验机构的检验结果有异议的，可以自收到药品检验结果之日起七日内向原药品检验机构或者上一级药品监督管理部门设置或者确定的药品检验机构申请复验，也可以直接向国务院药品监督管理部门设置或者确定的药品检验机构申请复验。受理复验的药品检验机构必须在国务院药品监督管理部门规定的时间内作出复验结论。

第六十八条 药品监督管理部门应当按照规定，依据《药品生产质量管理规范》、《药品经营质量管理规范》，对经其认证合格的药品生产企业、药品经营企业进行认证后的跟踪检查。

第六十九条 地方人民政府和药品监督管理部门不得以要求实施药品检验、审批等手段限制或者排斥非本地区药品生产企业依照本法规定生产的药品进入本地区。

第七十条 药品监督管理部门及其设置的药品检验机构和确定的专业从事药品检验的机

构不得参与药品生产经营活动，不得以其名义推荐或者监制、监销药品。

药品监督管理部门及其设置的药品检验机构和确定的专业从事药品检验的机构的工作人员不得参与药品生产经营活动。

第七十一条 国家实行药品不良反应报告制度。药品生产企业、药品经营企业和医疗机构必须经常考察本单位所生产、经营、使用的药品质量、疗效和反应。发现可能与用药有关的严重不良反应，必须及时向当地省、自治区、直辖市人民政府药品监督管理部门和卫生行政部门报告。具体办法由国务院药品监督管理部门会同国务院卫生行政部门制定。

对已确认发生严重不良反应的药品，国务院或者省、自治区、直辖市人民政府的药品监督管理部门可以采取停止生产、销售、使用的紧急控制措施，并应当在五日内组织鉴定，自鉴定结论作出之日起十五日内依法作出行政处理决定。

第七十二条 药品生产企业、药品经营企业和医疗机构的药品检验机构或者人员，应当接受当地药品监督管理部门设置的药品检验机构的业务指导。

第九章　法律责任

第七十三条 未取得《药品生产许可证》、《药品经营许可证》或者《医疗机构制剂许可证》生产药品、经营药品的，依法予以取缔，没收违法生产、销售的药品和违法所得，并处违法生产、销售的药品（包括已售出的和未售出的药品，下同）货值金额二倍以上五倍以下的罚款；构成犯罪的，依法追究刑事责任。

第七十四条 生产、销售假药的，没收违法生产、销售的药品和违法所得，并处违法生产、销售药品货值金额二倍以上五倍以下的罚款；有药品批准证明文件的予以撤销，并责令停产、停业整顿；情节严重的，吊销《药品生产许可证》、《药品经营许可证》或者《医疗机构制剂许可证》；构成犯罪的，依法追究刑事责任。

第七十五条 生产、销售劣药的，没收违法生产、销售的药品和违法所得，并处违法生产、销售药品货值金额一倍以上三倍以下的罚款；情节严重的，责令停产、停业整顿或者撤销药品批准证明文件、吊销《药品生产许可证》、《药品经营许可证》或者《医疗机构制剂许可证》；构成犯罪的，依法追究刑事责任。

第七十六条 从事生产、销售假药及生产、销售劣药情节严重的企业或者其他单位，其直接负责的主管人员和其他直接责任人员十年内不得从事药品生产、经营活动。

对生产者专门用于生产假药、劣药的原辅材料、包装材料、生产设备，予以没收。

第七十七条 知道或者应当知道属于假劣药品而为其提供运输、保管、仓贮等便利条件的，没收全部运输、保管、仓贮的收入，并处违法收入百分之五十以上三倍以下的罚款；构成犯罪的，依法追究刑事责任。

第七十八条 对假药、劣药的处罚通知，必须载明药品检验机构的质量检验结果；但是，本法第四十八条第三款第（一）、（二）、（五）、（六）项和第四十九条第三款规定的情形除外。

第七十九条 药品的生产企业、经营企业、药物非临床安全性评价研究机构、药物临床试验机构未按照规定实施《药品生产质量管理规范》、《药品经营质量管理规范》、药物非临床研究质量管理规范、药物临床试验质量管理规范的，给予警告，责令限期改正；逾期不改正的，责令停产、停业整顿，并处五千元以上二万元以下的罚款；情节严重的，吊销《药品生产许可证》、《药品经营许可证》和药物临床试验机构的资格。

第八十条 药品的生产企业、经营企业或者医疗机构违反本法第三十四条的规定，从无《药品生产许可证》、《药品经营许可证》的企业购进药品的，责令改正，没收违法购进的药品，并处违法购进药品货值金额二倍以上五倍以下的罚款；有违法所得的，没收违法所得；情节严重的，吊销《药品生产许可证》、《药品经营许可证》或者医疗机构执业许可证书。

第八十一条 进口已获得药品进口注册证书的药品，未按照本法规定向允许药品进口的口岸所在地的药品监督管理部门登记备案的，给予警告，责令限期改正；逾期不改正的，撤销进口药品注册证书。

第八十二条 伪造、变造、买卖、出租、出借许可证或者药品批准证明文件的，没收违法所得，并处违法所得一倍以上三倍以下的罚款；没有违法所得的，处二万元以上十万元以下的罚款；情节严重的，并吊销卖方、出租方、出借方的《药品生产许可证》、《药品经营许可证》、《医疗机构制剂许可证》或者撤销药品批准证明文件；构成犯罪的，依法追究刑事责任。

第八十三条 违反本法规定，提供虚假的证明、文件资料样品或者采取其他欺骗手段取得《药品生产许可证》、《药品经营许可证》、《医疗机构制剂许可证》或者药品批准证明文件的，吊销《药品生产许可证》、《药品经营许可证》、《医疗机构制剂许可证》或者撤销药品批准证明文件，五年内不受理其申请，并处一万元以上三万元以下的罚款。

第八十四条 医疗机构将其配制的制剂在市场销售的，责令改正，没收违法销售的制剂，并处违法销售制剂货值金额一倍以上三倍以下的罚款；有违法所得的，没收违法所得。

第八十五条 药品经营企业违反本法第十八条、第十九条规定的，责令改正，给予警告；情节严重的，吊销《药品经营许可证》。

第八十六条 药品标识不符合本法第五十四条规定的，除依法应当按照假药、劣药论处的外，责令改正，给予警告；情节严重的，撤销该药品的批准证明文件。

第八十七条 药品检验机构出具虚假检验报告，构成犯罪的，依法追究刑事责任；不构成犯罪的，责令改正，给予警告，对单位并处三万元以上五万元以下的罚款；对直接负责的主管人员和其他直接责任人员依法给予降级、撤职、开除的处分，并处三万元以下的罚款；有违法所得的，没收违法所得；情节严重的，撤销其检验资格。药品检验机构出具的检验结果不实，造成损失的，应当承担相应的赔偿责任。

第八十八条 本法第七十三条至第八十七条规定的行政处罚，由县级以上药品监督管理部门按照国务院药品监督管理部门规定的职责分工决定；吊销《药品生产许可证》、《药品经营许可证》、《医疗机构制剂许可证》、医疗机构执业许可证书或者撤销药品批准证明文件的，由原发证、批准的部门决定。

第八十九条 违反本法第五十五条、第五十六条、第五十七条关于药品价格管理的规定的，依照《中华人民共和国价格法》的规定处罚。

第九十条 药品的生产企业、经营企业、医疗机构在药品购销中暗中给予、收受回扣或者其他利益的，药品的生产企业、经营企业或者其代理人给予使用其药品的医疗机构的负责人、药品采购人员、医师等有关人员以财物或者其他利益的，由工商行政管理部门处一万元以上二十万元以下的罚款，有违法所得的，予以没收；情节严重的，由工商行政管理部门吊销药品生产企业、药品经营企业的营业执照，并通知药品监督管理部门，由药品监督管理部门吊销其《药品生产许可证》、《药品经营许可证》；构成犯罪的，依法追究刑事责任。

第九十一条 药品的生产企业、经营企业的负责人、采购人员等有关人员在药品购销中收受其他生产企业、经营企业或者其代理人给予的财物或者其他利益的，依法给予处分，没收违法所得；构成犯罪的，依法追究刑事责任。

医疗机构的负责人、药品采购人员、医师等有关人员收受药品生产企业、药品经营企业或者其代理人给予的财物或者其他利益的，由卫生行政部门或者本单位给予处分，没收违法所得；对违法行为情节严重的执业医师，由卫生行政部门吊销其执业证书；构成犯罪的，依法追究刑事责任。

第九十二条 违反本法有关药品广告的管理规定的，依照《中华人民共和国广告法》的规定处罚，并由发给广告批准文号的药品监督管理部门撤销广告批准文号，一年内不受理该品种的广告审批申请；构成犯罪的，依法追究刑事责任。

药品监督管理部门对药品广告不依法履行审查职责，批准发布的广告有虚假或者其他违反法律、行政法规的内容的，对直接负责的主管人员和其他直接责任人员依法给予行政处分；构成犯罪的，依法追究刑事责任。

第九十三条 药品的生产企业、经营企业、医疗机构违反本法规定，给药品使用者造成损害的，依法承担赔偿责任。

第九十四条 药品监督管理部门违反本法规定，有下列行为之一的，由其上级主管机关或者监察机关责令收回违法发给的证书、撤销药品批准证明文件，对直接负责的主管人员和其他直接责任人员依法给予行政处分；构成犯罪的，依法追究刑事责任：

（一）对不符合《药品生产质量管理规范》、《药品经营质量管理规范》的企业发给符合有关规范的认证证书的，或者对取得认证证书的企业未按照规定履行跟踪检查的职责，对不符合认证条件的企业未依法责令其改正或者撤销其认证证书的；

（二）对不符合法定条件的单位发给《药品生产许可证》、《药品经营许可证》或者《医疗机构制剂许可证》的；

（三）对不符合进口条件的药品发给进口药品注册证书的；

（四）对不具备临床试验条件或者生产条件而批准进行临床试验、发给新药证书、发给药品批准文号的。

第九十五条 药品监督管理部门或者其设置的药品检验机构或者其确定的专业从事药品检验的机构参与药品生产经营活动的，由其上级机关或者监察机关责令改正，有违法收入的予以没收；情节严重的，对直接负责的主管人员和其他直接责任人员依法给予行政处分。

药品监督管理部门或者其设置的药品检验机构或者其确定的专业从事药品检验的机构的工作人员参与药品生产经营活动的，依法给予行政处分。

第九十六条 药品监督管理部门或者其设置、确定的药品检验机构在药品监督检验中违法收取检验费用的，由政府有关部门责令退还，对直接负责的主管人员和其他直接责任人员依法给予行政处分。对违法收取检验费用情节严重的药品检验机构，撤销其检验资格。

第九十七条 药品监督管理部门应当依法履行监督检查职责，监督已取得《药品生产许可证》、《药品经营许可证》的企业依照本法规定从事药品生产、经营活动。

已取得《药品生产许可证》、《药品经营许可证》的企业生产、销售假药、劣药的，除依法追究该企业的法律责任外，对有失职、渎职行为的药品监督管理部门直接负责的主管人员和其他直接责任人员依法给予行政处分；构成犯罪的，依法追究刑事责任。

第九十八条 药品监督管理部门对下级药品监督管理部门违反本法的行政行为，责令限期改正；逾期不改正的，有权予以改变或者撤销。

第九十九条 药品监督管理人员滥用职权、徇私舞弊、玩忽职守，构成犯罪的，依法追究刑事责任；尚不构成犯罪的，依法给予行政处分。

第一百条 依照本法被吊销《药品生产许可证》、《药品经营许可证》的，由药品监督管理部门通知工商行政管理部门办理变更或者注销登记。

第一百零一条 本章规定的货值金额以违法生产、销售药品的标价计算；没有标价的，按照同类药品的市场价格计算。

第十章 附 则

第一百零二条 本法下列用语的含义是：

药品，是指用于预防、治疗、诊断人的疾病，有目的地调节人的生理机能并规定有适应证或者功能主治、用法和用量的物质，包括中药材、中药饮片、中成药、化学原料药及其制剂、抗生素、生化药品、放射性药品、血清、疫苗、血液制品和诊断药品等。

辅料，是指生产药品和调配处方时所用的赋形剂和附加剂。

药品生产企业，是指生产药品的专营企业或者兼营企业。

药品经营企业，是指经营药品的专营企业或者兼营企业。

第一百零三条 中药材的种植、采集和饲养的管理办法，由国务院另行制定。

第一百零四条 国家对预防性生物制品的流通实行特殊管理。具体办法由国务院制定。

第一百零五条 中国人民解放军执行本法的具体办法，由国务院、中央军事委员会依据本法制定。

第一百零六条 本法自 2001 年 12 月 1 日起施行。

二、中华人民共和国药品管理法实施条例

第一章 总 则

第一条 根据《中华人民共和国药品管理法》（以下简称《药品管理法》），制定本条例。

第二条 国务院药品监督管理部门设置国家药品检验机构。

省、自治区、直辖市人民政府药品监督管理部门可以在本行政区域内设置药品检验机构。地方药品检验机构的设置规划由省、自治区、直辖市人民政府药品监督管理部门提出，报省、自治区、直辖市人民政府批准。

国务院和省、自治区、直辖市人民政府的药品监督管理部门可以根据需要，确定符合药品检验条件的检验机构承担药品检验工作。

第二章　药品生产企业管理

第三条　开办药品生产企业，应当按照下列规定办理《药品生产许可证》：

（一）申办人应当向拟办企业所在地省、自治区、直辖市人民政府药品监督管理部门提出申请。省、自治区、直辖市人民政府药品监督管理部门应当自收到申请之日起 30 个工作日内，按照国家发布的药品行业发展规划和产业政策进行审查，并作出是否同意筹建的决定。

（二）申办人完成拟办企业筹建后，应当向原审批部门申请验收。原审批部门应当自收到申请之日起 30 个工作日内，依据《药品管理法》第八条规定的开办条件组织验收；验收合格的，发给《药品生产许可证》。申办人凭《药品生产许可证》到工商行政管理部门依法办理登记注册。

第四条　药品生产企业变更《药品生产许可证》许可事项的，应当在许可事项发生变更 30 日前，向原发证机关申请《药品生产许可证》变更登记；未经批准，不得变更许可事项。原发证机关应当自收到申请之日起 15 个工作日内作出决定。申请人凭变更后的《药品生产许可证》到工商行政管理部门依法办理变更登记手续。

第五条　省级以上人民政府药品监督管理部门应当按照《药品生产质量管理规范》和国务院药品监督管理部门规定的实施办法和实施步骤，组织对药品生产企业的认证工作；符合《药品生产质量管理规范》的，发给认证证书。其中，生产注射剂、放射性药品和国务院药品监督管理部门规定的生物制品的药品生产企业的认证工作，由国务院药品监督管理部门负责。

《药品生产质量管理规范》认证证书的格式由国务院药品监督管理部门统一规定。

第六条　新开办药品生产企业、药品生产企业新建药品生产车间或者新增生产剂型的，应当自取得药品生产证明文件或者经批准正式生产之日起 30 日内，按照规定向药品监督管理部门申请《药品生产质量管理规范》认证。受理申请的药品监督管理部门应当自收到企业申请之日起 6 个月内，组织对申请企业是否符合《药品生产质量管理规范》进行认证；认证合格的，发给认证证书。

第七条　国务院药品监督管理部门应当设立《药品生产质量管理规范》认证检查员库。《药品生产质量管理规范》认证检查员必须符合国务院药品监督管理部门规定的条件。进行《药品生产质量管理规范》认证，必须按照国务院药品监督管理部门的规定，从《药品生产质量管理规范》认证检查员库中随机抽取认证检查员组成认证检查组进行认证检查。

第八条　《药品生产许可证》有效期为 5 年。有效期届满，需要继续生产药品的，持证企业应当在许可证有效期届满前 6 个月，按照国务院药品监督管理部门的规定申请换发《药品生产许可证》。

药品生产企业终止生产药品或者关闭的,《药品生产许可证》由原发证部门缴销。

第九条 药品生产企业生产药品所使用的原料药,必须具有国务院药品监督管理部门核发的药品批准文号或者进口药品注册证书、医药产品注册证书;但是,未实施批准文号管理的中药材、中药饮片除外。

第十条 依据《药品管理法》第十三条规定,接受委托生产药品的,受托方必须是持有与其受托生产的药品相适应的《药品生产质量管理规范》认证证书的药品生产企业。

疫苗、血液制品和国务院药品监督管理部门规定的其他药品,不得委托生产。

第三章 药品经营企业管理

第十一条 开办药品批发企业,申办人应当向拟办企业所在地省、自治区、直辖市人民政府药品监督管理部门提出申请。省、自治区、直辖市人民政府药品监督管理部门应当自收到申请之日起30个工作日内,依据国务院药品监督管理部门规定的设置标准作出是否同意筹建的决定。申办人完成拟办企业筹建后,应当向原审批部门申请验收。原审批部门应当自收到申请之日起30个工作日内,依据《药品管理法》第十五条规定的开办条件组织验收;符合条件的,发给《药品经营许可证》。申办人凭《药品经营许可证》到工商行政管理部门依法办理登记注册。

第十二条 开办药品零售企业,申办人应当向拟办企业所在地设区的市级药品监督管理机构或者省、自治区、直辖市人民政府药品监督管理部门直接设置的县级药品监督管理机构提出申请。受理申请的药品监督管理机构应当自收到申请之日起30个工作日内,依据国务院药品监督管理部门的规定,结合当地常住人口数量、地域、交通状况和实际需要进行审查,作出是否同意筹建的决定。申办人完成拟办企业筹建后,应当向原审批机构申请验收。原审批机构应当自收到申请之日起15个工作日内,依据《药品管理法》第十五条规定的开办条件组织验收;符合条件的,发给《药品经营许可证》。申办人凭《药品经营许可证》到工商行政管理部门依法办理登记注册。

第十三条 省、自治区、直辖市人民政府药品监督管理部门负责组织药品经营企业的认证工作。药品经营企业应当按照国务院药品监督管理部门规定的实施办法和实施步骤,通过省、自治区、直辖市人民政府药品监督管理部门组织的《药品经营质量管理规范》的认证,取得认证证书。《药品经营质量管理规范》认证证书的格式由国务院药品监督管理部门统一规定。

新开办药品批发企业和药品零售企业,应当自取得《药品经营许可证》之日起30日内,向发给其《药品经营许可证》的药品监督管理部门或者药品监督管理机构申请《药品经营质量管理规范》认证。受理药品零售企业认证申请的药品监督管理机构应当自收到申请之日起7个工作日内,将申请移送负责组织药品经营企业认证工作的省、自治区、直辖市人民政府药品监督管理部门。省、自治区、直辖市人民政府药品监督管理部门应当自收到认证申请之日起3个月内,按照国务院药品监督管理部门的规定,组织对申请认证的药品批发企业或者药品零售企业是否符合《药品经营质量管理规范》进行认证;认证合格的,发给认证证书。

第十四条 省、自治区、直辖市人民政府药品监督管理部门应当设立《药品经营质量管理规范》认证检查员库。《药品经营质量管理规范》认证检查员必须符合国务院药品监督管理部门规定的条件。进行《药品经营质量管理规范》认证，必须按照国务院药品监督管理部门的规定，从《药品经营质量管理规范》认证检查员库中随机抽取认证检查员组成认证检查组进行认证检查。

第十五条 国家实行处方药和非处方药分类管理制度。国家根据非处方药品的安全性，将非处方药分为甲类非处方药和乙类非处方药。

经营处方药、甲类非处方药的药品零售企业，应当配备执业药师或者其他依法经资格认定的药学技术人员。经营乙类非处方药的药品零售企业，应当配备经设区的市级药品监督管理机构或者省、自治区、直辖市人民政府药品监督管理部门直接设置的县级药品监督管理机构组织考核合格的业务人员。

第十六条 药品经营企业变更《药品经营许可证》许可事项的，应当在许可事项发生变更30日前，向原发证机关申请《药品经营许可证》变更登记；未经批准，不得变更许可事项。原发证机关应当自收到企业申请之日起15个工作日内作出决定。申请人凭变更后的《药品经营许可证》到工商行政管理部门依法办理变更登记手续。

第十七条 《药品经营许可证》有效期为5年。有效期届满，需要继续经营药品的，持证企业应当在许可证有效期届满前6个月，按照国务院药品监督管理部门的规定申请换发《药品经营许可证》。

药品经营企业终止经营药品或者关闭的，《药品经营许可证》由原发证机关缴销。

第十八条 交通不便的边远地区城乡集市贸易市场没有药品零售企业的，当地药品零售企业经所在地县（市）药品监督管理机构批准并到工商行政管理部门办理登记注册后，可以在该城乡集市贸易市场内设点并在批准经营的药品范围内销售非处方药品。

第十九条 通过互联网进行药品交易的药品生产企业、药品经营企业、医疗机构及其交易的药品，必须符合《药品管理法》和本条例的规定。互联网药品交易服务的管理办法，由国务院药品监督管理部门会同国务院有关部门制定。

第四章 医疗机构的药剂管理

第二十条 医疗机构设立制剂室，应当向所在地省、自治区、直辖市人民政府卫生行政部门提出申请，经审核同意后，报同级人民政府药品监督管理部门审批；省、自治区、直辖市人民政府药品监督管理部门验收合格的，予以批准，发给《医疗机构制剂许可证》。

省、自治区、直辖市人民政府卫生行政部门和药品监督管理部门应当在各自收到申请之日起30个工作日内，作出是否同意或者批准的决定。

第二十一条 医疗机构变更《医疗机构制剂许可证》许可事项的，应当在许可事项发生变更30日前，依照本条例第二十条的规定向原审核、批准机关申请《医疗机构制剂许可证》变更登记；未经批准，不得变更许可事项。原审核、批准机关应当在各自收到申请之日起15个工作日内作出决定。

医疗机构新增配制剂型或者改变配制场所的，应当经所在地省、自治区、直辖市人民政府药品监督管理部门验收合格后，依照前款规定办理《医疗机构制剂许可证》变更登记。

第二十二条 《医疗机构制剂许可证》有效期为5年。有效期届满，需要继续配制制剂的，医疗机构应当在许可证有效期届满前6个月，按照国务院药品监督管理部门的规定申请换发《医疗机构制剂许可证》。

医疗机构终止配制制剂或者关闭的，《医疗机构制剂许可证》由原发证机关缴销。

第二十三条 医疗机构配制制剂，必须按照国务院药品监督管理部门的规定报送有关资料和样品，经所在地省、自治区、直辖市人民政府药品监督管理部门批准，并发给制剂批准文号后，方可配制。

第二十四条 医疗机构配制的制剂不得在市场上销售或者变相销售，不得发布医疗机构制剂广告。

发生灾情、疫情、突发事件或者临床急需而市场没有供应时，经国务院或者省、自治区、直辖市人民政府的药品监督管理部门批准，在规定期限内，医疗机构配制的制剂可以在指定的医疗机构之间调剂使用。

国务院药品监督管理部门规定的特殊制剂的调剂使用以及省、自治区、直辖市之间医疗机构制剂的调剂使用，必须经国务院药品监督管理部门批准。

第二十五条 医疗机构审核和调配处方的药剂人员必须是依法经资格认定的药学技术人员。

第二十六条 医疗机构购进药品，必须有真实、完整的药品购进记录。药品购进记录必须注明药品的通用名称、剂型、规格、批号、有效期、生产厂商、供货单位、购货数量、购进价格、购货日期以及国务院药品监督管理部门规定的其他内容。

第二十七条 医疗机构向患者提供的药品应当与诊疗范围相适应，并凭执业医师或者执业助理医师的处方调配。

计划生育技术服务机构采购和向患者提供药品，其范围应当与经批准的服务范围相一致，并凭执业医师或者执业助理医师的处方调配。

个人设置的门诊部、诊所等医疗机构不得配备常用药品和急救药品以外的其他药品。常用药品和急救药品的范围和品种，由所在地的省、自治区、直辖市人民政府卫生行政部门会同同级人民政府药品监督管理部门规定。

第五章 药品管理

第二十八条 药物非临床安全性评价研究机构必须执行《药物非临床研究质量管理规范》，药物临床试验机构必须执行《药物临床试验质量管理规范》。《药物非临床研究质量管理规范》、《药物临床试验质量管理规范》由国务院药品监督管理部门分别商国务院科学技术行政部门和国务院卫生行政部门制定。

第二十九条 药物临床试验、生产药品和进口药品，应当符合《药品管理法》及本条例的规定，经国务院药品监督管理部门审查批准；国务院药品监督管理部门可以委托省、自治区、直辖市人民政府药品监督管理部门对申报药物的研制情况及条件进行审查，对申报资料进行形式审查，并对试制的样品进行检验。具体办法由国务院药品监督管理部门制定。

第三十条 研制新药，需要进行临床试验的，应当依照《药品管理法》第二十九条的规定，经国务院药品监督管理部门批准。

药物临床试验申请经国务院药品监督管理部门批准后，申报人应当在经依法认定的具有药物临床试验资格的机构中选择承担药物临床试验的机构，并将该临床试验机构报国务院药品监督管理部门和国务院卫生行政部门备案。

药物临床试验机构进行药物临床试验，应当事先告知受试者或者其监护人真实情况，并取得其书面同意。

第三十一条 生产已有国家标准的药品，应当按照国务院药品监督管理部门的规定，向省、自治区、直辖市人民政府药品监督管理部门或者国务院药品监督管理部门提出申请，报送有关技术资料并提供相关证明文件。省、自治区、直辖市人民政府药品监督管理部门应当自受理申请之日起 30 个工作日内进行审查，提出意见后报送国务院药品监督管理部门审核，并同时将审查意见通知申报方。国务院药品监督管理部门经审核符合规定的，发给药品批准文号。

第三十二条 生产有试行期标准的药品，应当按照国务院药品监督管理部门的规定，在试行期满前 3 个月，提出转正申请；国务院药品监督管理部门应当自试行期满之日起 12 个月内对该试行期标准进行审查，对符合国务院药品监督管理部门规定的转正要求的，转为正式标准；对试行标准期满未按照规定提出转正申请或者原试行标准不符合转正要求的，国务院药品监督管理部门应当撤销该试行标准和依据该试行标准生产药品的批准文号。

第三十三条 变更研制新药、生产药品和进口药品已获批准证明文件及其附件中载明事项的，应当向国务院药品监督管理部门提出补充申请；国务院药品监督管理部门经审核符合规定的，应当予以批准。

第三十四条 国务院药品监督管理部门根据保护公众健康的要求，可以对药品生产企业生产的新药品种设立不超过 5 年的监测期；在监测期内，不得批准其他企业生产和进口。

第三十五条 国家对获得生产或者销售含有新型化学成分药品许可的生产者或者销售者提交的自行取得且未披露的试验数据和其他数据实施保护，任何人不得对该未披露的试验数据和其他数据进行不正当的商业利用。

自药品生产者或者销售者获得生产、销售新型化学成分药品的许可证明文件之日起 6 年内，对其他申请人未经已获得许可的申请人同意，使用前款数据申请生产、销售新型化学成分药品许可的，药品监督管理部门不予许可；但是，其他申请人提交自行取得数据的除外。

除下列情形外，药品监督管理部门不得披露本条第一款规定的数据：

（一）公共利益需要；

（二）已采取措施确保该类数据不会被不正当地进行商业利用。

第三十六条 申请进口的药品，应当是在生产国家或者地区获得上市许可的药品；未在生产国家或者地区获得上市许可的，经国务院药品监督管理部门确认该药品品种安全、有效而且临床需要的，可以依照《药品管理法》及本条例的规定批准进口。

进口药品，应当按照国务院药品监督管理部门的规定申请注册。国外企业生产的药品取得《进口药品注册证》，中国香港、澳门和台湾地区企业生产的药品取得《医药产品注册证》

后，方可进口。

第三十七条 医疗机构因临床急需进口少量药品的，应当持《医疗机构执业许可证》向国务院药品监督管理部门提出申请；经批准后，方可进口。进口的药品应当在指定医疗机构内用于特定医疗目的。

第三十八条 进口药品到岸后，进口单位应当持《进口药品注册证》或者《医药产品注册证》以及产地证明原件、购货合同副本、装箱单、运单、货运发票、出厂检验报告书、说明书等材料，向口岸所在地药品监督管理部门备案。口岸所在地药品监督管理部门经审查，提交的材料符合要求的，发给《进口药品通关单》。进口单位凭《进口药品通关单》向海关办理报关验放手续。

口岸所在地药品监督管理部门应当通知药品检验机构对进口药品逐批进行抽查检验；但是，有《药品管理法》第四十一条规定情形的除外。

第三十九条 疫苗类制品、血液制品、用于血源筛查的体外诊断试剂以及国务院药品监督管理部门规定的其他生物制品在销售前或者进口时，应当按照国务院药品监督管理部门的规定进行检验或者审核批准；检验不合格或者未获批准的，不得销售或者进口。

第四十条 国家鼓励培育中药材。对集中规模化栽培养殖、质量可以控制并符合国务院药品监督管理部门规定条件的中药材品种，实行批准文号管理。

第四十一条 国务院药品监督管理部门对已批准生产、销售的药品进行再评价，根据药品再评价结果，可以采取责令修改药品说明书，暂停生产、销售和使用的措施；对不良反应大或者其他原因危害人体健康的药品，应当撤销该药品批准证明文件。

第四十二条 国务院药品监督管理部门核发的药品批准文号、《进口药品注册证》、《医药产品注册证》的有效期为5年。有效期届满，需要继续生产或者进口的，应当在有效期届满前6个月申请再注册。药品再注册时，应当按照国务院药品监督管理部门的规定报送相关资料。有效期届满，未申请再注册或者经审查不符合国务院药品监督管理部门关于再注册的规定的，注销其药品批准文号、《进口药品注册证》或者《医药产品注册证》。

第四十三条 非药品不得在其包装、标签、说明书及有关宣传资料上进行含有预防、治疗、诊断人体疾病等有关内容的宣传；但是，法律、行政法规另有规定的除外。

第六章　药品包装的管理

第四十四条 药品生产企业使用的直接接触药品的包装材料和容器，必须符合药用要求和保障人体健康、安全的标准，并经国务院药品监督管理部门批准注册。

直接接触药品的包装材料和容器的管理办法、产品目录和药用要求与标准，由国务院药品监督管理部门组织制定并公布。

第四十五条 生产中药饮片，应当选用与药品性质相适应的包装材料和容器；包装不符合规定的中药饮片，不得销售。中药饮片包装必须印有或者贴有标签。

中药饮片的标签必须注明品名、规格、产地、生产企业、产品批号、生产日期，实施批准文号管理的中药饮片还必须注明药品批准文号。

第四十六条 药品包装、标签、说明书必须依照《药品管理法》第五十四条和国务院药品监督管理部门的规定印制。

药品商品名称应当符合国务院药品监督管理部门的规定。

第四十七条 医疗机构配制制剂所使用的直接接触药品的包装材料和容器、制剂的标签和说明书应当符合《药品管理法》第六章和本条例的有关规定，并经省、自治区、直辖市人民政府药品监督管理部门批准。

第七章 药品价格和广告的管理

第四十八条 国家对药品价格实行政府定价、政府指导价或者市场调节价。

列入国家基本医疗保险药品目录的药品以及国家基本医疗保险药品目录以外具有垄断性生产、经营的药品，实行政府定价或者政府指导价；对其他药品，实行市场调节价。

第四十九条 依法实行政府定价、政府指导价的药品，由政府价格主管部门依照《药品管理法》第五十五条规定的原则，制定和调整价格；其中，制定和调整药品销售价格时，应当体现对药品社会平均销售费用率、销售利润率和流通差率的控制。具体定价办法由国务院价格主管部门依照《中华人民共和国价格法》（以下简称《价格法》）的有关规定制定。

第五十条 依法实行政府定价和政府指导价的药品价格制定后，由政府价格主管部门依照《价格法》第二十四条的规定，在指定的刊物上公布并明确该价格施行的日期。

第五十一条 实行政府定价和政府指导价的药品价格，政府价格主管部门制定和调整药品价格时，应当组织药学、医学、经济学等方面专家进行评审和论证；必要时，应当听取药品生产企业、药品经营企业、医疗机构、公民以及其他有关单位及人员的意见。

第五十二条 政府价格主管部门依照《价格法》第二十八条的规定实行药品价格监测时，为掌握、分析药品价格变动和趋势，可以指定部分药品生产企业、药品经营企业和医疗机构作为价格监测定点单位；定点单位应当给予配合、支持，如实提供有关信息资料。

第五十三条 发布药品广告，应当向药品生产企业所在地省、自治区、直辖市人民政府药品监督管理部门报送有关材料。省、自治区、直辖市人民政府药品监督管理部门应当自收到有关材料之日起10个工作日内作出是否核发药品广告批准文号的决定；核发药品广告批准文号的，应当同时报国务院药品监督管理部门备案。具体办法由国务院药品监督管理部门制定。

发布进口药品广告，应当依照前款规定向进口药品代理机构所在地省、自治区、直辖市人民政府药品监督管理部门申请药品广告批准文号。

在药品生产企业所在地和进口药品代理机构所在地以外的省、自治区、直辖市发布药品广告的，发布广告的企业应当在发布前向发布地省、自治区、直辖市人民政府药品监督管理部门备案。接受备案的省、自治区、直辖市人民政府药品监督管理部门发现药品广告批准内容不符合药品广告管理规定的，应当交由原核发部门处理。

第五十四条 经国务院或者省、自治区、直辖市人民政府的药品监督管理部门决定，责令暂停生产、销售和使用的药品，在暂停期间不得发布该品种药品广告；已经发布广告的，必须立即停止。

第五十五条 未经省、自治区、直辖市人民政府药品监督管理部门批准的药品广告，使用伪造、冒用、失效的药品广告批准文号的广告，或者因其他广告违法活动被撤销药品广告批准文号的广告，发布广告的企业、广告经营者、广告发布者必须立即停止该药品广告的发布。

对违法发布药品广告，情节严重的，省、自治区、直辖市人民政府药品监督管理部门可以予以公告。

第八章　药品监督

第五十六条　药品监督管理部门（含省级人民政府药品监督管理部门依法设立的药品监督管理机构，下同）依法对药品的研制、生产、经营、使用实施监督检查。

第五十七条　药品抽样必须由两名以上药品监督检查人员实施，并按照国务院药品监督管理部门的规定进行抽样；被抽检方应当提供抽检样品，不得拒绝。

药品被抽检单位没有正当理由，拒绝抽查检验的，国务院药品监督管理部门和被抽检单位所在地省、自治区、直辖市人民政府药品监督管理部门可以宣布停止该单位拒绝抽检的药品上市销售和使用。

第五十八条　对有掺杂、掺假嫌疑的药品，在国家药品标准规定的检验方法和检验项目不能检验时，药品检验机构可以补充检验方法和检验项目进行药品检验；经国务院药品监督管理部门批准后，使用补充检验方法和检验项目所得出的检验结果，可以作为药品监督管理部门认定药品质量的依据。

第五十九条　国务院和省、自治区、直辖市人民政府的药品监督管理部门应当根据药品质量抽查检验结果，定期发布药品质量公告。药品质量公告应当包括抽验药品的品名、检品来源、生产企业、生产批号、药品规格、检验机构、检验依据、检验结果、不合格项目等内容。药品质量公告不当的，发布部门应当自确认公告不当之日起5日内，在原公告范围内予以更正。

当事人对药品检验机构的检验结果有异议，申请复验的，应当向负责复验的药品检验机构提交书面申请、原药品检验报告书。复验的样品从原药品检验机构留样中抽取。

第六十条　药品监督管理部门依法对有证据证明可能危害人体健康的药品及其有关证据材料采取查封、扣押的行政强制措施的，应当自采取行政强制措施之日起7日内作出是否立案的决定；需要检验的，应当自检验报告书发出之日起15日内作出是否立案的决定；不符合立案条件的，应当解除行政强制措施；需要暂停销售和使用的，应当由国务院或者省、自治区、直辖市人民政府的药品监督管理部门作出决定。

第六十一条　药品抽查检验，不得收取任何费用。

当事人对药品检验结果有异议，申请复验的，应当按照国务院有关部门或者省、自治区、直辖市人民政府有关部门的规定，向复验机构预先支付药品检验费用。复验结论与原检验结论不一致的，复验检验费用由原药品检验机构承担。

第六十二条　依据《药品管理法》和本条例的规定核发证书、进行药品注册、药品认证和实施药品审批检验及其强制性检验，可以收取费用。具体收费标准由国务院财政部门、国务院价格主管部门制定。

第九章 法律责任

第六十三条 药品生产企业、药品经营企业有下列情形之一的，由药品监督管理部门依照《药品管理法》第七十九条的规定给予处罚：

（一）开办药品生产企业、药品生产企业新建药品生产车间、新增生产剂型，在国务院药品监督管理部门规定的时间内未通过《药品生产质量管理规范》认证，仍进行药品生产的；

（二）开办药品经营企业，在国务院药品监督管理部门规定的时间内未通过《药品经营质量管理规范》认证，仍进行药品经营的。

第六十四条 违反《药品管理法》第十三条的规定，擅自委托或者接受委托生产药品的，对委托方和受托方均依照《药品管理法》第七十四条的规定给予处罚。

第六十五条 未经批准，擅自在城乡集市贸易市场设点销售药品或者在城乡集市贸易市场设点销售的药品超出批准经营的药品范围的，依照《药品管理法》第七十三条的规定给予处罚。

第六十六条 未经批准，医疗机构擅自使用其他医疗机构配制的制剂的，依照《药品管理法》第八十条的规定给予处罚。

第六十七条 个人设置的门诊部、诊所等医疗机构向患者提供的药品超出规定的范围和品种的，依照《药品管理法》第七十三条的规定给予处罚。

第六十八条 医疗机构使用假药、劣药的，依照《药品管理法》第七十四条、第七十五条的规定给予处罚。

第六十九条 违反《药品管理法》第二十九条的规定，擅自进行临床试验的，对承担药物临床试验的机构，依照《药品管理法》第七十九条的规定给予处罚。

第七十条 药品申报者在申报临床试验时，报送虚假研制方法、质量标准、药理及毒理试验结果等有关资料和样品的，国务院药品监督管理部门对该申报药品的临床试验不予批准，对药品申报者给予警告；情节严重的，3年内不受理该药品申报者申报该品种的临床试验申请。

第七十一条 生产没有国家药品标准的中药饮片，不符合省、自治区、直辖市人民政府药品监督管理部门制定的炮制规范的；医疗机构不按照省、自治区、直辖市人民政府药品监督管理部门批准的标准配制制剂的，依照《药品管理法》第七十五条的规定给予处罚。

第七十二条 药品监督管理部门及其工作人员违反规定，泄露生产者、销售者为获得生产、销售含有新型化学成分药品许可而提交的未披露试验数据或者其他数据，造成申请人损失的，由药品监督管理部门依法承担赔偿责任；药品监督管理部门赔偿损失后，应当责令故意或者有重大过失的工作人员承担部分或者全部赔偿费用，并对直接责任人员依法给予行政处分。

第七十三条 药品生产企业、药品经营企业生产、经营的药品及医疗机构配制的制剂，其包装、标签、说明书违反《药品管理法》及本条例规定的，依照《药品管理法》第八十六条的规定给予处罚。

  第七十四条 药品生产企业、药品经营企业和医疗机构变更药品生产经营许可事项，应当办理变更登记手续而未办理的，由原发证部门给予警告，责令限期补办变更登记手续；逾期不补办的，宣布其《药品生产许可证》、《药品经营许可证》和《医疗机构制剂许可证》无效；仍从事药品生产经营活动的，依照《药品管理法》第七十三条的规定给予处罚。

  第七十五条 违反本条例第四十八条、第四十九条、第五十条、第五十一条、第五十二条关于药品价格管理的规定的，依照《价格法》的有关规定给予处罚。

  第七十六条 篡改经批准的药品广告内容的，由药品监督管理部门责令广告主立即停止该药品广告的发布，并由原审批的药品监督管理部门依照《药品管理法》第九十二条的规定给予处罚。

  药品监督管理部门撤销药品广告批准文号后，应当自作出行政处理决定之日起5个工作日内通知广告监督管理机关。广告监督管理机关应当自收到药品监督管理部门通知之日起15个工作日内，依照《中华人民共和国广告法》的有关规定作出行政处理决定。

  第七十七条 发布药品广告的企业在药品生产企业所在地或者进口药品代理机构所在地以外的省、自治区、直辖市发布药品广告，未按照规定向发布地省、自治区、直辖市人民政府药品监督管理部门备案的，由发布地的药品监督管理部门责令限期改正；逾期不改正的，停止该药品品种在发布地的广告发布活动。

  第七十八条 未经省、自治区、直辖市人民政府药品监督管理部门批准，擅自发布药品广告的，药品监督管理部门发现后，应当通知广告监督管理部门依法查处。

  第七十九条 违反《药品管理法》和本条例的规定，有下列行为之一的，由药品监督管理部门在《药品管理法》和本条例规定的处罚幅度内从重处罚：

  （一）以麻醉药品、精神药品、医疗用毒性药品、放射性药品冒充其他药品，或者以其他药品冒充上述药品的；

  （二）生产、销售以孕产妇、婴幼儿及儿童为主要使用对象的假药、劣药的；

  （三）生产、销售的生物制品、血液制品属于假药、劣药的；

  （四）生产、销售、使用假药、劣药，造成人员伤害后果的；

  （五）生产、销售、使用假药、劣药，经处理后重犯的；

  （六）拒绝、逃避监督检查，或者伪造、销毁、隐匿有关证据材料的，或者擅自动用查封、扣押物品的。

  第八十条 药品监督管理部门设置的派出机构，有权作出《药品管理法》和本条例规定的警告、罚款、没收违法生产、销售的药品和违法所得的行政处罚。

  第八十一条 药品经营企业、医疗机构未违反《药品管理法》和本条例的有关规定，并有充分证据证明其不知道所销售或者使用的药品是假药、劣药的，应当没收其销售或者使用的假药、劣药和违法所得；但是，可以免除其他行政处罚。

  第八十二条 依照《药品管理法》和本条例的规定没收的物品，由药品监督管理部门按照规定监督处理。

第十章 附 则

  第八十三条 本条例下列用语的含义：

药品合格证明和其他标识，是指药品生产批准证明文件、药品检验报告书、药品的包装、标签和说明书。

新药，是指未曾在中国境内上市销售的药品。

处方药，是指凭执业医师和执业助理医师处方方可购买、调配和使用的药品。

非处方药，是指由国务院药品监督管理部门公布的，不需要凭执业医师和执业助理医师处方，消费者可以自行判断、购买和使用的药品。

医疗机构制剂，是指医疗机构根据本单位临床需要经批准而配制、自用的固定处方制剂。

药品认证，是指药品监督管理部门对药品研制、生产、经营、使用单位实施相应质量管理规范进行检查、评价并决定是否发给相应认证证书的过程。

药品经营方式，是指药品批发和药品零售。

药品经营范围，是指经药品监督管理部门核准经营药品的品种类别。

药品批发企业，是指将购进的药品销售给药品生产企业、药品经营企业、医疗机构的药品经营企业。

药品零售企业，是指将购进的药品直接销售给消费者的药品经营企业。

第八十四条 《药品管理法》第四十一条中"首次在中国销售的药品"，是指国内或者国外药品生产企业第一次在中国销售的药品，包括不同药品生产企业生产的相同品种。

第八十五条 《药品管理法》第五十九条第二款"禁止药品的生产企业、经营企业或者其代理人以任何名义给予使用其药品的医疗机构的负责人、药品采购人员、医师等有关人员以财物或者其他利益"中的"财物或者其他利益"，是指药品的生产企业、经营企业或者其代理人向医疗机构的负责人、药品采购人员、医师等有关人员提供的目的在于影响其药品采购或者药品处方行为的不正当利益。

第八十六条 本条例自 2002 年 9 月 15 日起施行。

三、处方管理办法（试行）

第一条 为加强处方开具、调剂、使用、保存的规范化管理，提高处方质量，促进合理用药，保障患者用药安全，依据《执业医师法》、《药品管理法》、《医疗机构管理条例》等有关法律、法规，制定本办法。

第二条 本办法适用于开具、审核、调剂、保管处方的相应机构和人员。

第三条 处方是由注册的执业医师和执业助理医师（以下简称"医师"）在诊疗活动中为患者开具的、由药学专业技术人员审核、调配、核对，并作为发药凭证的医疗用药的医疗文书。

第四条 处方药必须凭医师处方销售、调剂和使用。

医师处方和药学专业技术人员调剂处方应当遵循安全、有效、经济的原则，并注意保护患者的隐私权。

第五条 经注册的执业医师在执业地点取得相应的处方权。

经注册的执业助理医师开具的处方须经所在执业地点执业医师签字或加盖专用签章后方有效。

经注册的执业助理医师在乡、民族乡、镇的医疗、预防、保健机构执业，在注册的执业地点取得相应的处方权。

试用期的医师开具处方，须经所在医疗、预防、保健机构有处方权的执业医师审核、并签名或加盖专用签章后方有效。

医师须在注册的医疗、预防、保健机构签名留样及专用签章备案后方可开具处方。

医师被责令暂停执业、被责令离岗培训期间或被注销、吊销执业证书后，其处方权即被取消。

第六条 医师应当根据医疗、预防、保健需要，按照诊疗规范、药品说明书中的药品适应证、药理作用、用法、用量、禁忌、不良反应和注意事项等开具处方。

开具麻醉药品、精神药品、医疗用毒性药品、放射性药品的处方须严格遵守有关法律、法规和规章的规定。

第七条 处方为开具当日有效。特殊情况下需延长有效期的，由开具处方的医师注明有效期限，但有效期最长不得超过3天。

第八条 处方格式由三部分组成：

（一）前记：包括医疗、预防、保健机构名称，处方编号，费别、患者姓名、性别、年龄、门诊或住院病历号、科别或病室和床位号、临床诊断、开具日期等，并可添列专科要求的项目。

（二）正文：以Rp或R（拉丁文Recipe"请取"的缩写）标示，分列药品名称、规格、数量、用法用量。

（三）后记：医师签名和/或加盖专用签章，药品金额以及审核、调配、核对、发药的药学专业技术人员签名。

第九条 处方由各医疗机构按规定的格式统一印制。麻醉药品处方、急诊处方、儿科处方、普通处方的印刷用纸应分别为淡红色、淡黄色、淡绿色、白色。并在处方右上角以文字注明。

第十条 处方书写必须符合下列规则：

（一）处方记载的患者一般项目应清晰、完整，并与病历记载相一致。

（二）每张处方只限于一名患者的用药。

（三）处方字迹应当清楚，不得涂改。如有修改，必须在修改处签名及注明修改日期。

（四）处方一律用规范的中文或英文名称书写。医疗、预防、保健机构或医师、药师不得自行编制药品缩写名或用代号。书写药品名称、剂量、规格、用法、用量要准确规范，不得使用"遵医嘱"、"自用"等含糊不清字句。

（五）年龄必须写实足年龄，婴幼儿写日、月龄。必要时，婴幼儿要注明体重。西药、中成药、中药饮片要分别开具处方。

（六）西药、中成药处方，每一种药品须另起一行。每张处方不得超过五种药品。

（七）中药饮片处方的书写，可按君、臣、佐、使的顺序排列；药物调剂、煎煮的特殊要求注明在药品之后上方，并加括号，如布包、先煎、后下等；对药物的产地、炮制有特殊要求，应在药名之前写出。

（八）用量。一般应按照药品说明书中的常用剂量使用，特殊情况需超剂量使用时，应注明原因并再次签名。

（九）为便于药学专业技术人员审核处方，医师开具处方时，除特殊情况外必须注明临床诊断。

（十）开具处方后的空白处应划一斜线，以示处方完毕。

（十一）处方医师的签名式样和专用签章必须与在药学部门留样备查的式样相一致，不得任意改动，否则应重新登记留样备案。

第十一条 药品名称以《中华人民共和国药典》收载或药典委员会公布的《中国药品通用名称》或经国家批准的专利药品名为准。如无收载，可采用通用名或商品名。药名简写或缩写必须为国内通用写法。

中成药和医院制剂品名的书写应当与正式批准的名称一致。

第十二条 药品剂量与数量一律用阿拉伯数字书写。剂量应当使用公制单位：重量以克（g）、毫克（mg）、微克（μg）、纳克（ng）为单位；容量以升（l）、毫升（ml）为单位；国际单位（IU）、单位（U）计算。片剂、丸剂、胶囊剂、冲剂分别以片、丸、粒、袋为单位；溶液剂以支、瓶为单位；软膏及霜剂以支、盒为单位；注射剂以支、瓶为单位，应注明含量；饮片以剂或付为单位。

第十三条 处方一般不得超过 7 日用量；急诊处方一般不得超过 3 日用量；对于某些慢性病、老年病或特殊情况，处方用量可适当延长，但医师必须注明理由。

麻醉药品、精神药品、医疗用毒性药品、放射性药品的处方用量应当严格执行国家有关规定。开具麻醉药品处方时，应有病历记录。

第十四条 医师利用计算机开具普通处方时，需同时打印纸质处方，其格式与手写处方一致，打印的处方经签名后有效。药学专业技术人员核发药品时，必须核对打印处方无误后发给药品，并将打印处方收存备查。

第十五条 药学专业技术人员应按操作规程调剂处方药品：认真审核处方，准确调配药品，正确书写药袋或粘贴标签、包装；向患者交付处方药品时，应当对患者进行用药交待与指导。

第十六条 药学专业技术人员须凭医师处方调剂处方药品，非经医师处方不得调剂。

第十七条 取得药学专业技术资格人员方可从事处方调剂、调配工作。非药学专业技术人员不得从事处方调剂、调配工作。

具有药师以上药学专业技术职务任职资格的人员负责处方审核、评估、核对、发药以及安全用药指导。药士从事处方调配工作；确因工作需要，经培训考核合格后，也可以承担相应的药品调剂工作。

药学专业技术人员签名式样应在本机构药学部门或药品零售企业留样备查。

药学专业技术人员停止在医疗、预防、保健机构或药品零售企业执业时，其处方调剂权即被取消。

第十八条 药学专业技术人员应当认真逐项检查处方前记、正文和后记书写是否清晰、完整，并确认处方的合法性。

第十九条 药学专业技术人员应当对处方用药适宜性进行审核。包括下列内容：

（一）对规定必须做皮试的药物，处方医师是否注明过敏试验及结果的判定；

（二）处方用药与临床诊断的相符性；

（三）剂量、用法；

（四）剂型与给药途径；

（五）是否有重复给药现象；

（六）是否有潜在临床意义的药物相互作用和配伍禁忌。

第二十条 药学专业技术人员经处方审核后，认为存在用药安全问题时，应告知处方医师，请其确认或重新开具处方，并记录在处方调剂问题专用记录表上，经办药学专业技术人员应当签名，同时注明时间。

药学专业技术人员发现药品滥用和用药失误，应拒绝调剂，并及时告知处方医师，但不得擅自更改或者配发代用药品。

对于发生严重药品滥用和用药失误的处方，药学专业技术人员应当按有关规定报告。

第二十一条 药学专业技术人员调剂处方时必须做到"四查十对"。查处方，对科别、姓名、年龄；查药品，对药名、规格、数量、标签；查配伍禁忌，对药品性状、用法用量；查用药合理性，对临床诊断。

发出的药品应注明患者姓名和药品名称、用法、用量。

发出药品时应按药品说明书或处方医嘱，向患者或其家属进行相应的用药交代与指导，包括每种药品的用法、用量、注意事项等。

第二十二条 药学专业技术人员在完成处方调剂后，应当在处方上签名。

第二十三条 药学专业技术人员对于不规范处方或不能判定其合法性的处方，不得调剂。

第二十四条 处方由调剂、出售处方药品的医疗、预防、保健机构或药品零售企业妥善保存。普通处方、急诊处方、儿科处方保存1年，医疗用毒性药品、精神药品及戒毒药品处方保留2年，麻醉药品处方保留3年。

处方保存期满后，经医疗、预防、保健机构或药品零售企业主管领导批准、登记备案，方可销毁。

第二十五条 除医疗用毒性药品、精神药品、麻醉药品及戒毒药品外，任何医疗、预防、保健机构不得限制就诊人员持处方到其他医疗、预防、保健机构或药品零售企业购药。

第二十六条 本办法所称药学专业技术人员包括医疗、预防、保健机构和药品零售企业的、具有相应药学专业技术职务任职资格和资质的人员。

第二十七条 本办法由卫生部、国家中医药管理局负责解释。

第二十八条 本办法自2004年9月1日起施行。各医疗机构原印制的处方与本办法不符的，可以使用到2004年12月31日。

四、药品零售企业中药饮片质量管理办法

（国家中医药管理局 1996 年 5 月 23 日印发）

第一章 总 则

第一条 为加强药品零售企业中药饮片质量管理，根据《中华人民共和国药品管理法》和《中药商业质量管理规范（试行）》的有关规定，制定本办法。

第二条 国家中药生产经营行业主管部门依法实行对全国药品零售企业中药饮片的行业质量监督管理工作。

第三条 国家鼓励生产、经营优质饮片，并逐步实行优质优价。

第四条 本办法适用于所有经营中药饮片的药品零售企业。

第二章 人 员

第五条 经营中药饮片的药品零售企业，必须配备熟悉中药饮片性能，掌握饮片鉴别技术和炮制规范，有实践经验，坚持原则的中药专业技术人员。

第六条 药品零售企业必须配备专职或兼职质检人员，负责饮片进、销、存各环节的质量管理和监督工作。

第七条 从事质量管理、检验、采购、保管养护、调剂的人员，必须有相应的专业技术职称或技术等级以及 15 年以上老药工，经过有关药品法规和有关专业知识的培训，具有以下相应的专业技能，并经考试合格后方能上岗。

（一）从事质量管理、检验的人员，应熟练掌握中药饮片鉴别技术，有能力对经营各环节出现的质量问题做出正确判断和处理。

（二）从事中药饮片采购的人员，必须掌握本企业所经营中药饮片和购进饮片的《中华人民共和国药典》标准和地方质量标准和行业标准。

（三）从事中药饮片保管、养护的人员必须熟悉各种中药饮片的性质，掌握保管方法和养护手段。

（四）从事饮片调剂的人员，必须熟练掌握饮片调剂的基本知识和操作技能。

第三章 采 购

第八条 药品零售企业必须从持有《药品生产（经营）企业合格证》、《药品生产（经营）企业许可证》和《营业执照》的生产、经营企业购进中药饮片，其质量必须符合《中华人民共和国药典》、《全国中药炮制规范》、地方《中药炮制规范》和《中药饮片质量标准通则（试行）》的要求。

第九条 药品零售企业采购中药饮片，必须在确保质量合格的前提下，从持有《药品生产（经营）企业合格证》、《药品生产（经营）企业许可证》和《营业执照》的单位购进。不得从非法渠道购进中药饮片。

第十条 具有经营毒性中药资格的企业采购毒性中药饮片，必须从持有《毒性中药材的饮片定点生产证》的中药饮片生产企业和具有经营毒性中药资格的批发企业购进，严禁从非法渠道购进毒性中药饮片。

第四章 检 验

第十一条 药品零售企业必须配备与其经营品种相适应的中药饮片检验设施。

第十二条 药品零售企业在建立健全以质量责任制为中心的各项管理制度的基础上，还必须建立以下中药饮片质量管理制度：

（一）中药饮片进货验收、保管养护和出库复核制度；

（二）中药饮片调配操作（包括饮片接方、配方、核对、发药等）管理制度；

（三）中药饮片质量检查制度；

（四）中药饮片炮制加工管理制度；

（五）中药饮片质量事故报告制度。

第五章 保 管

第十三条 药品零售企业应有与经营中药饮片品种、数量相适应的饮片库房，并与其他药品库分开。饮片库房应选择地势较高、阴凉、干燥、通风的地方，并有防虫、防鼠、防毒、防潮、防污染的措施以及相应的设施。

第十四条 贮存中药饮片应结合中药饮片的性质、分类存放于不同的容器内，注明品名，防止混淆。同时做到合理摆放，便于取货。使用的包装材料不得对饮片造成污染。

第十五条 中药饮片入（出）库必须经质检人员检验（复核），合格签字后方可入（出）库。对质量不合格或货单不符的，质检人员和库房保管员有权拒收（发）。饮片入（出）库要有完整记录。

第十六条 药品零售企业要结合各种中药饮片的性质和不同季节的气候特点，采取有效措施，做好养护工作。对在库饮片要开展经常性的质量检查，发现问题及时处理，并做好饮片养护和质量检查记录。

第十七条 毒性中药饮片必须按照国家有关规定，实行专人专库（柜）、专账、专用衡器，双人双锁保管，做到账、货、卡相符。

第六章 调 剂

第十八条 药品零售企业必须制定中药饮片调剂操作管理制度，并严格执行。

第十九条 药品零售企业要建立饮片清洁卫生制度。饮片装斗前必须经过筛簸，要坚持定期清理药斗，防止交叉污染。贮存饮片的容器内不得有串药、生虫霉变、走油、结串等现象。

第二十条 中药饮片调剂应严格执行审方制度，对有配伍、妊娠禁忌以及违反国家有关规定的处方，应拒绝调配。

调剂后的处方必须由专人逐一进行复核并签字；发药时要认真核对患者姓名，取药凭证号码，以及药剂付数，防止差错。

第二十一条 药品零售企业要有必要的小炒、小炙场地，加工工具和辅料，以适应中医处方的临床需要。严禁该炮制而未炮制的生药、整药配方。

第二十二条 调配用的计量器应定期校验，并有合格标志。调配时应做到计量准确。严禁以手代秤。

第七章 奖 惩

第二十三条 药品零售企业应建立严格的奖惩制度，对饮片工作做出突出贡献的个人，企业领导应给予荣誉和物质奖励。

第二十四条 对达不到本办法各项要求的企业将不予核发《药品经营企业合格证》。

第二十五条 对违反本办法第七、八、九、十九条要求，造成重大事故的单位要给予必要的处置，直至吊销《药品经营企业合格证》；有关的责任者要给予行政处分，触犯法律的，追究企业领导及有关直接责任者的法律责任。

第八章 附 则

第二十六条 本办法由国家中医药管理局负责解释。

第二十七条 本办法自发布之日起实行。

五、处方药与非处方药流通管理暂行规定

第一章 总 则

第一条 为了加强处方药、非处方药的流通管理，保证人民用药安全、有效、方便、及时，依据《中共中央、国务院关于卫生改革与发展的决定》和《处方药与非处方药分类管理办法》（试行），制定本规定。

第二条 凡在国内从事药品生产、批发、零售的企业及医疗机构适用于本规定。

第三条 国家实行特殊管理的处方药的生产销售、批发销售、调配、零售、使用按有关法律、法规执行。

第四条 本规定由县级以上药品监督管理部门监督实施。

第二章 生产、批发企业销售

第五条 处方药、非处方药的生产销售、批发销售业务必须由具有《药品生产企业许可证》、《药品经营企业许可证》的药品生产企业、药品批发企业经营。

第六条 药品生产、批发企业必须按照分类管理、分类销售的原则和规定向相应的具有合法经营资格的药品零售企业和医疗机构销售处方药和非处方药，并按有关药品监督管理规定保存销售记录备查。

第七条 进入药品流通领域的处方药和非处方药，其相应的警示语或忠告语应由生产企业醒目地印制在药品包装或药品使用说明书上。

相应的警示语或忠告语如下：

处方药：凭医师处方销售、购买和使用！

甲类非处方药、乙类非处方药：请仔细阅读药品使用说明书并按说明使用或在药师指导下购买和使用！

第八条 药品生产、批发企业不得以任何方式直接向病患者推荐、销售处方药。

第三章 药店零售

第九条 销售处方药和甲类非处方药的零售药店必须具有《药品经营企业许可证》。

销售处方药和甲类非处方药的零售药店必须配备驻店执业药师或药师以上药学技术人员。

《药品经营企业许可证》和执业药师证书应悬挂在醒目、易见的地方。执业药师应佩戴标明其姓名、技术职称等内容的胸卡。

第十条 处方药必须凭执业医师或执业助理医师处方销售、购买和使用。

执业药师或药师必须对医师处方进行审核、签字后依据处方正确调配、销售药品。对处方不得擅自更改或代用。对有配伍禁忌或超剂量的处方，应当拒绝调配、销售，必要时，经处方医师更正或重新签字，方可调配、销售。

零售药店对处方必须留存2年以上备查。

第十一条 处方药不得采用开架自选销售方式。

第十二条 甲类非处方药、乙类非处方药可不凭医师处方销售、购买和使用，但病患者可以要求在执业药师或药师的指导下进行购买和使用。

执业药师或药师应对病患者选购非处方药提供用药指导或提出寻求医师治疗的建议。

第十三条 处方药、非处方药应当分柜摆放。

第十四条 处方药、非处方药不得采用有奖销售、附赠药品或礼品销售等销售方式，暂不允许采用网上销售方式。

第十五条 零售药店必须从具有《药品经营企业许可证》、《药品生产企业许可证》的药品批发企业、药品生产企业采购处方药和非处方药，并按有关药品监督管理规定保存采购记录备查。

第四章 医疗机构处方与使用

第十六条 处方药必须由执业医师或执业助理医师处方。医师处方必须遵循科学、合理、经济的原则，医疗机构应据此建立相应的管理制度。

第十七条 医疗机构可以根据临床及门诊医疗的需要按法律、法规的规定使用处方药和非处方药。

第十八条 医疗机构药房的条件及处方药、非处方药的采购、调配等活动可参照零售药店进行管理。

第五章 普通商业企业零售

　　第十九条 在药品零售网点数量不足、布局不合理的地区，普通商业企业可以销售乙类非处方药，但必须经过当地地市级以上药品监督管理部门审查、批准、登记，符合条件的颁发乙类非处方药准销标志。具体实施办法由省级药品监督管理部门制定。

　　根据便民利民的原则，销售乙类非处方药的普通商业企业也应合理布局。

　　鼓励并优先批准具有《药品经营企业许可证》的零售药店与普通商业企业合作在普通商业企业销售乙类非处方药。

　　第二十条 普通商业企业不得销售处方药和甲类非处方药，不得采用有奖销售、附赠药品或礼品销售等销售方式销售乙类非处方药，暂不允许采用网上销售方式销售乙类非处方药。

　　第二十一条 普通商业企业的乙类非处方药销售人员及有关管理人员必须经过当地地市级以上药品监督管理部门适当的药品管理法律、法规和专业知识培训、考核并持证上岗。

　　第二十二条 普通商业企业销售乙类非处方药时，应设立专门货架或专柜，并按法律法规的规定摆放药品。

　　第二十三条 普通商业企业必须从具有《药品经营企业许可证》、《药品生产企业许可证》的药品批发企业、药品生产企业采购乙类非处方药，并按有关药品监督管理规定保存采购记录备查。

　　第二十四条 普通商业连锁超市销售的乙类非处方药必须由连锁总部统一从合法的供应渠道和供应商采购、配送，分店不得独自采购。

　　第二十五条 销售乙类非处方药的普通商业连锁超市其连锁总部必须具备与所经营药品和经营规模相适应的仓贮条件，并配备1名以上药师以上技术职称的药学技术人员负责进货质量验收和日常质量管理工作。

第六章 附 则

　　第二十六条 本规定由国家药品监督管理局负责解释。

　　第二十七条 本规定自2000年1月1日起开始施行。

六、非处方药专有标识管理规定（暂行）

　　为规范非处方药药品的管理，根据《处方药与非处方药分类管理办法》（试行），规定如下：

　　一、非处方药专有标识是用于已列入《国家非处方药目录》，并通过药品监督管理部门审核登记的非处方药药品标签、使用说明书、内包装、外包装的专有标识，也可用作经营非处方药药品的企业指南性标志。

　　二、国家药品监督管理局负责制定、公布非处方药专有标识及其管理规定。

　　三、非处方药药品自药品监督管理部门核发《非处方药药品审核登记证书》之日起，可以使用非处方药专有标识。

非处方药药品自药品监督管理部门核发《非处方药药品审核登记证书》之日起 12 个月后，其药品标签、使用说明书、内包装、外包装上必须印有非处方药专有标识。

未印有非处方药专有标识的非处方药药品一律不准出厂。

四、经营非处方药药品的企业自 2000 年 1 月 1 日起可以使用非处方药专有标识。

经营非处方药药品的企业在使用非处方药专有标识时，必须按照国家药品监督管理局公布的坐标比例和色标要求使用。（坐标比例为：宽：高＝15：7；色标要求：红色标识为 M100Y100，绿色标识为 C100M50Y70）

五、非处方药专有标识图案分为红色和绿色，红色专有标识用于甲类非处方药药品，绿色专有标识用于乙类非处方药药品和用作指南性标志。

六、使用非处方药专有标识时，药品的使用说明书和大包装可以单色印刷，标签和其他包装必须按照国家药品监督管理局公布的色标要求印刷。单色印刷时，非处方药专有标识下方必须标示"甲类"或"乙类"字样。

非处方药专有标识应与药品标签、使用说明书、内包装、外包装一体化印刷，其大小可根据实际需要设定，但必须醒目、清晰，并按照国家药品监督管理局公布的坐标比例使用。

非处方药药品标签、使用说明书和每个销售基本单元包装印有中文药品通用名称（商品名称）的一面（侧），其右上角是非处方药专有标识的固定位置。

七、违反本规定，按《药品管理法》及相关法律规定进行处罚。

八、本规定由国家药品监督管理局负责解释。

七、药品包装、标签和说明书管理规定（暂行）

第一条　为加强药品监督管理，规范药品的包装、标签及说明书，以利于药品的运输、贮藏和使用，保证人民用药安全有效，特制定本规定。

第二条　药品包装、标签及说明书必须按照国家药品监督管理局规定的要求印制，其文字及图案不得加入任何未经审批同意的内容。

第三条　药品包装内不得夹带任何未经批准的介绍或宣传产品、企业的文字、音像及其他资料。

第四条　凡在中国境内销售、使用的药品，其包装、标签及说明书所用文字必须以中文为主并使用国家语言文字工作委员会公布的规范化汉字。

第五条　药品的通用名称必须用中文显著标示，如同时有商品名称，则通用名称与商品名称用字的比例不得小于 1：2，通用名称与商品名称之间应有一定空隙，不得连用。

第六条　药品商品名称须经国家药品监督管理局批准后方可在药品包装、标签及说明书上标注。

第七条　提供药品信息的标志及文字说明，字迹应清晰易辨，标示清楚醒目，不得有印字脱落或粘贴不牢等现象，并不得用粘贴、剪切的方式进行修改或补充。

第八条　药品的包装分内包装与外包装。

（一）内包装系指直接与药品接触的包装（如安瓿、注射剂瓶、铝箔等）。内包装应能保证药品在生产、运输、贮藏及使用过程中的质量，并便于医疗使用。

药品内包装材料、容器（药包材）的更改，应根据所选用药包材的材质，做稳定性试验，考察药包材与药品的相容性。

（二）外包装系指内包装以外的包装，按由里向外分为中包装和大包装。外包装应根据药品的特性选用不易破损的包装，以保证药品在运输、贮藏、使用过程中的质量。

第九条　药品的标签分为内包装标签与外包装标签。

（一）内包装标签与外包装标签内容不得超出国家药品监督管理局批准的药品说明书所限定的内容；文字表达应与说明书保持一致。

（二）内包装标签可根据其尺寸的大小，尽可能包含药品名称、适应证或者功能主治、用法用量、规格、贮藏、生产日期、产品批号、有效期、生产企业等标示内容，但必须标注药品名称、规格及产品批号。

（三）中包装标签应注明药品名称、主要成分、性状、适应证或者功能主治、用法用量、不良反应、禁忌证、规格、贮藏、生产日期、产品批号、有效期、批准文号、生产企业等内容。

（四）大包装标签注明药品名称、规格、贮藏、生产日期、产品批号、有效期、批准文号、生产企业以及使用说明书规定以外的必要内容，包括包装数量、运输注意事项或其他标记等。

（五）标签上有效期具体表述形式应为：有效期至×年×月。

（六）由于尺寸原因，中包装标签不能全部注明不良反应、禁忌证、注意事项的，均应注明"详见说明书"字样。

第十条　原料药的包装参照本规定第八条第（一）项执行，标签按制剂大包装标签规定办理。

第十一条　药品的每个最小销售单元的包装必须按照规定印有或贴有标签并附有说明书。

第十二条　药品说明书应包含有关药品的安全性、有效性等基本科学信息。

药品的说明书应列有以下内容：药品名称〔通用名、英文名、汉语拼音、化学名称、分子式、分子量、结构式（复方制剂、生物制品应注明成分）〕、性状、药理毒理、药代动力学、适应证、用法用量、不良反应、禁忌证、注意事项（孕妇及哺乳期妇女用药、儿童用药、药物相互作用和其他类型的相互作用，如烟、酒等）、药物过量（包括症状、急救措施、解毒药）、有效期、贮藏、批准文号、生产企业（包括地址及联系电话）等内容。如某一项目尚不明确，应注明"尚不明确"字样；如明确无影响，应注明"无"。

药品生产企业应主动跟踪药品上市后的应用情况，并在必要时提出修改说明书的申请。印制说明书，必须按照统一格式（说明书格式见附件一、二）。其内容必须与国家药品监督管理局批准的说明书一致。

第十三条　药品的用法用量除单位含量标示外，还应使用通俗易懂的文字，如："一次×片，一日×次"，"一次×支，一日×次"等，以正确指导用药。

第十四条　麻醉药品、精神药品、医疗用毒性药品、放射性药品等特殊管理的药品、外用药品、非处方药品在其中包装、大包装和标签、说明书在必须印有符合规定的标志；对贮藏有特殊要求的药品，必须在包装、标签的醒目位置和说明书中注明。

第十五条 药品的包装、标签及说明书在申请该药品注册时依药品的不同类别按照相应的管理规定办理审批手续。已注册上市的药品，凡修订或更改包装、标签或说明书的，均须按照原申报程序履行报批手续。

第十六条 凡违反本规定的，药品监督管理部门或者药品监督管理机构应责令药品生产企业更改其包装、标签或说明书、收回已上市的不符本规定的药品。同时，按照《药品管理法》、《药品管理法实施办法》的有关规定予以处罚。

第十七条 本规定由国家药品监督管理局负责解释。

第十八条 本规定自 2001 年 1 月 1 日起执行。

附件一 化学药品与生物制品说明书格式

××××说明书

【药品名称】

通用名：

商品名：

英文名：

汉语拼音：

本品主要成分及其化学名称为：

其结构式为：

分子式：

分子量：

（注：1. 复方制剂应写为：本品为复方制剂，其组分为：

2. 生物制品本项内容为主要组成成分。）

【性状】

【药理毒理】

【药代动力学】

【适应证】

【用法用量】

【不良反应】

【禁忌】

【注意事项】

【孕妇及哺乳期妇女用药】

【儿童用药】

【老年患者用药】

【药物过量】

【规格】

【有效期】

【贮藏】

【批准文号】

【生产企业】（地址、联系电话）

附件二 中药说明书格式

××××说明书

【药品名称】

品　　名：

汉语拼音：

【性　　状】

【主要成分】

【药理毒理】

【功能主治】

【用法用量】

【不良反应】

【禁忌】

【注意事项】

【规格】

【有效期】

【贮藏】

【批准文号】

【生产企业】（地址、联系电话）

附录二

中药处方用名及应付范围参考表

中药正名	处方用名应付
二画	
十大功劳	开十大功劳、土黄连、刺黄柏，付十大功劳
丁香	开公丁香、雄丁香、紫丁香、丁香，付丁香
人参	开人参、高丽参、红参，付红参；开生晒参、晒参，付生晒参；开野山参、山参、生晒山参，付野山人参；开白糖参、糖参，付白糖参；开参须、直须，付人参须；开参芦、参蒂、红参芦、白参芦，付人参芦
八角茴香	开八角茴香、大茴、大茴香，付八角茴香；开炒八角茴香，付炒黄品
九香虫	开九香虫、屁巴虫、打屁虫、炒九香虫，付炒黄品
九节菖蒲	开九节菖蒲、节菖蒲、建菖蒲、小菖蒲，付九节菖蒲
儿茶	开孩儿茶、黑儿茶、棕儿茶、儿茶，付儿茶
三画	
三七	开三七、田三七、田七，付生三七粉；开亘三七，付亘三七
三棱	开三棱、山棱、荆三棱、京三棱、制三棱，付醋炙三棱
土茯苓	开土茯苓、仙遗粮、冷饭团、土苓，付土茯苓
土鳖虫	开土鳖虫、土别、地别、蟅虫，付土鳖虫
大血藤	开大血藤、红藤、活血藤、大活血，付大血藤
大黄	开大黄、锦纹、庄黄、生军、川军，付生大黄；开熟大黄、熟军、制军，付蒸制大黄；开酒大黄、酒军，付酒炙大黄；开大黄炭，付大黄炭
大戟	开大戟、棉大戟、棉戟，付醋炙棉大戟；开生棉大戟，按毒性中药管理规定配付
大蓟	开大蓟、大蓟草，付大蓟；开大蓟炭，付炒炭品
大腹皮	开大腹皮、腹毛、伏毛、腹皮，付大腹皮
大风子	开大风子、大枫子，付生大风子；开大风子霜，付大风子霜
小茴香	开小茴香、茴香、小茴、谷茴，付生小茴香；开制茴香，付盐炙小茴香
小蓟	开小蓟、刺儿菜、小吉，付生小蓟；开小蓟炭，付小蓟炭
山药	开山药、淮药、怀药，付生山药；开炒山药，付麸炒山药；开土山药，付土炒山药
山楂	开楂肉、楂片、北山楂、山楂，付生北山楂；开焦山楂，付炒焦山楂；开楂炭、炭山楂、炭楂，付山楂炭；开炒山楂、清炒山楂，付炒黄品；开糖山楂，临用时红糖炒制
山豆根	开山豆根、广豆根、豆根，付山豆根
山茱萸	开山茱萸、山萸肉、萸肉、枣皮，付生山萸肉；开酒山萸肉，付蒸山茱萸
山奈	开香山奈、山奈，付山奈
山慈菇	开毛菇、毛慈菇、山慈菇，付山慈菇

中药正名	处 方 用 名 应 付
三画	
川芎	开川芎、川兄、芎穷、抚芎,付生川芎;开酒川芎,付酒炙川芎
川贝母	开川贝、松贝、青贝、炉贝、紫贝、板贝,付川贝母;开平贝、伊贝、生贝,付尖贝
川木香	开川木香、川香、南木香,付川木香
川牛膝	开川牛膝、川牛夕、川夕,付生川牛膝;开酒川夕,临时酒炙
川乌	开川乌、乌头,付制川乌;开生川乌,按毒性中药管理规定配付
川楝子	开川楝子、川楝、金铃子、制川楝,付盐炙川楝子;开焦川楝,付炒焦品
川木通	开淮木通、白木通、淮通、川木通,付川木通
马兜铃	开马兜铃、兜铃,付生马兜铃;开炙马兜铃,付蜜炙马兜铃
马钱子	开马钱子、马钱、马前、伏水、番木鳖、番木别、炒马钱子,付砂炒马钱子;开生马钱子,按毒性中药管理规定配付
女贞子	开女贞子、冬青子,付制女贞子;开生女贞子,付生女贞子
千金子	开千金子、续随子,按毒性中药管理规定配付;开千金子霜、千金霜、续随子霜,付千金子霜
四画	
天冬	开天冬、天门冬、明天冬,付天冬
天麻	开天麻、明麻、贡麻付天麻;开赤箭、天麻蒂,付天麻芦
天南星	开天南星、京南星、南星,付制天南星;开胆南星、胆星、九转南星,付胆南星;开生天南星,按毒性中药管理规定配付
天花粉	开花粉、天花粉、瓜蒌根,付天花粉
天仙子	开莨菪子、天仙子,按毒性中药管理规定配付
天仙藤	开马兜铃藤、青木香藤、天仙藤,付天仙藤
水蛭	开水蛭、蚂蟥、炒水蛭,付滑石粉炒水蛭
水红花子	开荭草实、蓼实子、大蓼子、水红花子,付炒黄品
牛黄	开牛黄、西牛黄、西黄、丑宝,付天然牛黄;开人工牛黄,付人工牛黄
牛蒡子	开牛蒡子、大力子、鼠粘子、牛子、炒牛子,付炒牛蒡子
牛膝	开牛膝、牛夕、淮牛夕、怀夕,付怀牛膝;开酒牛膝,付酒炙牛膝;开盐牛膝,付盐炙牛膝
巴豆	开巴豆、江子、付巴豆霜;开生巴豆,按毒性中药管理规定配付
巴戟天	开巴戟天、巴戟、巴吉、肉巴吉,付盐炙巴戟天;开生巴戟,付生巴戟;开制巴戟天,付甘草制巴戟天
木香	开云木香、木香、广木香,付云木香;开煨木香,付煨制木香
木蝴蝶	开木蝴蝶、玉蝴蝶、云故纸、白故纸、破故纸、千张纸,付木蝴蝶
木瓜	开宣木瓜、木瓜,付木瓜片
木鳖子	开木别、木鳖子,付木鳖子;开木鳖子霜,付木鳖子霜
五味子	开五味子、北五味、五味、醋五味,付醋蒸五味子;开酒五味,付酒蒸五味子;开炙五味,付蜜炙五味子
五加皮	开五加皮、五加、加皮,付五加皮;开香加皮、杠柳皮,付香加皮(有毒)
五灵脂	开五灵脂、灵脂米、糖灵脂、灵脂,付醋炙五灵脂;开酒五灵脂,付酒炙五灵脂

中药正名	处 方 用 名 应 付
四画	
五倍子	开文蛤、五倍子，付五倍子
六曲	开六曲、六神曲、力曲，付六曲；开炒六曲，付炒黄六曲；开焦六曲，付炒焦六曲
乌药	开乌药、台乌，付乌药；开麸乌药，付麸炒乌药
乌梅	开乌梅、乌梅肉、祁梅，付制乌梅；开乌梅炭，付乌梅炭
乌梢蛇	开乌梢蛇、乌风蛇、乌蛇，付酒炙乌梢蛇
片姜黄	开片姜黄、片姜、姜黄，付片姜黄
王不留行	开王不留、王不留行、留行子，付炒王不留行
火麻仁	开火麻仁、大麻仁、麻子仁、麻仁，付炒火麻仁；开生火麻仁，付生火麻仁
升麻	开升麻、绿升麻、黑升麻，付升麻；开酒升麻，付酒炙升麻；开蜜升麻，付蜜炙升麻
太子参	开太子参、孩儿参、童参，付太子参
丹参	开丹参、赤丹参、紫丹参，付生丹参；开酒丹参，付酒炙丹参
瓦楞子	开瓦楞子、瓦弄子、瓦弄，付煅瓦楞子
车前子	开前仁、车前仁、车前子，付车前子
公丁香	开丁香、公丁香，付公丁香
五画	
白术	开白术、漂术、平术、于术，付漂白术；开土白术，付土炒白术；开麸炒白术临时炒用；开焦白术、焦术，付炒焦白术
白芍	开白芍、芍药、杭芍，付生白芍；开酒白芍、酒芍，付酒炙白芍；开炒白芍、炒芍，付清炒白芍
白及	开白及，付白及片；开白及粉，付白及粉
白芷	开香白芷、川白芷、杭白芷，付白芷片
白蔹	开见肿消、山地瓜、白蔹，付白蔹片
白附子	开白附子、白附、禹白附、白附片，付制白附子片；开生白附子，按毒性中药管理规定配付
白茅根	开白茅根、茅根，付生白茅根；开白茅根炭、茅根炭，付炒炭品
白前	开白前，付生白前；开蜜白前，临时蜜炙
白豆蔻	开白豆蔻、白蔻、紫蔻、波蔻、豆蔻，付白豆蔻；开白蔻仁、蔻仁、叩仁，付去壳白豆蔻；开蔻壳、叩壳，付白豆蔻壳；开白蔻花、豆蔻花、豆扣花、波扣花、蔻花，付白豆蔻花
白果	开白果、银杏，付白果；开炒白果，付炒黄品
白薇	开白薇、山白薇、硬白薇，付生白薇；开炙白薇，付蜜炙白薇
白扁豆	开白扁豆、扁豆子、扁豆，付炒白扁豆或火单白扁豆
白胡椒	开胡椒、白古月、白胡椒，付白胡椒
白头翁	开白头公、野丈人、白头翁，付白头翁片
白鲜皮	开鲜皮、北鲜皮、八股牛、白鲜皮，付白鲜皮
白石英	开白石英，付煅白石英
白矾	开白矾、明矾，付生白矾；开枯矾、熟明矾，付煅白矾
石决明	开石决明、石决，付煅石决明；开生石决明，付生石决明
石膏	开生石膏、白虎，付生石膏；开熟石膏，付煅石膏

中药正名	处 方 用 名 应 付
五画	
石燕	开石燕，付煅石燕
石蟹	开石蟹，付煅石蟹
石韦	开石兰、石背柳、石韦，付石韦丝片
石斛	开金钗石斛、耳环石斛、芨草、吊兰草，付石斛片；开鲜石斛，付鲜石斛
石榴皮	开石榴壳、石榴皮，付石榴皮片；开石榴皮炭，付炒炭品
石菖蒲	开菖蒲、石菖蒲，付石菖蒲
甘草	开甘草、粉甘草、粉草，付生甘草；开炙甘草、炙草，付蜜炙甘草
甘遂	开甘遂、甘泽、制甘遂，付醋炙甘遂；开生甘遂，按毒性中药管理规定配付
北沙参	开北沙参、北条参、条参，付北沙参
北豆根	开蝙蝠葛根、防己葛、北豆根，付北豆根片
半夏	开半夏、法夏、法半夏，付法半夏；开姜夏、姜半夏，付姜半夏；开生半夏，按毒性中药管理规定配付
瓜蒌子	开瓜蒌子、瓜蒌仁、栝蒌子、栝蒌仁、蒌仁，付炒瓜蒌子；开生瓜蒌子，付生瓜蒌子
瓜蒌霜	开栝蒌霜、瓜蒌子去油，付瓜蒌子霜
瓜蒌	开栝蒌、栝蒌、瓜蒌实，付全瓜蒌
艾叶	开艾叶、蕲艾、祁艾，付生艾叶；开醋艾叶，付醋炙艾叶；开艾绒，付制艾绒；开艾叶炭，付艾叶炭
龙骨	开龙骨、土龙骨、五花龙骨，付生龙骨；开制龙骨，付煅龙骨
龙齿	开龙齿、青龙齿、白龙齿，付生龙齿；开制龙齿，付煅龙齿
龙胆	开龙胆、龙胆草，付生龙胆草；开酒龙胆草，付酒炙龙胆草
龙眼肉	开龙眼肉、桂圆肉、元肉，付龙眼肉
玄参	开玄参、黑元参、元参、乌元参，付玄参片
玉竹	开玉竹、尾参、葳蕤，付玉竹片
仙茅	开仙茅、独毛、地棕，付生仙茅片；开酒仙茅，付酒炙仙茅
仙鹤草	开龙牙草、狼牙草、仙合草、仙鹤草，付仙鹤草
冬虫夏草	开虫草、冬虫草、冬虫夏草，付冬虫夏草
半边莲	开细米草、半边莲，付半边莲
半枝莲	开半边花、小韩信草，付半枝莲
母丁香	开鸡舌香、母丁香，付母丁香
六画	
当归	开当归、秦归、川归、全归，付全当归片；开酒当归，付酒炙当归；开土当归，付土炒当归；开归身，付当归身；开归尾，付当归尾；开归头、当归头，付当归头
地黄	开地黄、生地、干地、淮地、怀地，付生地；开生地炭，付生地炭；开熟地、伏地、九地、蒸地黄、制地黄，付熟地；开伏地炭、熟地炭，付熟地炭；开鲜生地、鲜地，付鲜生地
地榆	开地榆，付生地榆；开地榆炭、黑地榆，付地榆炭
地丁	开地丁，付甜地丁或紫花地丁
地龙	开地龙、土龙、土地龙、炒地龙，付滑石粉炒地龙

中药正名	处方用名应付
六画	
地肤子	开地肤、铁扫把子、地肤子，付地肤子
地骨皮	开枸杞根、地骨、北仝皮，付地骨皮
老鹳草	开五叶草、破铜钱、老鹳草，付老鹳草
肉苁蓉	开肉苁蓉、苁蓉、大云、制大云、咸大云、淡大云、漂大云，付漂肉苁蓉；开酒苁蓉、酒大云，付酒蒸苁蓉
肉豆蔻	开肉豆蔻、肉蔻、肉叩、肉果、玉果，付煨肉豆蔻；开肉蔻花、玉果花、玉叩花，付肉豆蔻花
肉桂	开肉桂、上桂、玉桂、企桂、大桂，付肉桂
百合	开百合、药百合、野百合、菜百合，付生百合；开蜜百合，临时蜜炙
百部	开百部、牛百部、羊百部，付生百部；开蜜百部，临时蜜炙
西豆根	开西豆根、苦豆根、苦甘草，付西豆根
西洋参	开洋参、西参、花旗参，付亘西洋参；开西洋参片，付西洋参片
竹茹	开竹茹、竹绒，付生竹茹；开姜竹茹，付姜汁炙竹茹
天竹黄	开竹黄、竺黄、云（广）竺黄、天竺黄，付天竺黄
灯心草	开灯心草、灯芯、灯草、灯芯草、长灯心、长灯草，付生灯心草；开灯心草炭，付煅制品或临时炒制；开朱灯心，付朱砂拌灯心草
决明子	开决明子、草决明、马蹄决明，付炒决明子
亚麻子	开胡麻子、胡麻仁、亚麻仁、亚麻子，付亚麻子
朱砂	开朱砂、丹砂、辰砂、镜面砂，付水飞朱砂
红花	开草红花、红兰花、刺红花、红花，付红花
红芪	开红兰芪、晋芪、红芪，付红芪；开炙红芪，付蜜炙红芪
红娘子	开红娘子、红娘虫、红娘、红蝉、炒红娘、制红娘，付米炒红娘子；开生红娘子，按毒性中药管理规定配付
红大戟	开红大戟、红芽大戟，付红大戟
红豆蔻	开红豆蔻、红蔻、红扣、良姜子，付红豆蔻
自然铜	开自然铜、元铜、然铜，付煅淬自然铜
阳起石	开阳起石，付煅淬阳起石
血余炭	开血余炭、血余、发炭，付血余炭
全蝎	开全蝎、全虫、淡全虫、蝎子，付制全蝎
冰片	开冰片、梅片、龙脑、龙脑香，付冰片
防己	开防己、汉防己、粉防己，付防己片
防风	开防风、北防风、青防风、关防风，付防风片；开防风炭，付防风炭
合欢皮	开合欢、夜合欢皮、夜合皮、合欢皮，付合欢皮；开夜合花、合欢花，付合欢花
关木通	开东北木通、马木通、关木通，付关木通
七画	
牡丹皮	开牡丹皮、丹皮、刮丹皮、凤丹，付生丹皮；开丹皮炭，付丹皮炭
牡蛎	开牡蛎、牡力、左牡蛎，付煅牡蛎；开生牡蛎，付生牡蛎
赤石脂	开赤石脂、赤石，付煅赤石脂
赤芍	开赤芍、赤芍药、川赤芍，付生赤芍片；开炒赤芍，付炒黄品

中药正名	处方用名应付
七画	
赤小豆	开赤小豆、红小豆、红豆、赤豆，付赤小豆
苍耳子	开苍耳子、苍耳，付炒苍耳子
苍术	开苍术、漂术、炒苍术，付麸炒苍术；开焦苍术，付炒焦苍术
附子	开附片、天雄、制附片、黑附片、熟附、姜附、盐附子，付制附片；开炮附片，付砂炒品
麦芽	开麦芽、大麦芽，付炒麦芽；开生麦芽，付生麦芽
麦冬	开麦冬、寸冬、麦门冬，付麦冬
杜仲	开杜仲、川杜仲、绵杜仲、炒杜仲、制杜仲，付盐炙杜仲；开生杜仲，付生品
远志	开远志、志肉、远志筒，付甘草汁制远志；开炙远志、蜜志肉，付蜜炙远志
芫花	开芫花、制芫花，付醋芫花；开生芫花，按毒性中药管理规定配付
沙苑子	开沙苑子、潼蒺藜、沙蒺藜、制沙苑子，付盐炙沙苑子
补骨脂	开补骨脂、故子、黑故脂、黑故子、制故子，付盐炙补骨脂
花椒	开花椒、青花椒、川椒、蜀椒，付花椒；开炒花椒，付炒黄品
花蕊石	开花蕊石、花尔石，付煅花蕊石
芥子	开芥子、白芥子、北芥子、黄芥子，付炒芥子
皂角	开皂角、皂荚、长皂角，付生皂角；开煨皂角，临时煨制
谷芽	开谷芽、稻芽，付炒谷芽；开生谷芽，付生谷芽
吴茱萸	开吴茱萸、吴萸子、吴萸、吴于，付甘草制吴茱萸
芡实	开芡实、芡实米，付生芡实；开麸炒芡实，付麸炒芡实
延胡索	开延胡索、元胡、延胡、玄胡，付醋炙延胡索；开生延胡索，付生延胡索片
羌活	开羌活、川羌、西羌，付羌活
辛夷	开辛夷、木笔花、望青花、辛夷花，付辛夷
芦根	开芦根、苇根、苇茎，付芦根；开鲜芦根，付鲜品
两面针	开入地金牛、双面针、上山虎、两面针，付两面针
两头尖	开竹节香附、两头尖，付两头尖
伸筋草	开狮子草、舒筋草、伸筋草，付伸筋草
佛手	开川佛手、广佛手、佛手相，付佛手片
沉香	开沉香木、海南沉、沉香，付沉香；开沉香粉，付沉香粉
忍冬藤	开忍冬、金银藤、忍冬藤，付忍冬藤
诃子	开诃子、诃黎勒，付生诃子；开煨诃子，付煨制诃子
何首乌	开何首乌、首乌、首午，付蒸制首乌；开生首乌，付生何首乌
没药	开没药、末药、明没药、醋没药，付醋炙没药
阿胶	开阿胶、驴皮胶、驴胶，付生阿胶；开驴胶珠、阿胶珠、胶珠、炒阿胶，付炒阿胶珠；开蒲黄炒阿胶珠，临时炒制
鸡内金	开鸡内金、内金、鸡肫皮、炒鸡内金，付砂炒鸡内金
龟板	开龟板、败龟板、龟腹甲、炒龟板，付砂炒醋淬龟板
陈皮	开广皮、广陈皮、桔皮、橘子皮，付陈皮

中药正名	处 方 用 名 应 付
八画	
青皮	开青皮、个青、四花青皮，付醋炙青皮；开麸炒青皮，付麸炒青皮
青果	开青果、干青果、橄榄果，付青果
青娘子	开青娘子、青娘虫、芫青、青娘、制青娘，付米炒青娘子；开生青娘子，按毒性中药管理规定配付
知母	开知母，付生知母；开盐知母，付盐炙知母
金银花	开金银花、银花、双花、二花、二宝花、忍冬花，付生金银花；开金银花炭，付炒炭品
金樱子	开金樱子、糖罐子，付净金樱子；开制金樱子，付蜜炙金樱子
金果榄	开金牛胆、青牛胆、金果榄，付金果榄
金钱草	开过路黄、铜钱草、金钱草，付金钱草
金钱白花蛇	开金钱白花蛇、银环蛇，付酒酥金钱白花蛇
泽泻	开泽泻、建泻、制泽泻，付盐炙泽泻；开麸泽泻，付麸炒泽泻；开生泽泻，付生泽泻片
明党参	开明党、红党参、明党参，付明党参
佩兰	开佩兰叶、醒头草、佩兰，付佩兰
侧柏叶	开侧柏叶、柏叶、扁柏，付生侧柏叶；开侧柏炭，付侧柏炭
卷柏	开卷柏、打不死，付生卷柏；开卷柏炭，临时炒炭
枇杷叶	开枇杷叶、杷叶，付生枇杷叶；开炙枇杷叶，付蜜炙枇杷叶
使君子	开使君子、君肉，付炒使君子
苦杏仁	开苦杏仁、光杏仁、杏仁，付火单杏仁；开杏仁霜、杏仁泥，付杏仁霜
苦参	开苦参，付苦参片；开苦参炭，临时炒制
郁金	开郁金、入金、玉金，付生郁金片；开醋郁金，付醋炙郁金
郁李仁	开郁李仁、李仁，付郁李仁
松香	开松香、松脂、片松，付制松香
鱼鳔	开鱼鳔、鱼胶、制鱼鳔，付滑石粉炒鱼鳔
刺猬皮	开刺猬皮、猬皮、炒猬皮，付滑石粉炒刺猬皮
狗肾	开狗肾、黄狗肾、狗鞭、制狗肾，付滑石粉炒狗肾；开酒狗肾，付酒制狗肾
狗脊	开狗脊、金毛狗脊、犬片，付砂炒狗脊
乳香	开乳香、尔香、明乳香、滴乳香、醋乳香，付醋炙乳香
炉甘石	开炉甘石、甘石，付煅制炉甘石
细辛	开细辛、北细辛、辽细辛，付细辛
九画	
枸杞	开枸杞子，枸杞果，甘枸杞，枸杞、付枸杞
荆芥	开荆芥、荆芥穗、芥穗，付生荆芥；开荆芥炭、芥穗炭，付荆芥炭
茯苓	开茯苓、云苓，付茯苓片；开朱茯苓，临时加拌朱砂；开茯苓皮、苓皮、云苓皮，付茯苓皮；开赤茯苓，付赤茯苓；开苓神、云神、抱木茯苓，付茯神；开朱茯神，临时加拌朱砂
姜	开生姜、鲜生姜、鲜姜，付生姜；开干姜、北姜、均姜，付干姜；开炭姜、姜炭，付干姜炭；开姜皮，付干姜皮；开炮姜付砂炒品
姜黄	开姜黄、广姜黄，付姜黄

中药正名	处 方 用 名 应 付
九画	
首乌藤	开首乌藤、夜交藤，付首乌藤
独活	开独活、大活、玉活、川独活、西大活，付独活
重楼	开蚤休、白蚤休、七叶一枝花，付重楼
胖大海	开胖大海、大海、通大海，付胖大海
茺蔚子	开茺蔚子、益母草子，付生茺蔚子；开炒茺蔚子，付炒黄品
威灵仙	开威灵仙、灵仙、灵仙根、老虎须，付威灵仙片；开酒灵仙，付酒炒威灵仙
茜草	开茜草，付生茜草；开茜草炭，付茜草炭
贯众	开贯众、贯仲、管仲，付生贯众；开贯众炭，临时炒炭
前胡	开前胡、信前胡，付生前胡；开炙前胡，付蜜炙前胡
钟乳石	开钟乳石、石钟乳、滴乳石，付煅钟乳石
香附	开香附、莎草根、香附子、制香附，付醋炙香附；开生香附，付生香附子；开四制香附，付四制香附
香橼	开陈香橼、香元、香橼，付香橼
香薷	开香茹、嫩香薷，付香薷
骨碎补	开骨碎补、毛姜、申姜、猴姜、炒毛姜、付砂炒骨碎补
草乌	开草乌，付制草乌；开生草乌，按毒性中药管理规定配付
草豆蔻	开草豆蔻、草寇、草扣、草寇仁，付姜炙草豆蔻
草果	开草果、草果仁，付草果仁；开姜草果，付姜汁炙草果仁
砂仁	开砂仁、缩砂仁、西砂仁、阳春砂，付砂仁；开砂仁壳，付砂仁壳；开姜砂仁，临时姜汁炙
枳壳	开枳壳、湘枳壳、川枳壳、江枳壳、炒枳壳，付麸炒枳壳
枳实	开枳实、川枳实、小枳实、鹅眼枳实、炒枳实，付麸炒枳实
南天仙子	开南天仙子、水蓑衣子、广天仙子，付南天仙子
南沙参	开空沙参、泡参，付南沙参；开米南沙参，付米炒品
南鹤虱	开鹤虱、南鹤虱，付南鹤虱
胡芦巴	开胡芦巴、胡巴子、芦巴子、制胡芦巴，付盐炙胡芦巴
胡黄连	开胡连、胡黄连，付胡黄连
胡椒	开白胡椒、玉椒、胡椒，付胡椒
珍珠	开珍珠、真珠，付制珍珠或珍珠粉
禹粮石	开禹粮石、禹余粮，付煅淬禹粮石
韭菜子	开韭菜子、韭子，付韭菜子；开盐韭子，付盐炙韭菜子
柏子仁	开柏子仁、侧柏仁、柏仁，付生柏子仁；开柏子霜，付柏子仁霜
荔枝核	开荔枝核、力核、荔核、制荔核，付盐炙荔枝核
钩藤	开钩藤、老钩藤，付钩藤；开双钩、钩耳，付钩藤钩
厚朴	开厚朴、筒朴、制朴、姜朴，付姜炙厚朴；开生厚朴，付生厚朴
厚朴花	开厚朴花、川朴花，付姜炙厚朴花
穿山甲	开穿山甲、甲珠、炮甲、炮山甲，付砂炒穿山甲
穿心莲	开穿心莲、一见喜、榄核莲，付穿心莲

中药正名	处方用名应付
九画	
虻虫	开虻虫、牛虻，付炒虻虫
玳瑁	开玳瑁、文甲、炒玳瑁，付滑石粉烫玳瑁
牵牛子	开牵牛子、丑牛、二丑、黑丑、白丑，付炒牵牛子
栀子	开栀子、山栀、黄枝，付生栀子；开焦栀子，付焦栀子；开栀子炭，付栀子炭；开炒栀子，付炒黄栀子
荜茇	开荜拔、洋荜茇，付荜茇
荜澄茄	开澄茄、毕茄、荜澄茄，付荜澄茄
茵陈	开茵陈蒿、绵茵陈、茵陈，付茵陈
鸦胆子	开鸦胆、鸦蛋、鸦胆子，付鸦胆子
急性子	开凤仙子、凤仙花子、急性子，付急性子
洋金花	开曼陀罗花、山茄花、凤茄花、洋金花，付洋金花
十画	
党参	开党参、西党、潞党、台党，付生党参；开炙党参，临时蜜炙；开米炒党参，付米炒党参
浙贝母	开贝母、浙贝、大贝、宝贝、象贝，付浙贝母
桔梗	开苦桔梗、白桔梗、甜桔梗，付桔梗片
狼毒	开狼毒、制狼毒，付醋炙狼毒；开生狼毒，按毒性中药管理规定配付
莲房	开莲房、莲蓬壳，付莲房；开莲房炭，付莲房炭
莲子	开莲子、莲肉、白莲，付莲子；开炒莲子，付炒黄品
益智	开益智、益智仁、益智子、制益智，付盐炙益智
益母草	开益母草、茺蔚、坤草，付益母草；开酒益母草，付酒炒益母草
莪术	开文术、蓬术、制莪术，付醋炙莪术
柴胡	开柴胡、北柴胡，付生柴胡；开醋柴胡，付醋炙柴胡；开酒柴胡，临时酒炒
拳参	开拳参、草河车、红蚤休，付拳参
徐长卿	开徐长卿、遥竹消，付徐长卿
桂皮	开桂皮、官桂、香桂皮、土桂皮，付桂皮
桂枝	开桂枝、川桂枝、桂枝木，付桂枝；开炙桂枝，付蜜炙桂枝
海龙	开海龙、制海龙，付酒酥海龙
海马	开海马、制海马，付酒酥海马
海狗肾	开海狗肾、制海狗肾，付酒酥海狗肾
海螵蛸	开海螵蛸、乌贼骨、墨鱼骨，付麸炒海螵蛸
桃仁	开桃仁、光桃仁，付火单桃仁
莨菪子	开莨菪子、天仙子，付北天仙子
莱菔子	开莱菔子、萝卜子，付炒莱菔子；开生莱菔子，付生莱菔子
浮小麦	开浮小麦，付浮小麦；开炒浮小麦，付炒黄品
浮海石	开浮海石、海浮石、海石，付煅浮海石
桑椹	开桑椹、桑椹子，付桑椹
桑叶	开桑叶、冬桑叶、冬霜叶、桑霜叶，付生桑叶；开炙桑叶，临时蜜炙
桑白皮	开桑白皮、桑皮、桑根白皮，付生桑白皮；开蜜桑白皮，付蜜炙桑白皮

中药正名	处方用名应付
十画	
桑枝	开桑枝、嫩桑枝、童桑枝，付干桑枝；开酒桑枝，付酒炙桑枝
桑螵蛸	开桑螵蛸、桑蛸，付蒸桑螵蛸；开盐桑螵蛸，付盐炙品
桑寄生	开寄生、广寄生、真寄生、桑寄生，付桑寄生
秦艽	开左秦艽、西秦艽、秦艽，付秦艽
秦皮	开秦白皮、蜡树皮、秦皮，付秦皮
高良姜	开良姜、高良姜，付高良姜
预知子	开八月扎、八月爪、预知子，付预知子
通草	开大通草、通脱木、白通草、通草，付通草
十一画	
黄芪	开黄芪、北芪、绵芪，付生黄芪；开炙黄芪，付蜜炙黄芪
黄芩	开黄芩、子芩、条芩、枯芩，付生黄芩；开酒黄芩、酒芩，付酒炙黄芩；开黄芩炭，临时炒制
黄柏	开黄柏、川柏、关柏，付生黄柏；开盐黄柏，付盐炙黄柏；开黄柏炭，付黄柏炭；开酒黄柏，临时酒炙
黄连	开黄连、川连、云连、雅连、味连、鸡爪连，付生黄连；开酒黄连，付酒炙黄连；开萸黄连，临时用吴茱萸水炒制；开姜黄连，临时姜汁炙
黄精	开黄精、制黄精、熟黄精，付蒸黄精
麻黄	开麻黄、西麻黄，付生麻黄；开炙麻黄，付蜜炙麻黄；开麻绒，付生麻黄绒；开炙麻绒，付蜜炙麻黄绒
淫羊藿	开淫羊藿、仙灵脾、羊藿叶，付淫羊藿；开制淫羊藿，付羊脂油炙淫羊藿
菊花	开白菊、杭菊、甘菊花，付菊花；开菊花炭，临时炒炭
石菖蒲	开菖蒲、石菖蒲、香菖蒲，付菖蒲
商陆	开商陆、制商陆，付醋炙商陆；开生商陆，按毒性中药管理规定配付
常山	开常山、鸡骨常山、炒常山，付酒炙常山
续断	开续断、川断、六汗，付生续断；开酒续断、制六汗，付酒炙续断；开盐续断，临时盐炙
栀子	开栀子、栀仁、山栀子、山栀仁、黄栀子，付炒栀仁；开生栀子、生栀仁，付生栀仁；开焦栀子、焦栀、焦枝，付焦栀仁；开栀仁炭、黑栀、栀炭，付栀子炭
菟丝子	开菟丝子，付炒菟丝子；开菟丝子饼，付酒制菟丝子；开盐菟丝子，付盐炙品
旋覆花	开旋覆花、金佛花，付生旋覆花；开蜜旋覆花，临时蜜炙
鹿茸	开鹿茸片，付酒炙鹿茸；开鹿茸粉，付酒酥鹿茸粉
鹿筋	开鹿筋、关鹿筋、鹿蹄筋，付制鹿筋
鹿鞭	开鹿鞭、鹿肾，付制鹿鞭
望月砂	开望月砂、兔砂，付炒望月砂
蛇蜕	开蛇蜕、龙衣，付酒炙蛇蜕
蛇床子	开蛇床仁、蛇床实、蛇床子，付蛇床子
款冬花	开款冬花、冬花、款冬，付生款冬花；开炙冬花，付蜜炙冬花
绿矾	开绿矾、皂矾、青矾，付煅绿矾
硇砂	开硇砂、紫硇砂、白硇砂，付醋制硇砂

中药正名	处方用名应付
十一画	
银柴胡	开银胡、西银胡、银柴胡,付银柴胡
猪苓	开木猪苓、猪屎苓、猪苓,付猪苓
淡竹叶	开竹叶、嫩竹叶、淡竹叶,付淡竹叶
密蒙花	开蒙花、密蒙花,付密蒙花
十二画	
葛根	开葛根、粉葛、干葛,付生葛根;开煨葛根,临时煨制
紫苏	开紫苏、全紫苏、香苏,付紫苏梗、紫苏叶各半
紫苏子	开紫苏子、苏子、杜苏子,付炒苏子
紫菀	开紫菀、北紫菀,付生紫菀;开炙紫菀,付蜜炙紫菀
紫河车	开紫河车、胎盘、胞衣,付制紫河车
紫石英	开紫石英,付煅紫石英
紫草	开紫草茸、西(南、软)紫草、紫草,付紫草
番泻叶	开番泻叶、泻叶,付番泻叶
番红花	开西红花、藏红花、番红花,付番红花
滑石	开滑石、化石,付水飞滑石
葶苈子	开葶苈子、甜葶苈、丁力,付炒葶苈子
硫黄	开硫黄,付制硫黄
雄黄	开雄黄、明雄黄,付水飞雄黄
蛤蚧	开蛤蚧、制蛤蚧,付酒酥蛤蚧
蛤壳	开蛤壳、海蛤壳,付煅蛤壳;开生蛤壳,付生蛤壳
蛤士蟆油	开蛤蟆油、田鸡油、哈士蟆油,付蛤士蟆油
寒水石	开寒水石、红石膏,付生寒水石;开煅寒水石,付煅寒水石
棕榈炭	开棕榈炭、败棕榈、陈棕榈,付煅棕榈炭
斑蝥	开斑蝥、炒斑苗、米斑苗、制斑蝥,付米炒斑蝥;开生斑蝥,按毒性中药管理规定配付
楮实子	开楮实、楮实米、楮实子,付楮实子
萹蓄	开萹竹、竹节草、猪牙草、萹蓄、付萹蓄
锁阳	开锈铁棒、锁阳,付锁阳
十三画	
蒺藜	开蒺藜、蒺藜子、刺蒺藜、白蒺藜、蒺藜刺、七厘,付炒蒺藜;开盐蒺藜,付盐炙蒺藜;开生蒺藜,付生蒺藜
蒲黄	开蒲黄、卜黄、香蒲,付生蒲黄;开炒蒲黄,付炒蒲黄;开蒲黄炭、炭蒲黄,付蒲黄炭
蒲公英	开公英、蒲公草、黄花地丁、蒲公英,付蒲公英
椿皮	开椿皮、臭椿皮、椿白皮、樗白皮,付麸炒椿皮
蜈蚣	开天龙、百脚、百足虫、蜈蚣,付蜈蚣;开焙蜈蚣,付炮制后的蜈蚣
硼砂	开硼砂、硼砂粉、月石,付生硼砂;开煅硼砂,付煅硼砂
槐花	开槐花,付生槐花;开炒槐花,付炒槐花;开槐花炭,付槐花炭
槐米	开槐米,付生槐米;开炒槐米,付炒黄槐米;开槐米炭,临时炒炭
蓖麻子	开大麻子、蓖麻仁、蓖麻子,付蓖麻子

中药正名	处方用名应付
十三画	
雷丸	开雷实、广雷丸、雷丸，付雷丸
路路通	开枫实、枫树球（果）、路路通，付路路通
蜂房	开蜂房、露蜂房、马蜂窝，付蜂房；开蜂房炭，付煅蜂房炭
十四画	
酸枣仁	开酸枣仁、早仁、山枣仁、枣仁，付炒酸枣仁；开生枣仁，付生枣仁
槟榔	开槟榔、大白、花片、花槟榔、大腹子，付生槟榔片；开焦槟榔，付炒焦品
罂粟壳	开罂粟壳、粟壳、米壳，付生罂粟壳；开炙罂粟壳，付蜜炙罂粟壳均按麻醉中药管理规定配付
蔓荆子	开蔓荆子、蔓京子、蔓荆，付炒蔓荆子
磁石	开磁石、灵磁石、活磁石，付煅淬磁石
豨莶草	开猪冠麻叶、豨莶草，付生品；开酒豨莶草，付酒炙品
蝉蜕	开蝉蜕、蝉衣、虫退，付蝉蜕
橘核	开桔核、柑核、橘核，付橘核；开盐橘核，付盐炙橘核
漏芦	开和尚头、鬼油麻、漏芦，付漏芦
十五画	
僵蚕	开僵蚕、姜虫、天虫、白僵蚕，付麸炒僵蚕
蕲蛇	开蕲蛇、祁蛇、五步蛇，付洒酥蕲蛇
赭石	开赭石、代赭石、钉头赭石，付煅淬赭石
槲寄生	开北寄生、柳寄生、黄寄生、槲寄生，付槲寄生
薏仁	开芮仁、葳蕤仁、薏仁，付薏仁
鹤虱	开北鹤虱、无名精、鹤虱，付鹤虱
十六画	
薏苡仁	开薏苡仁、薏苡、苡仁、苡米，付生薏苡仁；开熟苡仁、炒苡米，付炒薏苡仁
橘核	开橘核、桔核、制桔核，付盐炙桔核；开生桔核，付生桔核
橘红	开芸皮、化皮、广橘红、橘红，付橘红
壁虎	开壁虎、守宫、爬壁虎，付制壁虎
薄荷	开薄荷、苏薄荷，付苏薄荷
薤白	开薤白头、小独蒜、薤白，付薤白
十七画	
檀香	开白檀香、黄檀香、檀香，付檀香
礞石	开礞石、青礞石、金礞石，付煅淬礞石
藁本	开藁本、西芎，付藁本
十八画	
藕节	开藕节，付生藕节；开藕节炭，付藕节炭
藤黄	开藤黄，付制藤黄；开生藤黄，按毒性中药管理规定配付
覆盆子	开覆盆、覆盆子，付覆盆子
瞿麦	开山瞿麦、石竹草、瞿麦，付瞿麦

中药正名	处　方　用　名　应　付
十九画	
蟾皮	开蟾皮、干蟾、炒蟾皮，付滑石粉烫蟾皮
蟾酥	开蟾酥、蟾宝，按毒性中药管理规定配付；开酒蟾酥，付酒制蟾酥
二十画	
鳖甲	开鳖甲、别甲、炒别甲、醋别甲，付砂炒醋淬鳖甲
二十一画	
麝香	开麝香、元寸、当门子、元寸香，付麝香

附录三

有关度量衡单位及其换算表

一、我国历代度量衡换算表

时　代	古代单位	折合米制
汉	新莽尺	1 莽尺＝228～232mm
三国二晋	梁表尺	1 尺＝236mm
	开皇尺	1 尺＝396mm
唐	大尺	1 大尺＝307～310mm
	小尺	1 大尺＝8 小尺
宋元明清	尺	1 尺＝319～320mm
清	营造尺	1 尺＝0.32m
汉	莽嘉量	1 升＝201.8ml
魏、晋	莽嘉量	1 升＝202ml
北周	莽嘉量	1 升＝210ml
隋唐	莽嘉量	1 升＝594.4ml
宋	莽嘉量	1 升＝664.1ml
元	莽嘉量	1 升＝948.8ml
明	莽嘉量	1 升＝1070ml
清	营造尺	1 升＝1035.5ml
宋元明清	大白盏	1 盏＝200ml
	方寸匕	1 方寸匕＝2.74ml
	钱匕	1 钱匕＝1.82ml
宋元明清	药升	1 药升＝6.5ml
	鸡子大	1 鸡子大＝40.56ml
	枣大	1 枣大＝6ml
	枣核大	1 枣核大＝0.65ml
	梧桐子大	1 梧桐子＝0.25ml
	大豆大	1 大豆大＝0.32ml
	粟大	1 粟大＝0.02ml
	黍大	1 黍大＝0.015ml
秦、西汉	古称	1 两＝16.14g
新莽后汉魏晋	新莽嘉量	1 两＝13.9206g

时 代	古代单位	折合米制
		1 两＝15.66g
北周		1 两＝37.61g
唐	小制（医用）	大制 1 两＝小制 3 两
唐	大制	1 两＝37.30g
五代、宋元明		1 两重与清库平相似
清	库平	1 两＝37.30g

二、常用度量衡单位及其换算表

	单位名称	符 号	对主单位的比	换算关系
长度	毫微米（millimicron）	nm	$1nm=1/10^9 m$	
	微米（micron）	um	$1um=1/10^6 m$	
	毫米（millimeter）	mm	$1mm=1/10^3 m$	
	厘米（公分）（centimter）	cm	$1cm=1/100m$	1 公分＝0.3937 英寸
	米（公尺）（meter）	m		1 公尺＝3 市尺
	公里（kilomiter）	km	$1km=1000m$	1 公里＝2 市里＝0.62 英里
	呎（foot）	ft	$1ft=12in$	1 呎＝30.48cm
	吋（inch）	in	1in＝8 英分	1 吋＝2.54cm
重量	微克（microgram）	mcg,μg	$1\mu g=1/10^6 g$	
	毫克（milligram）	mg	$1mg=1/10^3 g$	
	克（gram）	g		1g＝15.43 英厘
	公斤（kilogram）	kg	$1kg=1000g$	1 公斤＝2 市斤＝2.2 磅
	公吨（metericton）	m. ton	1m. ton＝1000kg	1 公吨＝＝2000kg＝2200 磅
	市斤（简称斤）			1 市斤＝500 克
	市两（16 两制）		1 市两＝1/16 市斤	1 市两＝31.25 克
	市两（10 两制）		1 市两＝1/10 市斤	1 市两＝50 克
	英厘（grain）	gr.		1 英厘＝64.8 毫克
	啢（ounce）（常衡）	oz.	1oz＝480gr.	1 啢＝28.35 克
	磅（pound）（常衡）	lb.	1lb＝16oz.	1 磅＝453.6 克

	单位名称	符　号	对主单位的比	换算关系
容 量	微升(microliter)	$\mu l(\lambda)$	$1\mu l=1/10^6$ L	
	毫升(milliliter)	ml	$1ml=1/10^3$ L	
	升(liter)	L	$1L=1000ml$	
	加仑(美)(gallon)	cong.(gal.)	1cong.＝8pt.	1升＝1市升
	加仑(英)(gallon)	cong.(Gal)	1gal.＝8pt.	1加仑(美)＝3,785.4 毫升
	品脱(美)(pint)	pt	1pt.＝16fl. oz	1加仑(英)＝4,546 毫升
	品脱(英)(pint)	pt	1pt.＝20fl. oz	1品脱(美)＝473 毫升
	量两(美)(fluid ounce)	fl. oz.，fl. z	1fl. oz.＝480min	1品脱(英)＝568 毫升
	量两(英)(fl. ounce)			1量两(美)＝29.57 毫升
	量钱(美)(fluid dram)	fl. dr.，fl. z	1fl. dr.＝60min.	1量两(英)＝28.41 毫升
	量钱(英)(fluid drachm)	fl. dr.，fl. z		1量钱(美)＝3.59 毫升
	量滴(美)(minim)			1量钱(英)＝3.55 毫升
	量滴(英)(minim)	m. min		1量滴(美)＝0.0616 毫升
				1量滴(英)＝0.0592 毫升

附录四
常用拉丁文或英语

一、处方常用缩写词

缩写词	拉丁全文	中文
q. d	quaque die	每天
q. h.	quaque hore	每小时
q. 6h.	quaque 6 hore	每六小时
q. 2d.	quaque 2 die	每二日一次
q. m.	quaque mane	每晨
q. n.	quaque nocte	每晚
h. s.	hora somni	睡时
s. i. d.	semel in die	一日一次
b. i. d.	bis in die	一日二次
t. i. d.	ter in die	一日三次
a. c.	ante cibos	饭前
i. c (int. c.)	inter cibos	饭间
p. c.	post cibos	饭后
a. m.	ante meridiem	上午
p. m.	post meridiem	下午
Dol. urg	dolore urgenti	疼痛剧烈时
Feb. dur.	febri durante	发热时
p. r. n.	pro re nata	必要时
s. o. s.	si opus sit	需要时
stat.	atatim	立即
cito.	cito	急速地
lent.	lente	慢慢地
i. d.	inj ctio intradermica	皮内注射
i. h.	inj ctio hypidermica	皮下注射
i. m.	inj ctio intramuscul ris	肌肉注射
i. v.	inj ctio intraven sa	静脉注射
i. v. gtl.	injéctio intravenósa guttátim	静脉滴注
p. o.	per os	口服
ad us. int.	ad usum intérnum	内服

缩写词	拉　丁　全　文	中　文
ad. us. ext.	ad usum extémum	外用
pr. dos.	pro dosi	一次量，顿服
pr. ocul.	pro óculis	眼用
pr. aur.	pro áuribus	耳用
pr. inf.	pro infántibus	婴儿用
pr. nar.	pro náribus	鼻用
pr. rect.	pro rectum	灌肠
D. t. d. No.	Da tales doses Número	给予同量
aa	ana	各、各等份
ad	ad	加至
a. u. a.	ante usum agit tur	用前振摇
aug.	auge atur	增加
Cont.	contundatur	须捣碎
Div. i. p. aeq.	D vide in partes aequ les	分为等份
f.	fiat，fiant	制成
M. D. S	Misce. Da. Signa.	混合，给予标记
M. F. pulv.	Misce，fiat pulvis	混合制成散剂
No.	N mero	数目
RP.	R cipe	取
q. s.	quamtum satis	适量
Sig. 或 S.	signa	标记（用法）
Steril.	sterilis tur	应灭菌
Aq. comm..	aqua communis	常水
Aq. dest.	aqua destill ta	蒸馏水
Aq. steril	aqua sterilisata	灭菌水
V.（vert.）	verte	翻转
g. 或 gm	gramma	克
kg.	kilogr mma	公斤
l.	litrum	升
mcg.	microgr mma	微克
mg.	milligr mma	毫克
ml.	millilitrum	毫升
i. u.	internation lis nitas	国际单位
u.	nitas	单位

二、常用形容词缩写词

缩 写 词	拉 丁 全 文	中 文
alb.	albus. um	白色的
com. co	compsitus, a, um	复方的
dil.	dilútus, a, um	稀的
dulc.	dulcis, e	甜的
fort.	fortis, e	强的，浓的
lev.	levis, e	轻的
medic.	medicinális, e	药用的
mit.	mitis, e	弱的
moll.	mollis, e	软的
nig.	niger, ra, rum	黑的
sat.	saturátus, a, um	饱和的
solub.	solúbilis, e	可溶解的
sic.	siccus, a, um	干燥的

三、常用剂型名称缩写词

缩 写 词	拉 丁 全 文	中 文
Amp.	ampúlla	安瓿剂
Aq.	aqua	水，水剂
Auristill.	auristilla	滴耳剂
Caps.	cápsulaé	胶囊剂
Dec.	decóctum	煎剂
Emul.	emúlsio	乳剂
Enem.	enema	灌肠剂
Extr.	extráctum	硬膏剂
Gutt，Gtt	guttae	滴眼剂
Inf.	infúsum	浸剂
Inhal.	inhalátio	吸入剂
Inj.	injéctio	注射剂
Liq.	liquor	溶液剂
Lot.	lótio	洗剂
Mist.	mistúra	合剂
Naristill.	naristílla	滴鼻剂
Ocul.	oculéntum	眼膏
Past.	pasta	糊剂
Pil.	pilulae	丸剂

缩写词	拉 丁 全 文	中 文
Pulv.	pulvis	散 剂
Sol.	solútio	溶液剂
Spirit.	spíritus	醑 剂
Syr.	syrupus	糖浆剂
Tab.	tabéllae	片 剂
Tinct.	tinctúra	酊 剂
Ung.	unguéntum	软 膏

四、常用解剖学名词缩写词

缩写词	拉 丁 全 文	中 文
a.	artéria	动脉
v.	vena	静脉
n.	nervus	神经
m.	músculus	肌肉
lig.	ligaméntum	韧带
gl.	glándula	腺
art.	articulátio	关节
b.	bursa	囊
ln.	lymphonódus	淋巴结

五、有关药品贮存、包装的常用中英文对照

英 文	中 文
cold place	冷处（8℃以下）
cool place	凉处（8℃～15℃）
warm place	温暖处（30℃～40℃）
room temperature	室温（15℃～25℃）
protection from freezing	防冻
light-resistant container	避光容器
well-closed container	密闭容器
hermetic container	密封容器
tight container	严封容器
Trade mark（或 Brand）	商标
Gross Weight（Gr. Wt.）	毛重
Net Weight（Net. Wt.）	净重
Made in…	在……制造
Fragile	易碎商品

英　文	中　文
Hanelle　with　care	小心轻放
This　side　up	此端向上
Keep　up　right	切勿倒置
Keep　off　moisture	勿近潮湿
Moistureproof	防潮
Waterproof	防水
Denomination of the goods	货物名称
Type　Number（或 Model）	型号
Specification	规格
Quality	质量
Quantity	数量
Box	盒
Dozen（doz.）	打
Piece（pc.）	只
Set	套
Pair	对（双）
Number of the case	箱子号数
Certificate of Analysis	检验证明书
Manufacture date：Feb. 10. 2004	制造日期：2004 年 10 月
或 Manuf date：Oct. 2004	

主要参考文献

1. 国家药典委员会《中华人民共和国药典》2000. 一部. 化学工业出版社. 2000.1
2. 张紫洞. 中药材保管技术. 第一版. 人民卫生出版社. 1983
3. 中国药材公司. 中药保管技术. 中国商业出版社. 1984.6
4. 朱建华编著. 中西药物相互作用. 人民卫生出版社. 1989.4
5. 许德甫编著. 中西药不合理联用 150 例. 湖北科技出版社. 1989.2
6. 崔寅同主编. 中药调剂指南. 中国中医药出版社. 1998.4
7. 丁涛主编. 中草药不良反应及防治. 中国中医药出版社. 1992.5
8. 陈德华、王春根主编. 中药的质量及其合理应用. 江苏科技出版社. 1994.3
9. 徐良、岑丽华. 现代中药养护学. 中国中医药出版社. 1998
10. 国家药品监督管理局人事教育司. 陆丽珠主编. 中药学综合知识与技能. 中国医药科技出版社. 2004.4
11. 谭德福主编. 中药调剂学. 中国中医药出版社. 2000.2
12. 国家药品监督管理局执业药师资格认证中心. 徐福生主编. 中药学综合知识与技能. 中国中医药出版社. 2003.3
13. 徐周荣编. 实用药品 GSP 认证技术. 化学工业出版社. 2002.10
14. 张彦彬、段素英、张成远等. 中国非处方药全书. 科学技术文献出版社. 2004.1